AF316119

PATHOLOGIE ET CLINIQUE MÉDICALES
ANATOMIE PATHOLOGIQUE ET PATHOLOGIE GÉNÉRALE

BOUCHUT. **Nouveaux éléments de pathologie générale,** de sémiologie et de diagnostic. *Troisième édition,* 1 beau vol. grand in-8 avec 300 figures. Cartonné.................. 20 fr.

CORLIEU. **Aide-mémoire de médecine, de chirurgie et d'accouchements,** vade-mecum du praticien, par le docteur A. CORLIEU. *Troisième édition.* 1 vol. in-18 jésus avec 439 figures. Cartonné.. 6 fr.

CRUVEILHIER (J.). **Traité d'anatomie pathologique.** 5 vol. in-8.. 35 fr.

DAREMBERG. **Histoire des sciences médicales,** 2 vol. in-8, avec figures. .... 20 fr.

Dictionnaire de médecine, de chirurgie, de pharmacie, de l'art vétérinaire et des sciences qui s'y rapportent. *Quatorzième édition,* par E. LITTRÉ et Ch. ROBIN. 1 beau vol. gr. in-8 de 1800 pages à 2 colonnes, avec 550 figures........... 20 fr.

GALLARD (T.). **Clinique médicale de la Pitié.** 1 vol. in-8, 600 pages, avec figures............................ 10 fr.

JOUSSET (P.). **Éléments de médecine pratique.** *Deuxième édition.* 2 volumes in-8............................. 15 fr.

LABOULBÈNE. **Nouveaux éléments d'anatomie pathologique, descriptive et histologique,** par A. LABOULBÈNE, professeur à la Faculté. 1 vol. in-8, avec 298 fig. cart... 20 fr.

LAVERAN et TEISSIER. **Nouveaux éléments de pathologie et de clinique médicales,** par les docteurs A. LAVERAN professeur agrégé à l'École du Val-de-Grâce et J. TEISSIER, professeur agrégé à la Faculté de Lyon, médecin des hôpitaux de Lyon. 2 vol. in-8 chacun de 650 pages..................... 15 fr.

RACLE. **Traité de diagnostic médical.** Guide clinique par l'étude des signes caractéristiques des maladies, par V.-A. RACLE *Sixième édition,* par Ch. FERRET et I. STRAUS. 1 vol. in-18 jésus de 796 pages, avec 77 figures.......................... 8 fr.

RINDFLEISCH. **Traité d'histologie pathologique,** traduit et annoté par le docteur GROSS. 1 vol. in-8, IV-740 pages, avec 260 figures... 14 fr.

TROUSSEAU. **Clinique médicale de l'Hotel-Dieu de Paris.** *Quatrième édition,* par MICHEL PETER, professeur à la Faculté de médecine, 3 vol. in-8..................... 32 fr.

VALLEIX. **Guide du médecin praticien,** résumé général de pathologie interne et de thérapeutique appliquées par F.-L.-I. VALLEIX. *Cinquième édition,* par P. LORAIN, professeur à la Faculté de médecine. 5 vol. in-8 de chacun 806 p., avec figures. 50 fr.

WOILLEZ. **Dictionnaire de diagnostic médical.** *Deuxième édition.* 1 vol. in-8, VI-1144 pages avec 310 figures...... 16 fr.

Envoi franco contre un mandat de poste.

GUIDE MÉDICAL ET HYGIÉNIQUE

DE LA MÈRE DE FAMILLE

OUVRAGES DU MÊME AUTEUR :

———

Du massage : son application à la thérapeutique des affections internes. 1869.

Considérations médicales et statistiques sur nos ambulances. 1871.

Cours élémentaire d'hygiène classique. 1877. 1 vol. in-18, J.-B. Baillière et fils.

COULOMMIERS. — Typog. PAUL BRODARD.

GUIDE
MÉDICAL ET HYGIÉNIQUE
DE LA
MÈRE DE FAMILLE

PAR

Le Dr Henri PERRUSSEL

Ancien interne des Hôpitaux, Officier d'Académie, etc., etc.

« Sinite parvulos venire ad me. »
« Laissez venir à moi les petits
« enfants. »

Avec figures intercalées dans le texte

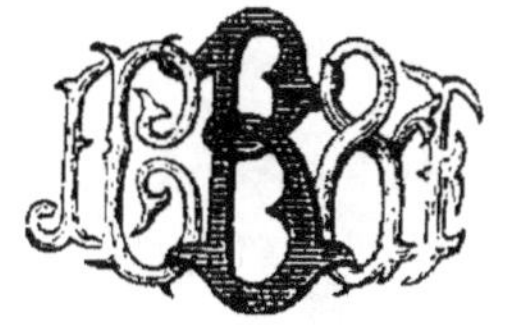

PARIS
LIBRAIRIE J.-B. BAILLIÈRE ET FILS
19, RUE HAUTEFEUILLE, PRÈS DU BOULEVARD SAINT-GERMAIN

—

1882
Tous droits réservés

A MA FILLE

Je place ce livre sous ta protection, ma chère petite Andrée.

Tu étais bien malade, quand j'en ai conçu la première idée.

Ta mère et moi étions auprès de ton lit, bien inquiets, bien anxieux, attendant le résultat de la prescription que je t'avais ordonnée.

Elle, me questionnant sans cesse sur ce qui se passait, sur ce qui pouvait survenir, sur ce que tu éprouvais ; et moi de lui répondre, de la tranquilliser, quoique l'esprit troublé, car, si j'étais ton médecin, j'étais aussi ton père.

Je veux, quand à ton tour tu seras maman, t'éviter la plupart de ces souffrances morales, de ces angoisses, par lesquelles ta mère, qui t'aime tant, a dû passer.

C'est pour cela que j'ai écrit ce livre.

Tu sauras le consulter avec fruit, quand les tiens si chers seront malades.

Puisse-t-il aussi te rappeler toujours que ton père t'a tendrement aimée !

Dr HENRI PERRUSSEL.

Paris, décembre 1881.

PRÉFACE

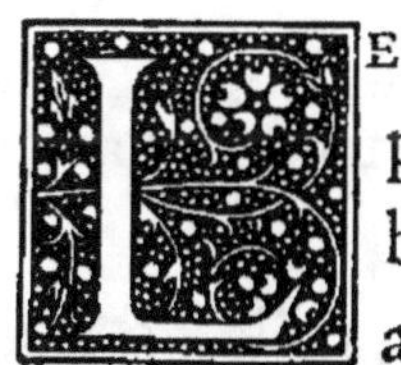E livre que nous publions aujourd'hui nous
paraît avoir sa place toute marquée dans la
bibliothèque de la mère de famille. Nous
avons-en effet bien souvent été frappé de
l'ignorance où l'on est des premiers soins à donner
aux enfants.

Certains, encore imbus des préjugés de la vieille
médecine, des remèdes soi-disant populaires, administrent, sans trop savoir pourquoi, remèdes sur remèdes,
recettes sur recettes, au grand détriment de la santé
des *babys ;* d'autres au contraire ne sachant pas, ou
n'osant pas, ne font rien, laissant ainsi le mal s'aggraver, quand il serait souvent si simple d'en enrayer la
marche.

Combien de maladies graves auraient pu être évi-
tées, si les symptômes dès le début avaient été combattus d'une façon efficace et si chaque mère, doublant
sa tendresse et son zèle de quelques connaissances

médicales, avait su par de sages prescriptions, en attendant l'arrivée de son médecin, mettre un frein à la maladie qui débutait.

Si la mère doit donner une *éducation morale* à son enfant, si elle doit diriger ses premières impressions, former son jugement et son cœur, ne doit-elle pas aussi se préoccuper du développement physique de celui qui un jour sera un homme ? N'est-ce pas la plupart du temps de la santé que dépend le bonheur ?

L'esprit est sain, quand le corps est en parfaite harmonie.

« Si quelque chose, dit Buffon, est capable de nous donner une idée de notre faiblesse, c'est l'état où nous nous trouvons immédiatement après la naissance. Incapable de faire aucun usage de ses organes et de se servir de ses sens, l'enfant qui naît a besoin de secours de toute espèce ; c'est une image de misère et de douleur ; il est dans les premiers temps plus faible, sa vie est chancelante et paraît devoir finir à chaque instant, il ne peut se soutenir ni se mouvoir ; à peine a-t-il la force nécessaire pour exister et annoncer par des gémissements les souffrances qu'il éprouve, comme si la nature voulait l'avertir qu'il est né pour souffrir et qu'il ne vient prendre sa place dans l'espèce humaine que pour en partager les infirmités et les peines. » (Buffon, *Hist. nat.*)

L'enfant naît en effet complètement nu, sans protection contre les impressions extérieures; aussi son premier cri est-il un cri de douleur occasionné par l'impression du nouveau milieu où il se trouve.

C'est à ce moment que commence le *véritable rôle de la mère.*

Qu'elle n'oublie pas que chaque plainte poussée par son enfant est une demande, une prière qu'il lui adresse; sa tendresse, son amour lui feront deviner et comprendre ce que réclame le petit être chéri qu'elle tient entre ses bras.

Quoi de plus touchant que le spectacle de cette jeune mère donnant le sein à son enfant!

Quelle sensation délicieuse à la pensée que c'est en elle-même qu'il puise ses forces, sa santé, sa vie! Connaissez-vous quelque chose de plus gracieux que ces petites mains qui pressent le sein pour activer la circulation lactée?

Qui ne se sentirait attendri et ému!

Il n'est pas donné, malheureusement, à toutes les mères d'avoir le bonheur de nourrir leurs enfants; des considérations de santé (je ne veux admettre que celles-là) s'y opposent souvent, et il faut livrer l'enfant à des mains étrangères.

Que de dangers sont alors suspendus sur lui!

Car ce n'est pas chose facile et aisée que de prévoir

ses besoins, que de prévenir ses maladies, que de le consoler quand il pleure, que de le soigner quand il souffre, que de le guérir quand il est malade!

Croit-on qu'une nourrice pourra donner les soins et l'affection nécessaires à un enfant qui ne lui appartient pas et pour lequel elle a abandonné le sien dans un but lucratif!

Que lui importe en effet la vie de celui qu'elle nourrit, c'est un étranger; pourvu qu'elle le rende avec ses membres, qu'il n'ait ni blessure ni contusion, c'est tout ce qu'il lui faut.

S'il est malade, c'est la faute de son tempérament; s'il meurt, ce sera un malheur dont elle se consolera bien vite.

Combien en avons-nous vu, de ces malheureux petits êtres, revenir de nourrice malingres et chétifs, alors que tout annonçait en eux une exubérance de vie et de santé!

Or, les premiers temps de l'enfance ne sont qu'une suite de souffrances et de malaises, pour lesquels il faut des soins assidus et éclairés, qu'une mère seule, mais une mère instruite et intelligente, peut donner d'une façon efficace.

C'est pour faciliter cette tâche sainte que nous mettons ce livre dans les mains de toutes les mères. Nous avons la certitude que, dans la plupart des circonstances, elles y puiseront des moyens efficaces pour prévenir et calmer les souffrances de ces petits êtres qu'elles aiment tant, et qu'elles seront si heureuses de protéger contre mille accidents, et souvent même de guérir.

Pour arriver à ce résultat, nous avons pensé qu'il était utile de faire d'une *façon sommaire* une étude des organes et de leurs fonctions.

Nous nous sommes appesanti peut-être plus que ne le comportait notre but sur l'*hygiène en général*, pensant, avec juste raison, que la santé de l'enfant dépendait de celle des parents.

Notre livre est divisé en plusieurs parties :

1° Anatomie élémentaire.

2° Aperçu de physiologie et d'hygiène.

3° Tempéraments et constitutions.

4° Prophylaxie des maladies. Hérédité.

5° Bains. Hydrothérapie.

6° Hygiène de l'enfance.

7° Pharmacie.

8° Empoisonnements et accidents divers.

9° Parfums et cosmétiques employés pour la toilette.

10° Chirurgie pratique.

11° Hygiène de la grossesse. Maladies de la femme enceinte.

12° Maladies diverses du ressort de la médecine.

Nous nous sommes rappelé ce que Démocrite, l'un des chefs de l'Ecole d'Elée, écrivait à Hippocrate, il y a plus de deux mille ans, lorsqu'il traitait de la nature de l'homme :

« Tous les hommes doivent étudier la médecine, ô célèbre Hippocrate! car c'est une occupation honnête et utile dans la vie, et surtout pour ceux qui sont érudits et savants. A mon avis, la médecine est sœur et compagne de la sagesse. En effet, l'une débarrasse des maladies du corps; l'autre des tribulations de l'âme. L'intelligence s'accroît par la santé, qui se règle aussi sur la sagesse, car, dès que le corps languit, l'esprit n'a plus le même goût de la vertu. Enfin tout accès morbide, par sympathie, obscurcit l'âme et osbtrue l'intelligence. »

Ne serait-ce pas à ces sages paroles que nous devons l'enseignement de l'hygiène, qui, bien tardivement, hélas! a été décrété dans l'instruction des élèves de nos lycées!

Il faut donc vulgariser les notions de médecine et d'hygiène : « Tant que la médecine ne sera pas à la portée de toutes les intelligences, a dit Broussais, on ne pourra pas dire qu'elle est plus utile que nuisible à l'humanité. »

Dr H. P.

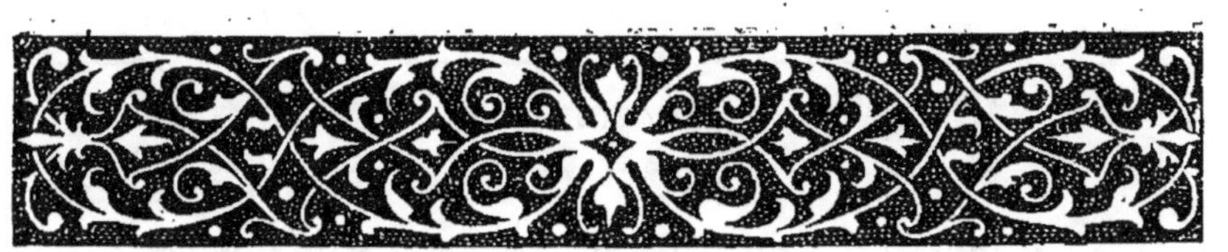

PREMIÈRE PARTIE

ANATOMIE

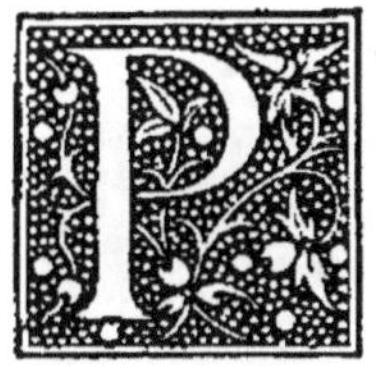OUR pouvoir soigner d'une façon intelligente et efficace les différentes maladies du corps humain, il est utile, indispensable même, de connaître l'organisation de ce corps et le fonctionnement de ces organes.

C'est ce que nous allons faire, très brièvement bien entendu.

La science qui s'occupe de l'étude des organes, de leur texture, de leur forme, de leurs rapports, porte le nom d'*anatomie*.

Le corps humain se compose :

Des *os*, qui forment le squelette, la charpente solide;

Des *muscles*, qui ne sont autre chose que la chair proprement dite ;

Des *veines* et des *artères*, vaisseaux destinés à la circulation du sang ;

Des *nerfs*, qui sont sensitifs pour donner les sensations, moteurs pour permettre les mouvements ;

Des *ligaments,* pour réunir entre eux les divers os et en former les *articulations ;*

Des *aponévroses* ou enveloppes des muscles ;

D'organes essentiels :

Le *cœur* et les *poumons,* situés dans la poitrine ;

L'*estomac,* le *foie,* la *rate,* le *tube digestif,* la *vessie, l'utérus,* etc., contenus dans l'abdomen.

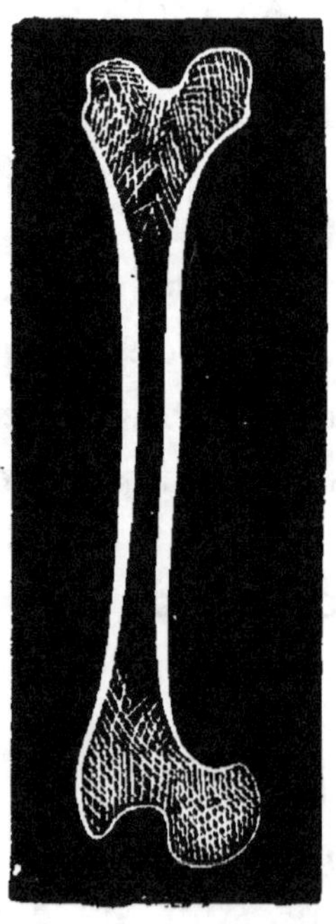

Fig. 1. — Os de la cuisse scié dans le sens de sa longueur (Dalton).

Les os. — Les *os* forment la charpente du corps ; ils servent de point d'appui aux muscles, sur lesquels ils viennent s'implanter à l'aide de tendons (fig. 1).

Ils sont composés de gélatine, de chaux, de magnésie et de soude, combinés avec des acides : carbonique, chlorhydrique, phosphorique, fluorique.

Chez les enfants, les os sont encore à l'état cartilagineux et contiennent une plus grande quantité de gélatine, sage prévoyance de la nature, qui rend ainsi les os plus souples, moins cassants, et évite des fractures qui ne manqueraient certes pas de se produire dans les nombreuses chutes que font les enfants.

Les *os du crâne* sont plats et soudés entre eux, de façon à former une boîte ovoïde, destinée à recevoir l'*encéphale*, organe central des facultés intellectuelles ; on prétend que ses dimensions sont en rapport avec le développement de l'intelligence.

Les *os de la face* affectent des formes plus ou moins régulières et constituent par leur réunion des cavités telles que les orbites pour loger les yeux, ou laissent entre eux des ouvertures, comme les fosses nasales, le conduit auditif, etc.

La *colonne vertébrale* ou *rachis*, véritable tige osseuse, est constituée par la réunion de vingt-quatre petits os appelés *vertèbres*, percés d'un trou central assez large, et formant, par leur juxtaposition médiate les unes au-dessus des autres, un canal destiné à recevoir la *moëlle épinière*, d'où partent les nerfs destinés à porter le mouvement et la sensibilité aux organes auxquels ils se rendent.

Par quel mécanisme se fait cette transmission ? Nul ne le sait au juste. On ne peut que s'en faire une idée en comparant le cerveau à une pile électrique dont les nerfs seraient les fils destinés à porter aux divers organes les ordres qui émanent de lui.

La *poitrine* est formée par les *côtes,* au nombre de douze ; les sept premières ou supérieures s'unissent en

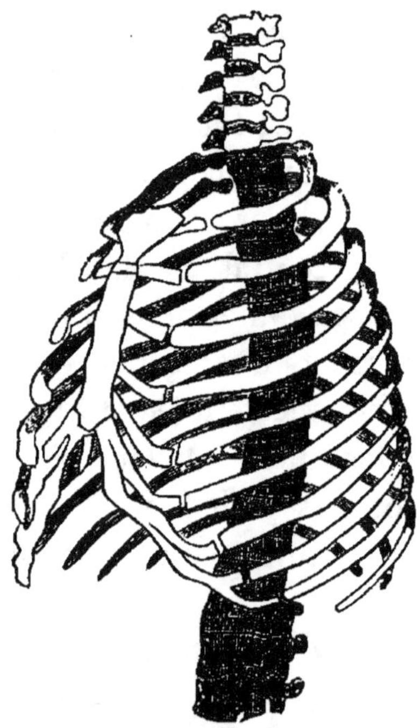

Fig. 2. — Thorax (d'après Dalton).

arrière à la colonne vertébrale et en avant au *sternum ;* les trois autres, au-dessous, se relient entre elles par des cartilages, et les deux dernières, appelées encore fausses côtes, ou côtes flottantes, ont une extrémité antérieure libre (fig. 2).

Le *bras* est formé par un seul os, l'*humérus,* qui s'articule dans une cavité située dans *l'omoplate* ou os de l'épaule, lequel est mince, plat, triangulaire, et situé en haut et en arrière de la cage de la poitrine.

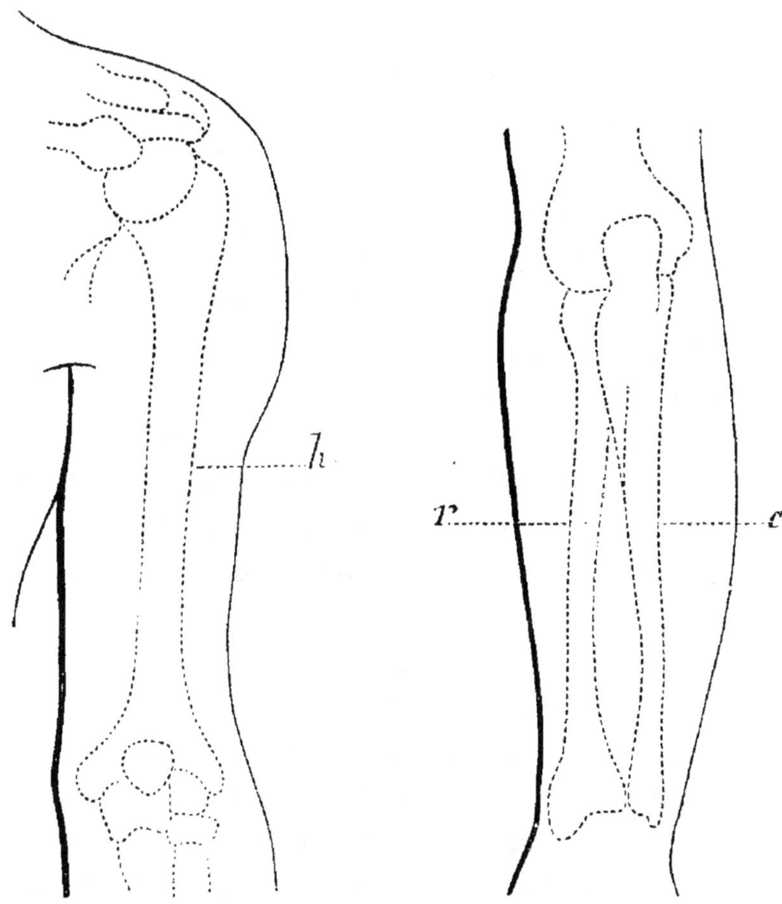

Fig. 3. — *h*, humérus, os unique du bras.

Fig. 4. — Os de l'avant-bras. *r*, radius, — *c*, cubitus.

L'avant-bras est formé de deux os : le *cubitus,* os du coude, est le plus gros ; le *radius,* os plus mince, est doué de mouvements rotatoires qui nous permettent de tourner, de relever et d'abaisser facilement la main.

Ces os occupent la disposition dessinée dans les figures 3 et 4.

La main fait suite à l'avant-bras et se divise en trois parties : le *carpe*, le *métacarpe* et les doigts.

Le carpe se compose de huit os, qui forment le poignet (fig. 9).

Le *métacarpe* forme la partie osseuse de la paume de la main; il est composé de cinq os.

Les *doigts* sont formés par les phalanges, au nombre de trois : phalanges, phalangines, phalangettes. Seul le pouce n'en possède que deux.

Le *bassin*, qui contient les organes de l'abdomen, est formé de trois os : les *deux os iliaques* ou *os de la hanche*, réunis en avant par la symphyse du pubis, et le *sacrum*, en arrière, qui soutient tout le poids de la colonne vertébrale.

Le *fémur* est l'os de la cuisse; c'est le plus long et le plus fort de tous les os du corps.

Le *genou* est formé par la réunion du fémur et des deux os de la jambe, le *tibia* et le *péroné*.

En avant de ces os se trouve la rotule, petit os rond, plat, maintenu en place par des ligaments très résistants (fig. 5, 6).

Le *pied* est à la jambe ce que la main est à l'avant-bras.

Il se divise en trois parties : le *tarse*, le *métatarse*, les *orteils* (fig. 7).

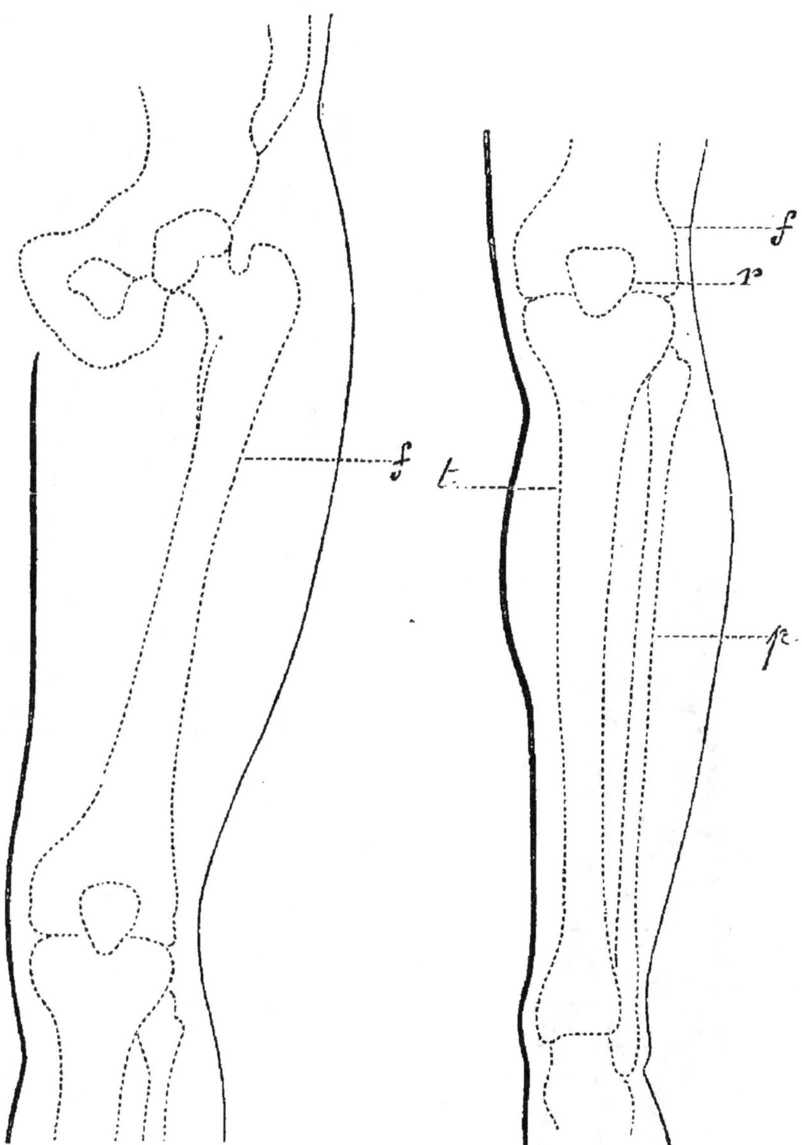

Fig. 5. — *f*, fémur, os unique
de la cuisse.

Fig. 6. — Disposition des os
de la jambe, vue en avant 1.

1. *t*, tibia. — *p*, péroné. — *r*, rotule. — *f*, fémur.

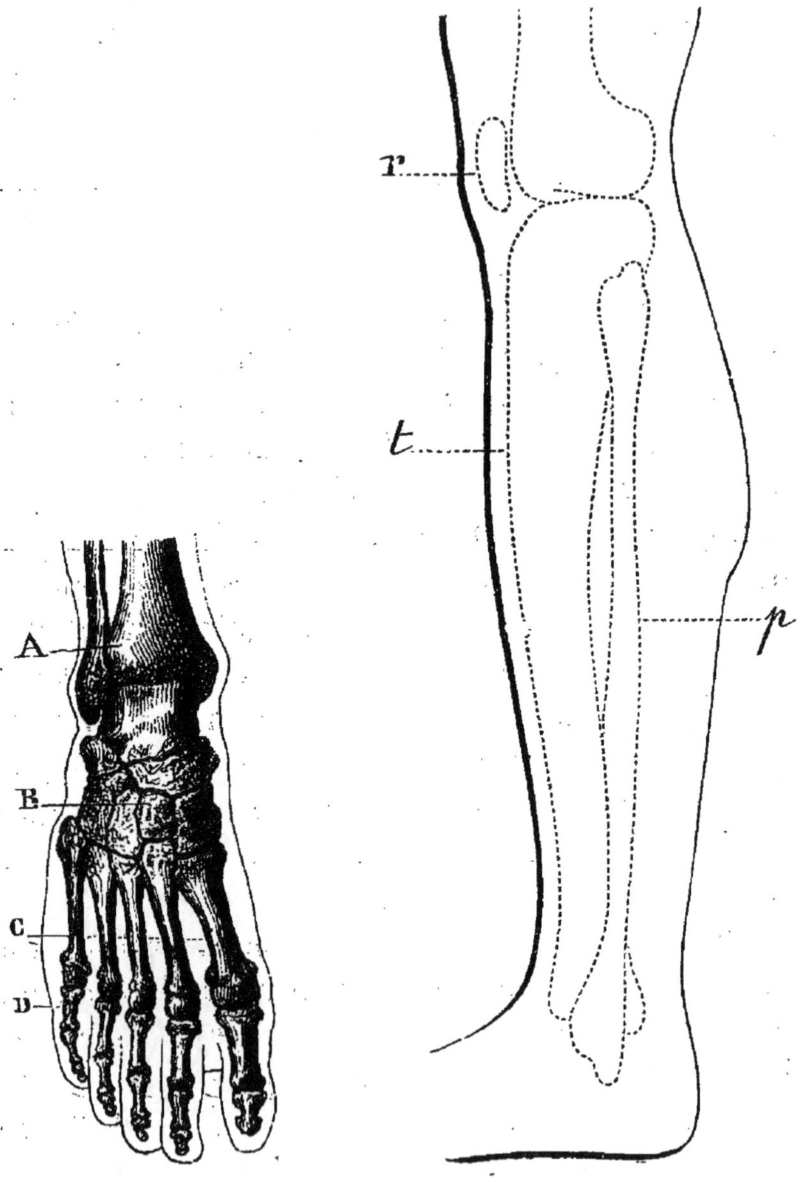

Fig. 7. — Anatomie du pied 1.   Fig. 8. — Disposition des os de la jambe, vue de côté 2.

1. A, tibia. — B, tarse. — C, métatarse. — D, doigts.
2. *t*, tibia. — *p*, péroné. — *r*, rotule.

Le tarse est composé de sept os; ils correspondent aux os du poignet.

Le métatarse est l'analogue du métacarpe; il se compose de cinq os.

Les orteils sont formés par les phalanges; ils sont en même nombre qu'à la main; le gros orteil, qui remplace le pouce, n'a également que deux phalanges.

On donne le nom d'os *sésamoïdes* à de petits os courts, qui se développent dans l'épaisseur des tendons, autour des articulations, exemple la rotule (fig. 8).

Ligaments. Articulations. — Tous les os sont liés entre eux par des *ligaments* qui les maintiennent en contact. A ces ligaments vient s'adjoindre une *capsule articulaire*, qui est elle-même doublée d'une *membrane synoviale* dont le rôle est de sécréter un liquide huileux, appelé *synovie*, destiné à lubrifier, à graisser en quelque sorte les surfaces qui doivent effectuer des mouvements : elle rend le même office que l'huile dans les rouages d'une machine (fig. 9).

Muscles. — Les muscles forment la partie charnue de la machine humaine; ils constituent la chair proprement dite; ils sont destinés à mettre en mouvement les diverses parties du corps; ils prennent leur point d'appui sur les os, où ils s'implantent à l'aide des *tendons*.

Les muscles sont constitués par des *fibres* dont les unes sont *lisses* et appartiennent aux muscles des organes dont les mouvements sont indépendants de la volonté, les autres *striées* et appartiennent aux muscles sur lesquels la volonté a son empire. Ces fibres sont réunies

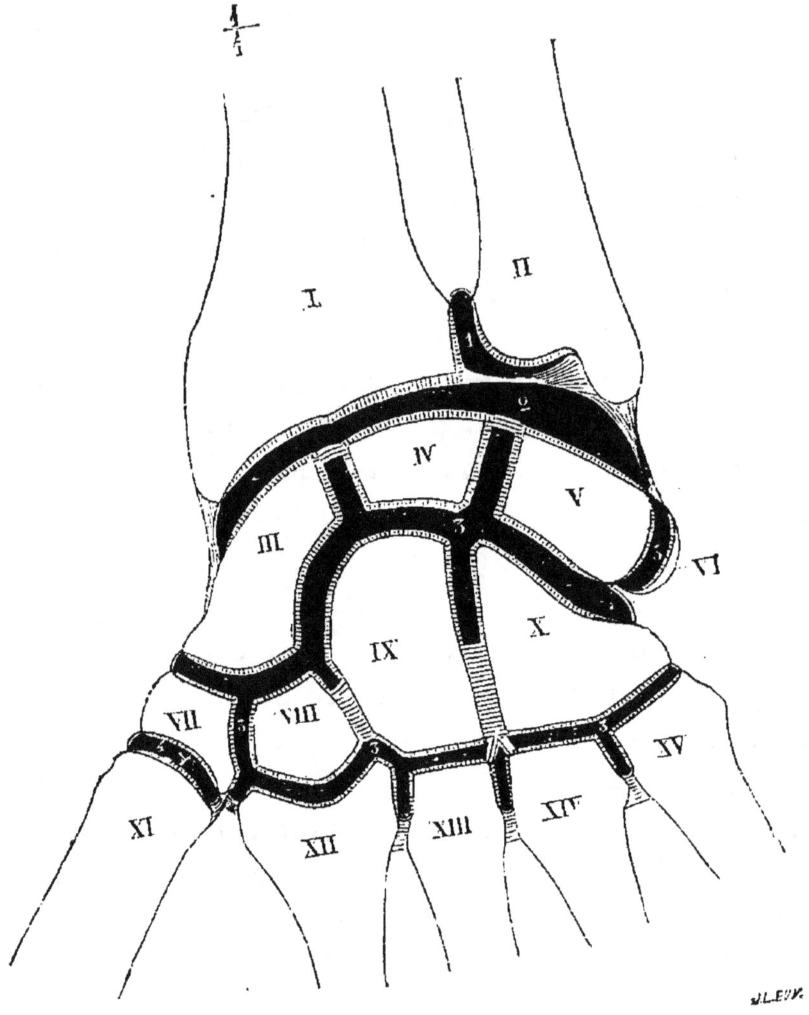

Fig. 9. — Synoviales du poignet 1.

1. I, cubitus. — II, radius. — III, scaphoïde. — IV, semi-lunaire. — V, pyramidal. — VI, pisiforme. — VII, trapèze. —

en petits faisceaux dont l'ensemble constitue le muscle.

La principale propriété d'un muscle est la *contractilité* (fig. 10), c'est-à-dire le pouvoir de se raccourcir et de s'allonger.

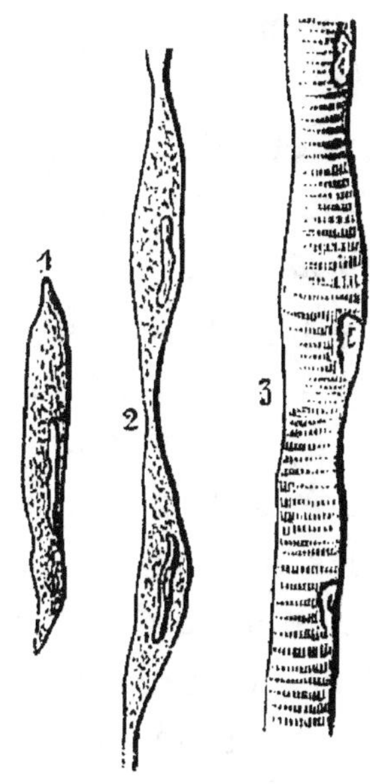

Fig. 10. — Schémas des trois formes de l'élément contractile ou musculaire [1].

Le muscle ne prend jamais ses points d'appui, n'a jamais ses attaches sur le même os; une de ses extrémités s'insère sur un os, l'autre sur un os voisin.

VIII, trapézoïde. — IX, grand os. — X, os crochu. — XI, premier. — XII, deuxième. — XIII, troisième. — XIV, quatrième. — XV, cinquième métacarpien. — 1, synoviale radio-cubitale inférieure. — 2, synoviale radio-carpienne. — 3, synoviale générale du carpe. — 4, synoviale trapézo-métacarpienne. — 5, synoviale du pisiforme. (Beaunis et Bouchard, *Anatomie.*)

[1]. 1, cellule contractile. — 2, muscle lisse. — 3, muscle strié.

Sous l'influence du nerf qui l'anime, le muscle se contracte et exerce sur chacun de ses points d'appui une action plus ou moins puissante qui se transmet aux os où il s'insère : ceux-ci exécutent alors des mouvements divers, en rapport avec la direction des fibres qui les font mouvoir.

Les muscles sont enveloppés par des membranes qui les entourent de toute part et auxquelles on a donné le nom d'*aponévroses*.

Toute la surface du corps est revêtue par :

La peau. — La *peau* est une membrane épaisse, qui joue un rôle très important dans la composition du corps humain, car non seulement elle sert d'enveloppe protectrice à tous les organes, mais encore elle concourt à l'aide du liquide qu'elle sécrète, la *sueur*, à débarrasser le sang des matériaux qu'il doit rejeter au dehors. La peau, très souple, très élastique, se moule sur toutes les parties du corps; son épaisseur est variable : mince aux paupières, elle est très épaisse à la plante des pieds; elle présente à sa surface des plis et des sillons nombreux.

Sa couleur n'est pas toujours uniforme : elle varie en effet selon les sentiments que nous éprouvons; c'est ainsi que la colère, la honte, l'influence d'une joie subite font, comme l'on dit vulgairement, monter le rouge à la figure. Ce phénomène se produit sous l'influence du *nerf grand sympathique*, qui, momentanément paralysé, permet aux artères et aux veines d'augmenter leur calibre et de se remplir de sang (fig. 11).

Chez les nègres et les mulâtres, la coloration brune de la peau est due à la présence d'une matière spéciale

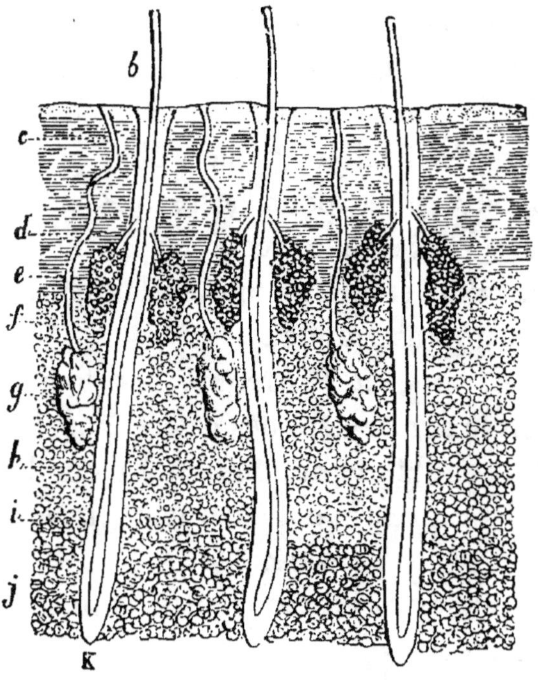

Fig. 11. — Schéma général de la peau [1]. Coupe du cuir chevelu (d'après Gurlt).

appelée *pigment*, renfermée dans de petites cellules situées entre l'épiderme et les couches profondes; les albinos au contraire n'en présentent aucune trace.

1. *a*, épiderme. — *b*, tige d'un poil. — *c*, *f*, *g*, glande sudoripare. — *e*, *d*, glande sébacée et son conduit excréteur. — *h*, *i*, tissu adipeux. — *j*, bulbe du poil.

La structure de la peau est très compliquée; elle se compose de deux couches superposées.

La couche profonde, appelée *derme* ou *chorion*, dans laquelle se trouvent les glandes *sudoripares* et *sébacées*, les premières sécrétant la sueur, les secondes une matière grasse plus ou moins abondante. On y rencontre encore le *bulbe pileux*, qui loge la racine des cheveux ou du poil; la couche superficielle appelée *épiderme* est très mince, très flexible, percée d'un grand nombre de petites ouvertures pour laisser passer la sueur et la matière sébacée; elle acquiert par le frottement, comme au talon et à la paume de la main, une épaisseur plus ou moins grande.

Les *ongles*, situés à l'extrémité des doigts, sont enchâssés dans le derme dans des cavités appelées *matrices de l'ongle*; ils ont la même composition que l'épiderme; seulement leur texture, extrêmement serrée, leur donne une résistance plus considérable.

Les *poils* et les *cheveux* ont aussi la même structure que l'épiderme.

Le derme forme de petites cavités tubulaires connues sous le nom de *bulbe pileux*, où s'implante la racine des cheveux. Cette racine est constituée par l'assemblage de cellules épidermiques s'accolant les unes aux autres pour donner lieu à un prolongement filiforme qui sera le poil ou le cheveu, suivant les parties où il naîtra.

La coloration des cheveux est due à la présence du

pigment. Ils contiennent une assez grande proportion de soufre; aussi noircissent-ils quand on les frotte avec une préparation de plomb ou de nitrate d'argent, substances qui composent les principales teintures de la chevelure, teintures nuisibles, qui peu à peu amènent l'atrophie et par suite la destruction du bulbe.

Les cheveux rouges contiennent une huile spéciale d'une odeur particulière.

Organes contenus dans la poitrine. — Ces organes sont : le cœur et les poumons accompagnés des nerfs, des vaisseaux (artères, veines) qui concourent à leur existence.

Le cœur. — Le *cœur* est l'agent central de la circulation. On l'a comparé à une pompe foulante destinée à donner de l'impulsion au liquide qui le traverse : le sang (fig. 12).

C'est un muscle creux qui a la forme d'un cône dont le sommet est en bas, en avant et à gauche. Laënnec comparait son volume à celui du poing. Il est situé dans la poitrine entre les deux poumons, au-dessus du diaphragme. L'intérieur du cœur est divisé en quatre cavités, deux supérieures, les *oreillettes ;* deux inférieures, les *ventricules*, séparées par des cloisons; l'une de ces cloisons est complète et sépare le cœur verticalement en deux moitiés très distinctes. Chaque oreillette communique avec le ventricule correspondant à l'aide d'un orifice qui se trouve fermé par des *valvules*, véritables

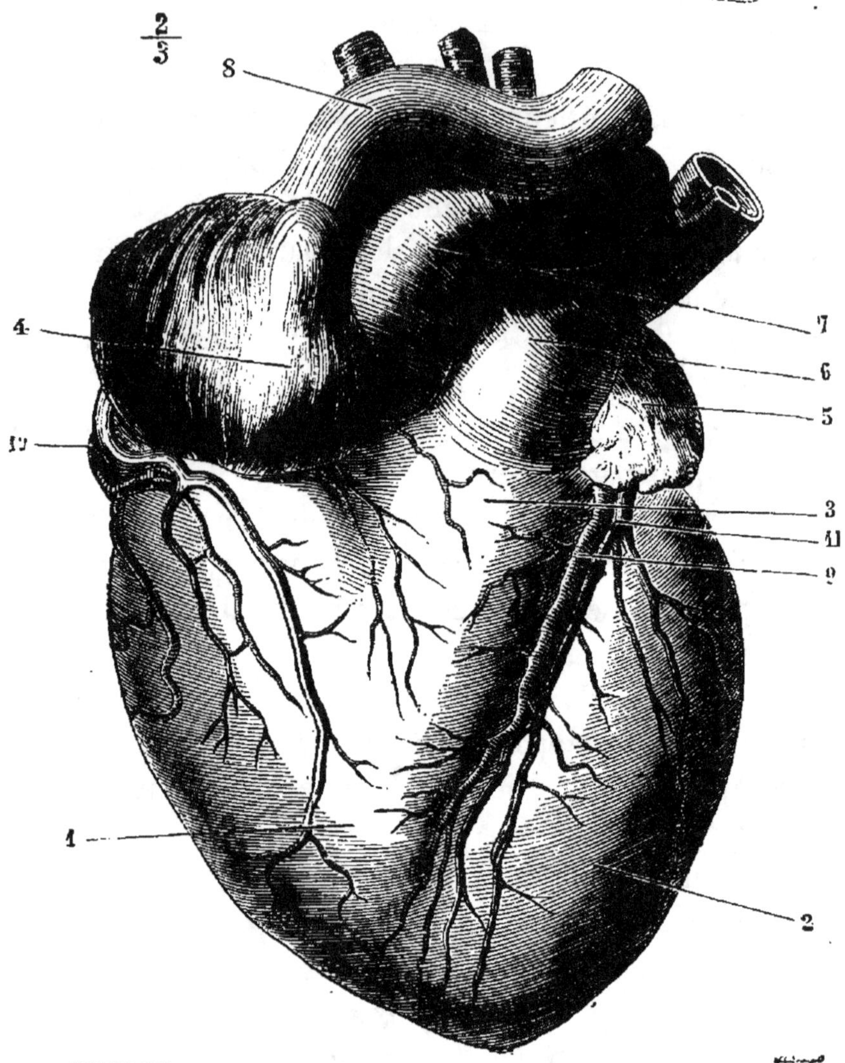

Fig. 12. — Cœur (face antérieure) [1].

[1]. 1, ventricule droit. — 2, ventricule gauche. — 3, infundibulum. — 4, auricule droite. — 5, auricule gauche. — 6, artère pulmonaire. — 7, artère aorte. — 8, veine cave supérieure, avec une partie du tronc nerveux, brachio céphalique gauche ou antérieur. — 10, artère coronaire droite ou postérieure. — 11, branche antérieure de la veine coronaire (d'après Bourgery).

petites portes qui s'ouvrent et se ferment selon qu'il faille laisser passer le sang ou le retenir (fig. 13).

La partie droite contient le sang noir ou veineux, la partie gauche le sang rouge ou artériel, le seul propre à la vie, comme nous le verrons.

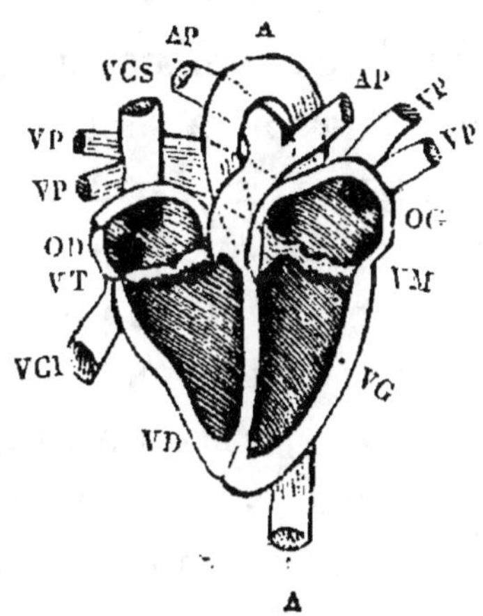

Fig. 13. — Coupe théorique du cœur de l'homme 1.

Il est enveloppé par une membrane extérieure appelée *péricarde*, poche fibreuse tapissée par une membrane séreuse qui s'enflamme souvent, pour donner lieu à un épanchement de sérosité toujours très grave.

Les cavités du cœur sont recouvertes d'une membrane très fine, l'*endocarde*, dont les replis constituent les *valvules* dont nous avons parlé.

1. A, aorte. — AP, artère pulmonaire. — VP, veines pulmonaires. — OG, oreillette gauche. — VM, valvule mitrale ou auriculo-ventriculaire gauche ou bicuspide. — VG, ventricule gauche. — VD, ventricule droit. — VCI, veine-cave inférieure. — VT, valvule tricuspide ou auriculo-ventriculaire droite. — OD, oreillette droite. — VCS, veine-cave supérieure.

Le cœur, comme nous le verrons, est destiné à chasser le sang dans les diverses parties du corps : nous étudierons à l'article *Physiologie* par quel mécanisme s'opère cette circulation.

Trachée-artère. Bronches. Poumons. — La *trachée-artère* fait suite au larynx et se termine aux bronches; c'est un tube rigide composé de 16 à 20 anneaux cartilagineux qui a environ 2 centimètres de largeur, sur 11 à 12 de longueur; sa partie inférieure se divise en deux portions, pour former les *bronches*, qui pénètrent dans les poumons, où ils se ramifient à l'infini.

Les *bronches* comme la trachée sont cylindriques en avant, aplaties en arrière, et comme elle formées d'anneaux cartilagineux; elles se dirigent à droite et à gauche vers les poumons et s'y subdivisent en une infinité de rameaux dont les extrémités se terminent en petites vésicules qui constituent la trame même des poumons, les *cellules pulmonaires* (fig. 14).

Les *poumons*, au nombre de deux, sont des organes spongieux et élastiques.

Le poumon droit est divisé en trois lobes, le gauche en deux seulement : leur poids est de 1000 grammes environ (fig. 15).

Ils sont constitués par les cellules pulmonaires réunies au moyen du tissu cellulaire.

Les parois de ces cellules sont sillonnées par de nombreux vaisseaux capillaires, veines et artères, et c'est là que s'accomplit le grand phénomène de l'hématose, c'est-à-dire la transformation du sang veineux en sang artériel.

Ils sont enveloppés par la *plèvre*, membrane séreuse qui a la forme d'un sac sans ouverture.

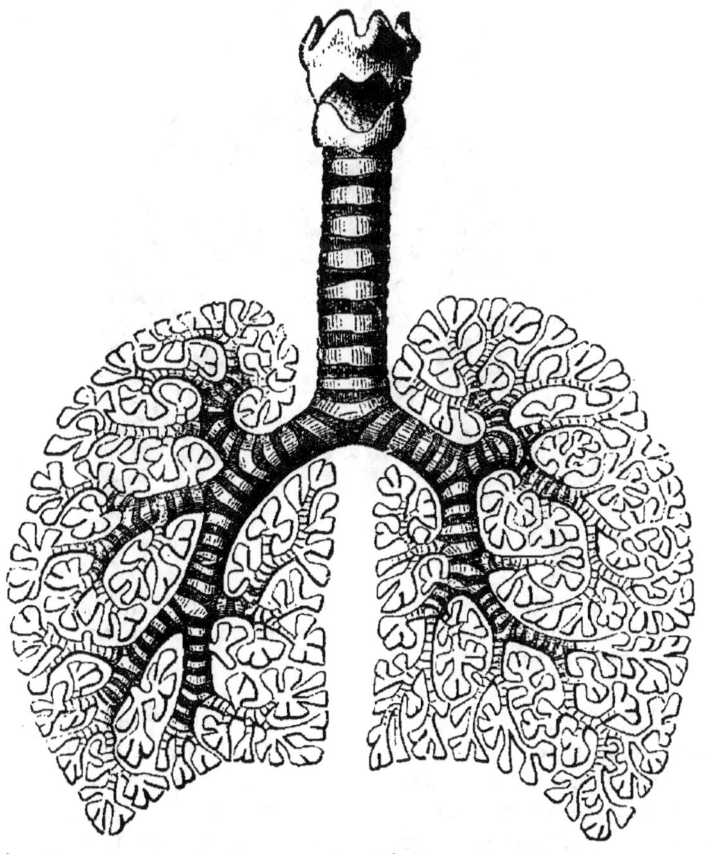

Fig. 14. — Larynx de l'homme, trachée, bronches et poumons, avec la ramification des bronches et la division des poumons en lobules, d'après Dalton, *Physiologie et hygiène.*

Cette série de tubes n'a d'autre but que de laisser pénétrer l'air dans les cellules pulmonaires, pour y vi-

vifier le sang, le rendre propre à la reconstitution des tissus et à entretenir la vie (fig. 15).

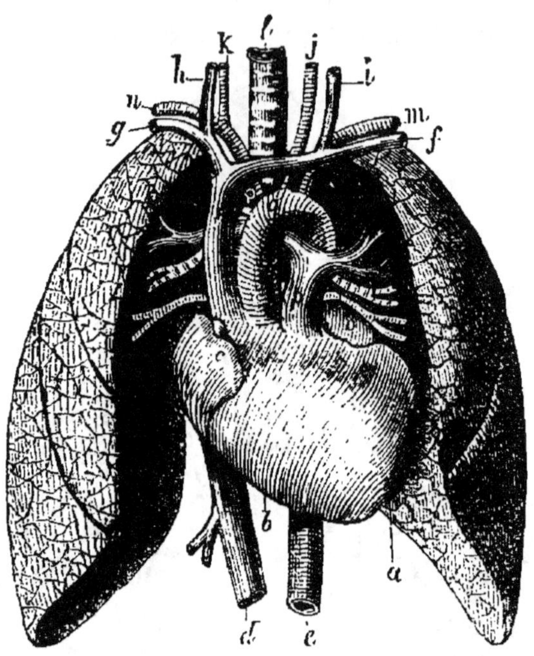

Fig. 15. — Disposition respective des poumons et du cœur dans la cavité thoracique (les poumons sont un peu écartés pour découvrir le cœur et l'origine des gros vaisseaux) 1.

1. *pd*, le poumon droit trilobé. — *pg*, le poumon gauche bilobé. — *l*, la trachée artère avant sa division en deux branches. — *c*, l'oreillette droite du cœur. — *b*, son ventricule droit. — *a*, son ventricule gauche surmonté de son oreillette. *o, f, g*. veines sous-clavières. — *h, i*, jugulaires qui viennent s'ouvrir dans la veine-cave supérieure *r*, laquelle se rend, avec la veine-cave inférieure *d*, à la partie postérieure de l'oreillette droite. — *c, h, f*, artères carotides. — *m n*, artères sous-clavières, qui naissent de la crosse de l'aorte *q*. — *e*, aorte descendante, au-dessous de la crosse de l'aorte. — *q*, on voit à la partie supérieure du cœur l'artère pulmonaire *p*, qui naît du ventricule droit et se divise près de la crosse pour aller se distribuer à chaque poumon.

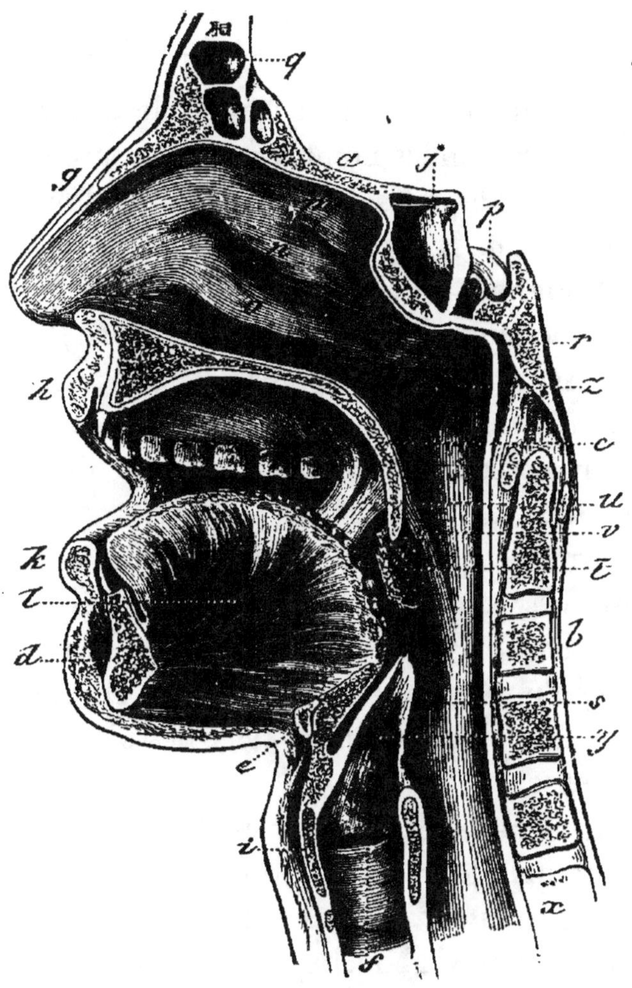

Fig. 16. — Bouche et pharynx 1.

1. *kh*, ouverture buccale. — *l*, langue. — *d*, mâchoire inférieure avec insertion du génioglosse. — *e*, os hyoïde. — *y*, épiglotte. — *f*, cavité du larynx (avec l'ouverture des ventricules). — *c*, voile du palais. — *u*, pilier antérieur du voile. — *v*, pilier postérieur. — *t*, amygdale. — *s*, portion étroite du pharynx se continuant avec l'œsophage. — *z*, ouverture de la trompe d'Eustache à la partie supérieure.

La bouche, les dents, la langue, le pharynx, l'œsophage et des glandes nombreuses concourent, ainsi que
la plupart des organes contenus dans l'abdomen, à l'acte
si important de la digestion.

La bouche. — La *bouche* est une cavité qui forme la
partie supérieure du canal digestif (fig. 16).

Elle est constituée en avant par les *lèvres*, en arrière
par le *voile du palais*, en haut par la *voûte palatine* ou
plancher osseux, en bas par la *langue*, des *muscles* et
des *glandes*, sur les côtés par les *joues*.

En arrière du voile du palais et sur les côtés se trouvent situées les *amygdales*, petites glandes à usage peu
connu, mais qui sont souvent le siège, surtout chez les
enfants, d'une inflammation aiguë ou chronique; elles
sont aussi le plus souvent le siège des plaques d'angine
couenneuse.

La langue. — La *langue* est formée par une série
de petits muscles au nombre de seize qui lui permettent de se mouvoir en tous sens (fig. 17).

De même que la bouche, elle est entièrement recouverte d'une membrane muqueuse sur laquelle on trouve
un assez grand nombre de petites éminences appelées
papilles.

Cette muqueuse, qui sous la langue forme un repli
que l'on appelle le *frein* de la langue, est souvent le
siège d'une inflammation nommée *muguet* et qui reconnaît pour cause une espèce de végétation para-
sitaire, l'*oïdium albicans*, assez commune chez les en-

fants dont la nutrition s'effectue dans de mauvaises conditions.

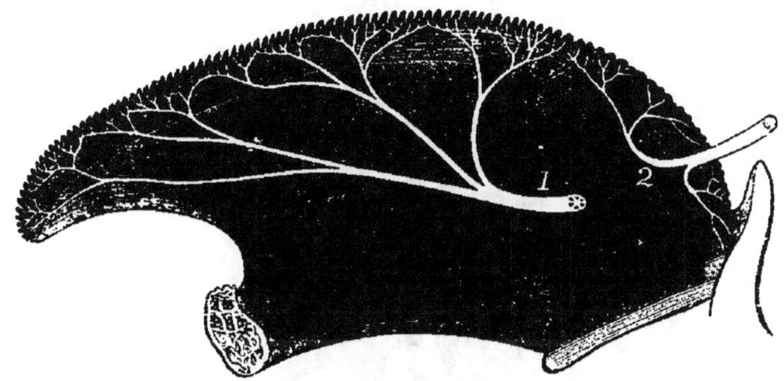

Fig. 17. — Diagramme de la langue avec ses nerfs sensitifs et ses papilles [1].

Dents. — Les *dents* garnissent le bord des mâchoires. Elles sont constituées : 1° par la *couronne*, qui est la portion visible au dehors ; 2° par la racine, qui s'implante dans une cavité de l'os, nommée *alvéole ;* 3° du *collet*, portion rétrécie qui réunit la racine à la couronne.

La texture des dents se compose d'une substance nommée *ivoire*, composée de carbonate et de phosphate de chaux ; la couronne seule est revêtue d'une couche d'*émail* qui s'altère facilement et qui leur donne leur poli et leur brillant.

Elles sont percées d'une cavité qui contient le *bulbe dentaire*, matière molle qui reçoit les ramifications des nerfs et des vaisseaux destinés à la sensibilité et à la nutrition de la dent (fig. 18).

1. 1, branche linguale de la cinquième paire, ou nerf gustatif. — 2, nerf glosso-pharyngien. (Dalton, *Physiologie et hygiène*.)

On divise les dents en : *incisives*, au nombre de huit,
quatre en haut, quatre en bas, placées sur le devant de

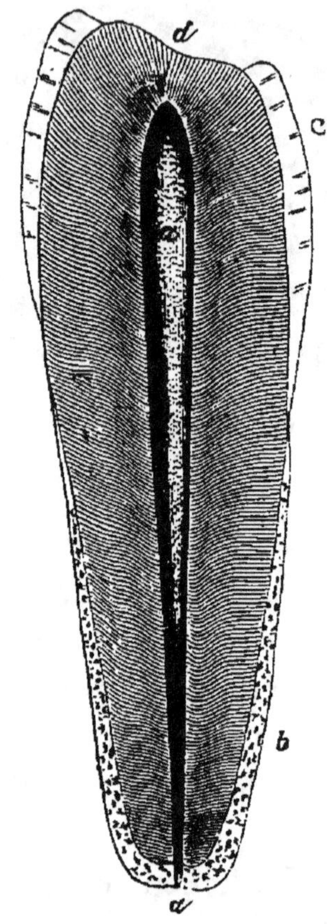

Fig. 18. — Coupe d'une petite molaire 1.

1. La dent a été coupée dans le sens du dehors en dedans
tout le long de la pulpe, et dessinée quatre fois plus longue
que nature : *a*, cavité de la pulpe dans laquelle, avec un verre
grossissant, on aperçoit l'ouverture des canalicules dentaires.
— *b*, substance corticale qui entoure la racine jusqu'à la li-
mite de l'émail, vers le haut. — *c*, émail. — *d*, les tubes de
l'os dentaire

la mâchoire; *canines*, au nombre de quatre, deux en haut, deux en bas; *molaires*, au nombre de vingt, dix en haut, dix en bas.

La première dentition se fait de six à huit mois; nous en parlerons à propos de la *vie du nourrisson*. La seconde a lieu de sept à huit; les dents de lait, ou dents sans racine, tombent pour faire place aux dents qui naissent de l'alvéole; elle n'est complète que vers la vingtième année, par l'apparition des quatre dernières grosses molaires ou dents de sagesse.

Pharynx. — Le *pharynx* fait suite à la bouche; c'est un tube musculaire ayant la forme d'un entonnoir; il n'a d'autres fonctions que de livrer passage aux aliments, que ses contractions poussent vers l'œsophage et l'estomac.

Il est tapissé par une membrane muqueuse qui contient un grand nombre de petites glandes qui en s'hypertrophiant produisent une affection très rebelle, très gênante, connue sous le nom d'*angine granuleuse*, très commune chez les personnes qui font abus de leur voix, comme les chanteurs, les avocats, les orateurs (fig. 16).

Œsophage. — L'*œsophage* fait suite au pharynx; une partie se trouve dans la poitrine, l'autre dans l'abdomen, où il s'étend jusqu'à l'estomac, au-dessous du *diaphragme*, qu'il traverse et qui n'est qu'un muscle en forme de *voûte*, séparant la poitrine de l'abdomen.

Il a une longueur de 25 centimètres, sur 2 centimè-

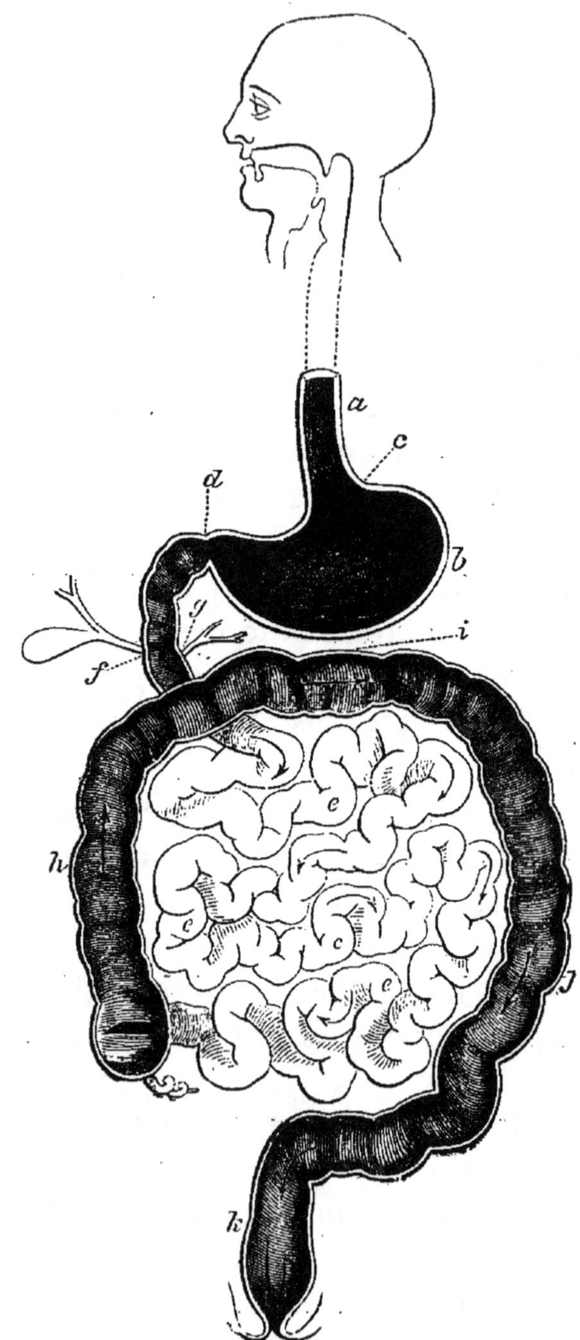

Fig. 19. — Canal alimentaire de l'homme,

1. *a*, œsophage. — *b*, estomac. — *c*, orifice cardiaque. — *d*, pylore. — *e*, petit intestin. — *f*, conduits biliaires. — *g*, conduit pancréatique. — *h*, côlon ascendant. — *j*, côlon descendant. — *k*, rectum. (D'après Beaunis et Bouchard, *Anatomie*.)

tres de diamètre environ; comme les autres parties du
tube digestif, il se compose d'une couche musculaire,
d'une couche séreuse, d'une couche fibreuse et muqueuse (fig. 19).

Glandes salivaires. — Les glandes salivaires concourent puissamment à l'acte de la digestion; ce sont :

Les *glandes parotides*, placées sur les côtés de la face,
devant le lobule de l'oreille, assez volumineuses, possé-
dant un canal excréteur, *canal de Sténon*, qui vient verser
la salive sur les côtés des joues. Elles sont souvent le
siège chez les enfants d'un gonflement très douloureux
appelé *oreillons*.

Les *glandes sublinguales*, situées sous la langue, où
elles viennent s'ouvrir par cinq ou six petits canaux
excréteurs.

Les *glandes sous-maxillaires*, situées plus profondément
en arrière, s'ouvrent de chaque côté du frein de la langue par le canal de Warton, derrière les dents incisives.

Organes contenus dans l'abdomen. — Ce sont
l'estomac, le foie, la rate, le pancréas, l'intestin, la
vessie; chez la femme, l'utérus, les ovaires et ses annexes; chez l'homme, les vésicules séminales.

Estomac. — L'*estomac*, véritable dilatation du tube
digestif, est un sac musculo-membraneux destiné à recevoir les aliments (fig. 20).

Il est placé dans l'abdomen, au-dessous du foie et
un peu à gauche, au-dessus de la portion transverse
du gros intestin; il est séparé de la poitrine, comme

nous l'avons déjà dit, par le muscle diaphragme.

Son orifice supérieur ou *cardia* communique avec l'œsophage, son orifice inférieur ou *pylore* avec la première partie de l'intestin grêle ou *duodénum.*

Il est constitué par des couches muqueuse, fibreuse, musculaire et séreuse; cette dernière porte le nom de

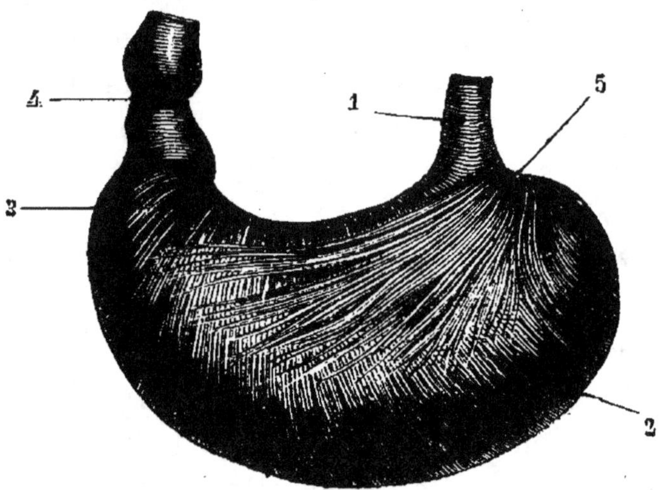

Fig. 20. — Estomac 1.

péritoine et recouvre du reste tous les organes contenus dans l'abdomen.

Sa membrane interne ou muqueuse contient dans son épaisseur un grand nombre de glandes destinées à la sécrétion des différents sucs favorables à la digestion des aliments.

1. L'estomac a été retourné et les bandes musculaires mises à nu en enlevant la muqueuse. 1, fibres circulaires de l'œsophage. — 2, 3, fibres circulaires de l'estomac. — 4, 5, cravate de Suisse (d'après Beaunis et Bouchard, *Anatomie*).

Foie. — Le *foie* est une glande destinée à la sécrétion de la bile (fig. 21).

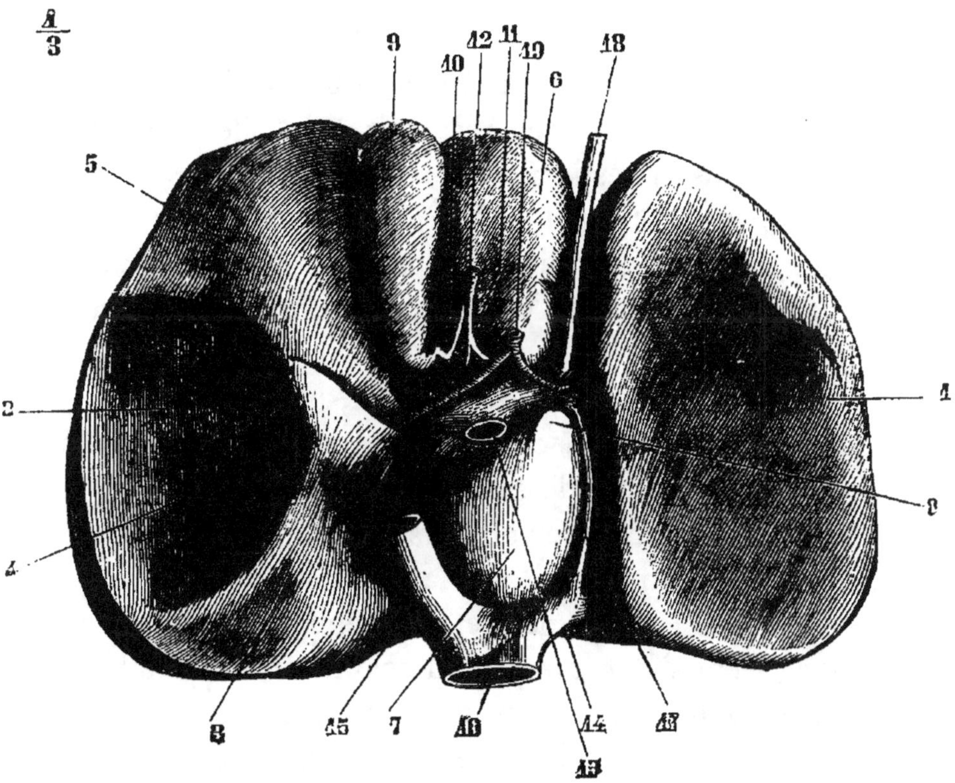

Fig. 21. — Foie (face inférieure) 1.

1. 1, lobe gauche. — 2, lobe droit. — 3, empreinte de la capsule surrénale droite. — 4, empreinte rénale. — 5, empreinte colique. — 6, lobe carré. — 7, lobe de Spigel. — 8, son prolongement antérieur. — 9, vésicule biliaire. — 10, canal cystique. — 11, canal hépatique. — 12, canal cholédoque. — 13, veine-porte. — 14, veine sus-hépatique gauche. — 15, veine sus-hépatique droite. — 16, veine-cave inférieure. — 17, canal veineux. — 18, cordon de la veine ombilicale. — 19, artère hépatique (d'après Beaunis et Bouchard, *Anatomie descriptive*.)

2.

Il est situé dans l'hypochondre droit, qu'il remplit entièrement, et s'avance un peu dans l'hypochondre gauche ; il est le plus volumineux et le plus lourd de tous les organes.

La *vésicule biliaire*, située au-dessous du foie, est une petite poche qui sert de réservoir à la bile, laquelle s'écoule dans l'intestin par le *canal cholédoque*.

Pancréas. Rate. — Le *pancréas* est aussi une glande située au-dessous et un peu en arrière de l'estomac, dont la fonction est de sécréter le suc pancréatique (fig. 22).

La *rate* est un organe glandulaire, mou, d'un rouge violet, situé dans le côté gauche de l'abdomen, au niveau du grand cul-de-sac de l'estomac.

Ses usages sont assez obscurs ; on sait que les accès de fièvre intermittente ont la propriété d'y déterminer un certain gonflement et que pendant la digestion le sang vient s'y accumuler en quantité assez notable.

Intestins. — Les intestins se divisent en :

Intestin grêle, dont la partie supérieure a été nommée *duodénum*, en raison de sa longueur, estimée à douze travers de doigt ;

Gros intestin, subdivisé lui-même en : côlon ascendant, côlon transverse, côlon descendant, rectum et anus orifice inférieur du tube digestif.

L'intestin est constitué :

1° Par une membrane séreuse, le péritoine, qui l'enveloppe de toute part ;

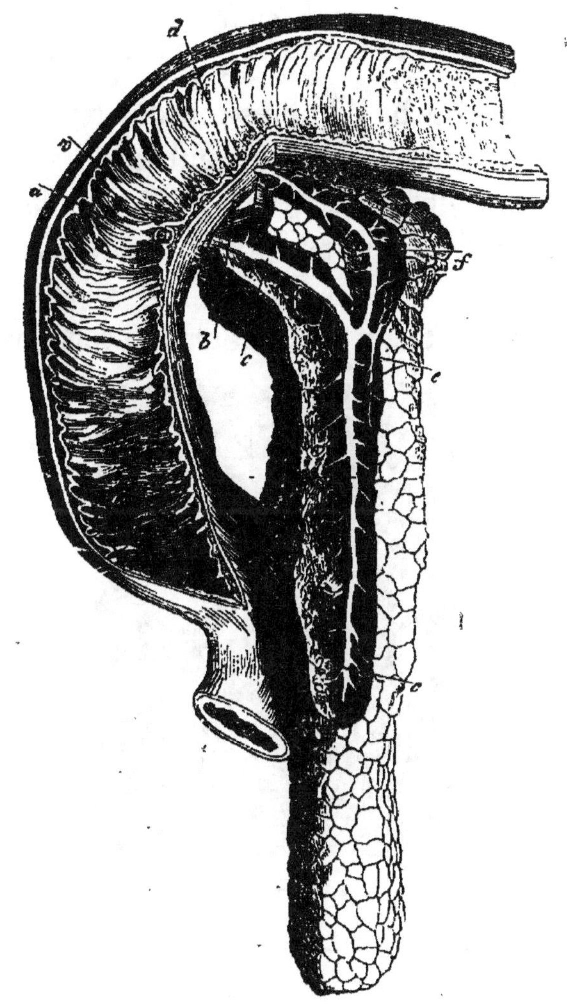

Fig. 22. — Conduits pancréatiques chez l'homme, vue antérieure 1.

1. *a*, face interne du duodénum. — *v*, abouchement du grand canal pancréatique. — *b*, canal cholédoque. — *c*, canal pancréatique. — *f*, petit canal pancréatique. — *d*, son abouchement dans le duodenum. — *e*, canal accessoire s'abouchant dans le petit canal (d'après Cl. Bernard). *Leçons de physiologie expérimentale*, tome II, fig. 18.

2° Par une couche de fibres musculaires ;

3° Par une membrane muqueuse, tapissée d'un grand nombre de *glandes*, de *papilles*, de *villosités*, qui jouent un rôle important dans l'acte de la digestion.

C'est dans l'intestin que séjournent certains *parasites*

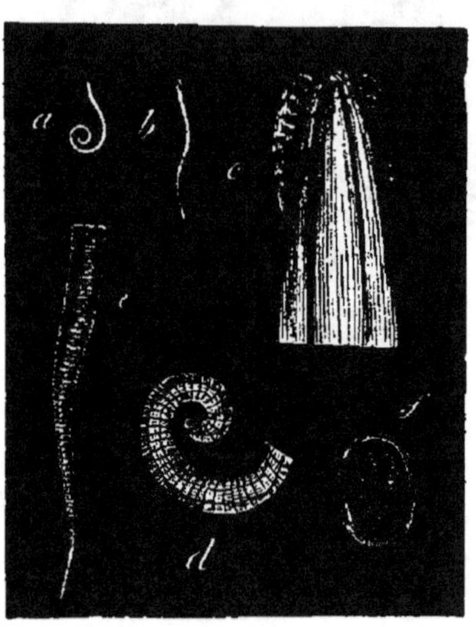

Fig. 23. — Oxyure 1.

qui occasionnent, surtout chez les enfants, de nombreux accidents.

Les plus communs sont : le *tænia*, ver rubané, blanc, plat, qui atteint quelquefois jusqu'à 10 à 12 mètres, et dont la fréquence est devenue plus grande, depuis que s'est répandu l'usage de la viande crue ; le *botriocéphale*,

1. *a*, mâle. — *b*, femelle, — *c*, extrémité céphalique montrant les trois nodules et le gonflement aliforme. — *d*, extrémité caudale du mâle. — *e*, extrémité caudale de la femelle. — *f*, œuf (d'après Moquin, *Zoologie*).

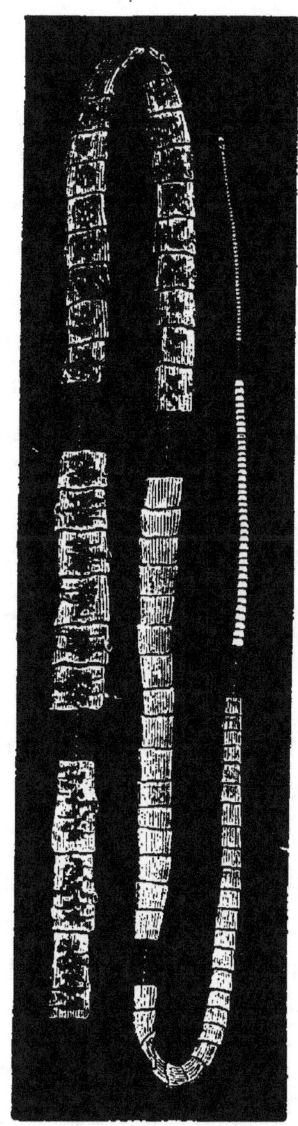

Fig. 24. — Tænia ordinaire (d'après Moquin Tandon). *Zoologie médicale.*

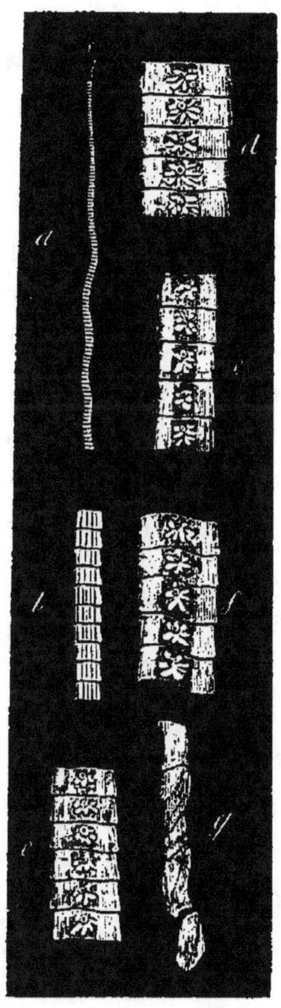

Fig. 25. — Bothriocéphale de l'homme grandeur naturelle 1.

1. *a*, tête et cou, *b*, *c*, artules moyens à peu près carrés ; *d*, *e*, *f*, artules postérieurs élargis ; *g*, artules terminaux vides et flétris (d'après Davaine, *Entozoaires*).

autre sorte d'helminthe, aussi rubané (fig. 24 et 25); les *lombrics*, qui ressemblent aux vers de terre et n'ont guère que 15 à 20 centimètres de longueur; les *oxyures vermiculaires*, petits vers blancs qui habitent surtout le rectum et qui sont très minces, ressemblant assez à de petits morceaux de fil : ils déterminent souvent des démangeaisons intolérables, qui chez des enfants très impatients et nerveux peuvent aller jusqu'à produire des convulsions (fig. 23).

Vessie. — La *vessie* est une poche destinée à recevoir l'urine qui s'écoule des reins; elle est située à la partie inférieure et antérieure de l'abdomen, derrière la symphyse du pubis, qu'elle surpasse quand elle est remplie.

Reins. — Les *reins*, au nombre de deux, sont situés de chaque côté de la colonne vertébrale; ce sont les agents spéciaux de la sécrétion urinaire.

Leur texture est très compliquée, formée par une couche externe ou *corticale* qui est constituée par une série de petits tubes terminés par un renflement appelé *corpuscule de Malpighi;* par une couche interne formée par la continuation des tubes qui se réunissent en faisceaux pour constituer les *pyramides de Malpighi*, qui viennent s'ouvrir dans un entonnoir appelé *calice;* la réunion de tous ces entonnoirs forme le *bassinet*, qui est l'origine de l'*uretère*, canal chargé de conduire l'urine dans la vessie.

Utérus. Ovaires. — L'*utérus* ou *matrice* est le réceptacle de l'ovule sécrété par *l'ovaire;* c'est là qu'il doit se développer et se transformer en fœtus.

L'utérus est situé dans la cavité du petit bassin, entre la vessie et le rectum; il est maintenu en place par les *ligaments larges* ou replis du péritoine; il est constitué par une série de fibres musculaires superposées et entrelacées. Les *ovaires,* au nombre de deux, sont des glandes situées de chaque côté de l'abdomen et destinées à la sécrétion d'un petit corps appelé *ovule* qui sera le germe de la fécondation.

Artères. Veines. Vaisseaux capillaires. — On donne le nom *d'artères* à des canaux, de volume variable, qui sont destinés à porter le sang dans toutes les parties du corps.

Les *artères* sont formées par trois membranes superposées. Elles sont très contractiles et se resserrent avec force soit sous l'influence du froid, soit sous l'administration d'une substance médicamenteuse, comme le perchlorure de fer, l'ergotine, l'alcool, etc. (fig. 26).

Ce sont elles qui portent le sang *nutritif,* véritable chair coulante, dans tous les tissus pour les nourrir et les reconstituer (fig. 27).

Leur calibre, très variable, diminue au fur et à mesure de leur éloignement du cœur, pour finir en un réseau de vaisseaux très menus, très fins, appelés *vaisseaux capillaires,* qui viennent s'anastomoser avec des vaisseaux semblables provenant des veines (fig. 28).

Les *vaisseaux capillaires* forment donc une maille

continue entre les artères et les veines; ils existent partout sur toute la surface du corps; à parois extrêmement

$\frac{3}{7}$

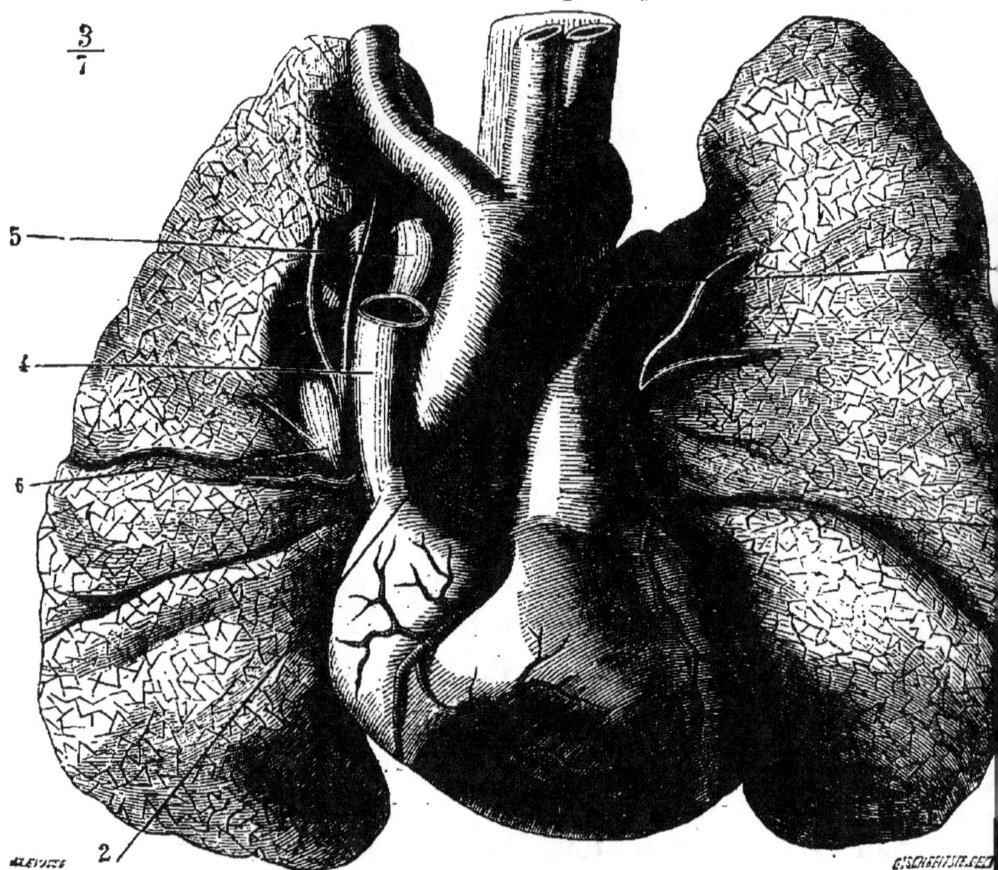

Fig. 26. — Cœur et gros vaisseaux (face antérieure) [1].

minces et ténues, très fins, puisque les plus gros n'ont
pas plus de un centième de millimètre de diamètre.

[1]. 1, artère pulmonaire. — 2, aorte. — 3, cordon fibreux
provenant de l'oblitération du canal artériel. — 4, veine-cave
supérieure. — 5, grande veine azygos. — 6, veine pulmonaire
droite (d'après Beaunis et Bouchard, *Anatomie descriptive*.)

Les *veines* ont au contraire pour fonction de ramener au cœur le sang qui a servi à la reconstitution

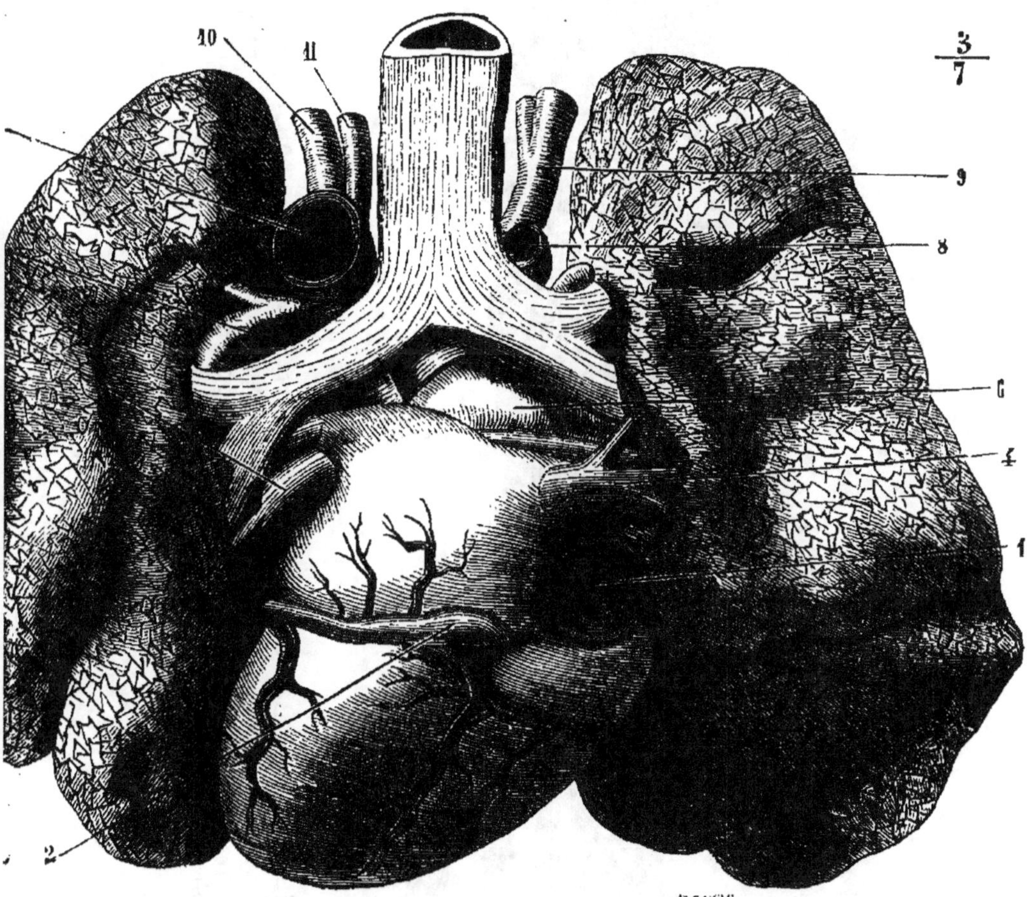

Fig. 27. — Cœur et gros vaisseaux (face postérieure) 1.

1. 1, veine-cave inférieure. — 2, grande veine coronaire. —
3, veine pulmonaire gauche. — 4, veine pulmonaire droite. —
5, artère pulmonaire (branche gauche). — 6, artère pulmonaire
(branche droite). — 7, aorte. — 8, grande veine azygos. — 9,
tronc artériel brachio-céphalique. — 10, artère sous-clavière
gauche. — 11, artère carotide primitive gauche (Beaunis et
Bouchard, *Anatomie descriptive*).

PERRUSSEL.   3

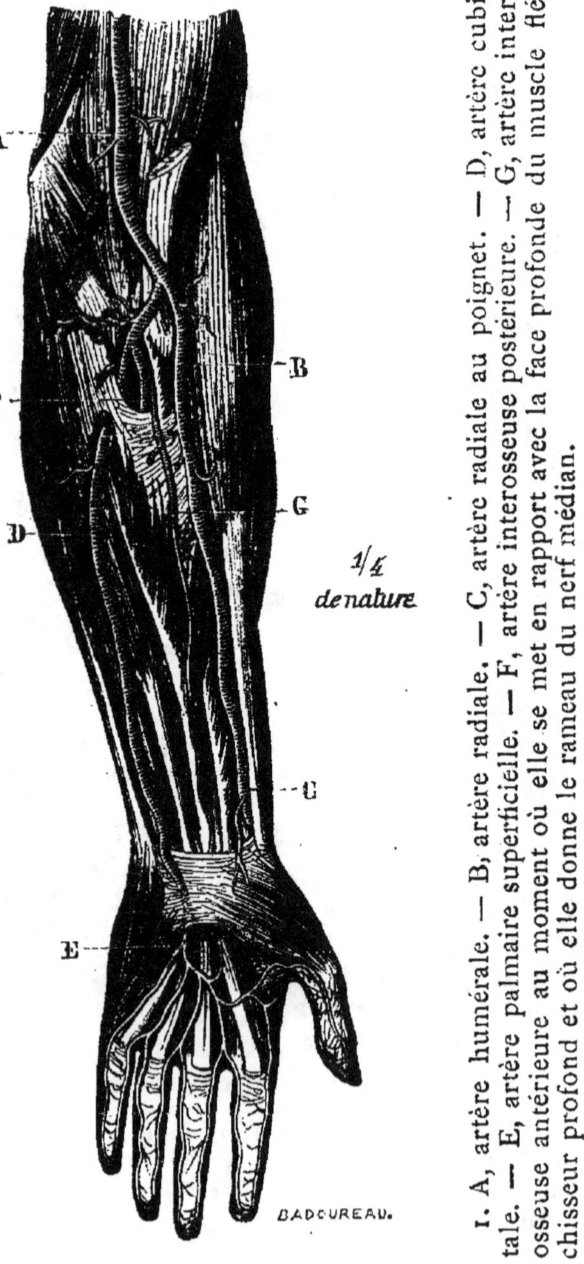

Fig. 28. — Artères de l'avant-bras (d'après Bourgery) 1.

1. A, artère humérale. — B, artère radiale. — C, artère radiale au poignet. — D, artère cubitale. — E, artère palmaire superficielle. — F, artère interosseuse postérieure. — G, artère interosseuse antérieure au moment où elle se met en rapport avec la face profonde du muscle fléchisseur profond et où elle donne le rameau du nerf médian.

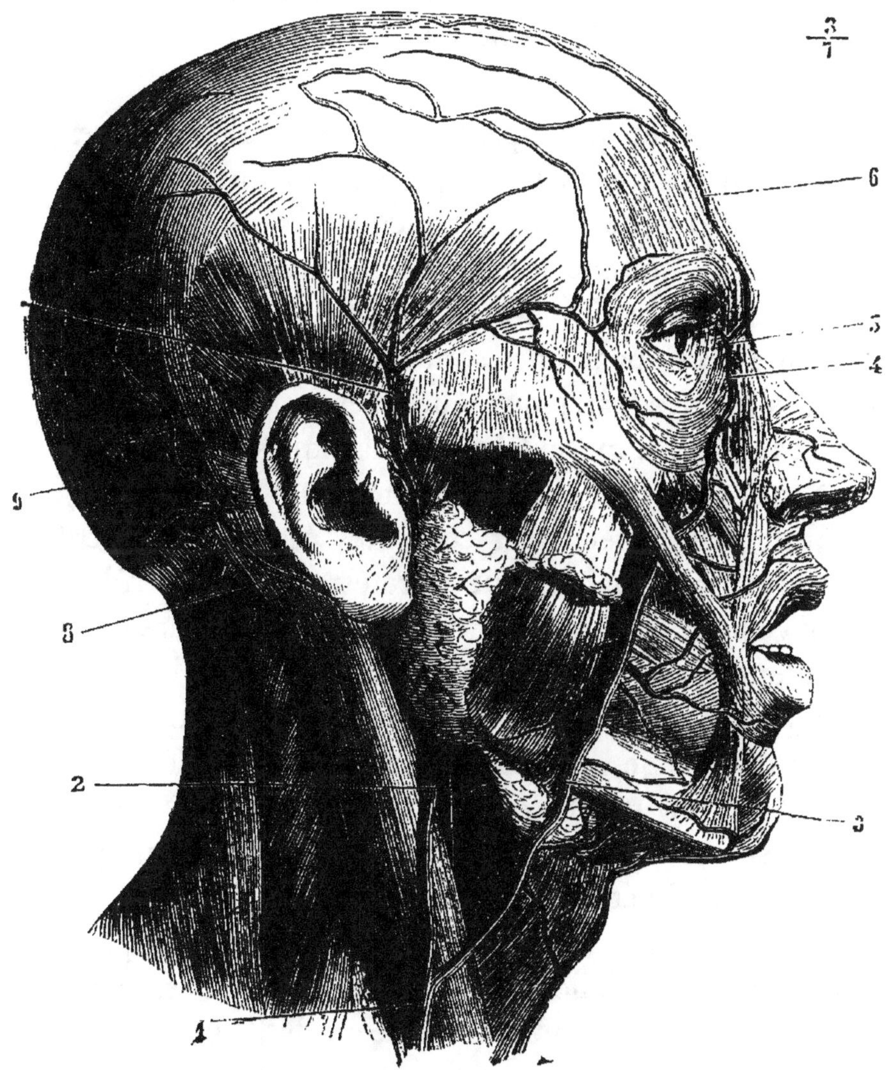

$\frac{3}{1}$

Fig. 29. — Veines superficielles de la face et du cou 1.

1. 1, veine jugulaire externe. — 2, veine jugulaire interne. — 3, veine faciale constituant chez ce sujet la plus grosse branche d'origine de la jugulaire externe. — 4, veine angulaire. — 5, son anastomose avec la veine ophtalmique. — 6, veine frontale. — 7, veine temporale. — 8, veine auriculaire postérieure. — 9, veine occipitale (Beaunis et Bouchard, *Anatomie descriptive*).

des tissus ; elles accompagnent en général les artères ; mais il en est aussi de très superficielles, qui sont logées sous la peau, où l'on peut même très souvent suivre leur trajet. Comme les artères, elles sont composées de trois membranes ; mais, au lieu de rester béantes comme elles quand elles sont incisées, elles s'affaissent d'elles-mêmes, parce que leurs membranes sont moins riches en fibres musculaires et élastiques (fig. 29).

Liquides divers de l'économie. Le sang. Le *sang*, si justement appelé chair coulante, est l'élément actif, le fluide nourricier de tout notre être ; il joue le rôle de la sève pour les plantes ; non seulement il répare continuellement les pertes subies par les organes en leur fournissant les éléments nécessaires à leur entretien, mais il les débarrasse encore de leurs produits de désassimilation, qu'il porte aux reins, aux poumons et à la peau.

C'est un liquide rougeâtre, composé de deux parties : le *caillot* et le *sérum*.

La première de ces parties est constituée par la *fibrine* et les globules sanguins ; la seconde est un liquide verdâtre, formé par de l'eau, de l'albumine, des sels minéraux et organiques, tels que des phosphates et des chlorures.

Les *globules sanguins* sont à proprement parler les véritables éléments constitutifs du sang ; ils sont de deux sortes : les globules rouges, qui ont de 6 à 7 millièmes de millimètre, ont la forme d'un disque aplati, circulaire chez l'homme ; ils sont très nombreux, puisque 1 millimètre cube en renferme plus de 5 millions.

Leur nombre varie beaucoup cependant et se trouve en rapport avec la force, la santé, la constitution de l'individu ; les femmes en ont moins que les hommes : leur diminution notable constitue l'*anémie*.

Ils doivent leur coloration à la présence de l'*hématosine*, matière cristallisable qui contient une forte proportion de fer.

Le sang contient encore les *globules blancs* ou *leucocytes*, dont le nombre est bien inférieur aux précédents : leur diamètre est de un millième de millimètre environ. On ne sait absolument rien de précis sur leur genèse et leur utilité.

Le sang des artères est rouge, celui des veines bleu noirâtre. Le premier, qui doit sa couleur vermeille à l'oxygène de l'air puisé dans les poumons, est le seul qui soit propre à l'entretien de la vie ; le second tient en dissolution les résidus de la désorganisation des tissus et se trouve impuissant à la reconstitution de ces mêmes tissus. La température du sang varie de 36 à 38 degrés centigrades ; la quantité de sang contenue dans le corps est environ de un huitième du poids du corps ; un homme qui pèserait 64 kilogrammes aurait par conséquent 8 kilogrammes de sang.

Les *vaisseaux lymphatiques* naissent dans toutes les parties du corps ; ils contiennent un liquide spécial, la *lymphe*, dont la composition est assez semblable à celle du sang ; dans l'intestin, ce liquide, qui porte le nom de *chyle*, est mélangé de matériaux digestifs (matières grasses) et sert à la digestion; mais il existe encore une grande incertitude sur l'usage des lymphatiques des autres parties du corps.

Sur le trajet des vaisseaux lymphatiques se rencontrent les *ganglions lymphatiques*, de grosseur variable et qui se tuméfient si souvent chez les enfants, laissant quelquefois après eux, à la suite d'inflammation suppurée, des cicatrices indélébiles.

La bile. — La bile est un liquide alcalin, verdâtre, d'une amertume très prononcée, et sécrété par le foie. Elle a pour mission d'émulsionner, c'est-à-dire de diviser en portions infiniment petites, pour les rendre plus absorbables, les matières grasses et azotées.

Elle se mêle quelquefois au sang dans certaines maladies, la cirrhose, l'ictère ou jaunisse, et donne à la peau et aux yeux une teinte jaune safranée caractéristique.

L'urine. — L'*urine* est un liquide jaunâtre, acide, dont la quantité moyenne rendue en vingt-quatre heures est de 12 à 1500 grammes.

Outre de l'eau, elle contient un grand nombre de sels, comme les chlorures et les phosphates alcalins et alcalino-terreux, de l'*urée* et de l'*acide urique*, qui sont un produit de l'oxydation des matières azotées; l'acide urique en est le premier degré, l'urée le second.

Les larmes. — Les *larmes* sont sécrétées par la glande lacrymale, située à la partie supérieure et externe de l'œil; elles sont en grande partie composées d'eau et de sels, tels que le chlorure de sodium, le phosphate de chaux et de soude.

La salive. — La *salive* est sécrétée par les glandes de la bouche ; c'est un liquide visqueux, alcalin, formé d'eau, de sels spéciaux à tous les liquides de l'économie (phosphates, chlorures, etc.) et d'une matière organique qui lui est propre, la *ptyaline*, à laquelle elle doit toutes ses propriétés, qui consistent à digérer les matières féculentes.

Le *tartre dentaire*, qui s'incruste à la base des dents, est constitué par des sels tenus en dissolution dans la salive, il les déchausse rapidement si un nettoyage journalier ne vient pas les en débarrasser.

Sucs de l'économie. — Le *suc gastrique* est un liquide incolore, légèrement acide, sécrété par des glandes spéciales, situées dans la muqueuse de l'estomac. Il est constitué par de l'eau, des sels divers, une substance spéciale, la *pepsine*, des acides lactique et chlorhydrique ; il a la propriété spéciale de digérer les viandes et les substances azotées.

Le *suc pancréatique* est sécrété par le pancréas ; c'est un liquide blanc, alcalin, composé d'eau, de sels divers et d'une matière spéciale, la *pancréatine*. Son rôle est analogue à celui de la bile, en ce sens qu'il émulsionne les matières grasses, et à celui de la salive en transformant les aliments féculents en glycose, avec cette particularité qu'il n'agit que sur des substances qui ont déjà subi une transformation par les autres sucs digestifs.

Le *suc intestinal* est sécrété par les glandes de l'intestin et paraît avoir pour fonctions de digérer les aliments qui auraient échappé à l'action des autres sucs digestifs.

Encéphale. Moelle épinière. Nerfs. L'*encéphale*,

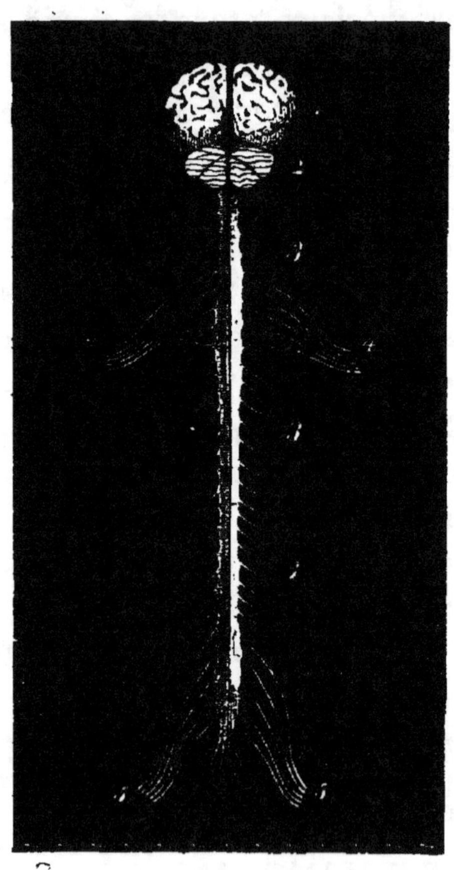

Fig. 30. — Encéphale, moelle épinière et nerfs spéciaux vus par derrière 1.

1. 1, 2, encéphale composé : 1° du cerveau, et 2° du cervelet. — 3, moelle épinière et nerfs. — 4, nerfs des membres supérieurs. — 5, nerfs des membres inférieurs (Dalton, *Physiologie et hygiène*).

logé dans la cavité crânienne, est formé par le *cerveau*, le *cervelet* et le *bulbe rachidien.*

Il est enfermé dans trois membranes superposées : la *dure-mère*, l'*arachnoïde*, la *pie-mère*. Son poids est variable, on peut cependant lui attribuer une moyenne de 12 à 1300 grammes.

Plus l'encéphale est pesant, plus, dit-on, l'intelligence est développée : le cerveau de Cuvier pesait 1800 grammes; celui de Cromwell, 2200; celui de lord Byron, 2230 (fig. 30).

La surface extérieure de l'encéphale présente des circonvolutions nombreuses, sur lesquelles se trouvent basés les systèmes de Gall et de Lavater.

Le *cerveau* est constitué par une matière blanchâtre, molle, entourée par une autre substance qui est grise.

La première de ces substances est constituée par des *fibres* nerveuses, la seconde par des *cellules* nerveuses, ce qui semblerait indiquer que le développement des facultés intellectuelles est en rapport direct avec le développement de la substance grise.

Le *cervelet* est la portion de l'encéphale située au-dessous du cerveau proprement dit; il se continue d'un côté avec le cerveau, de l'autre avec la moelle épinière.

Il a pour fonctions de présider à la coordination des mouvements.

La *moelle épinière* est contenue dans le canal rachidien formé par la juxtaposition des vertèbres les unes au-dessus des autres.

Le diamètre de la moelle épinière est de 10 à
11 millimètres, son poids de 25 à 30 grammes.

Comme le cerveau, elle est entourée de trois membranes et constituée par deux substances, disposées en
sens inverse de celles du cerveau, c'est-à-dire la substance grise à l'intérieur, la substance blanche à l'extérieur (fig. 31).

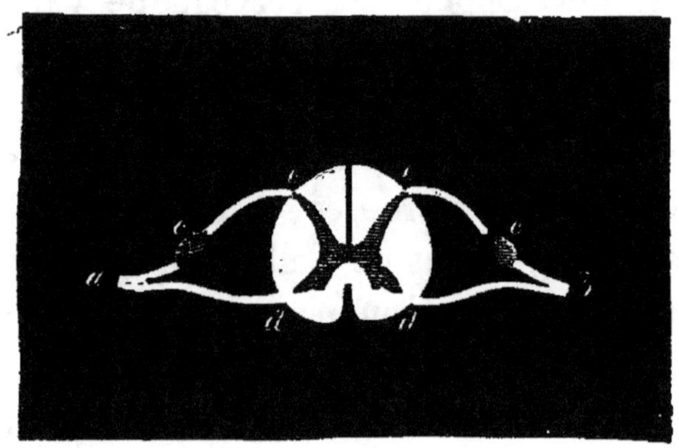

Fig. 31. — Section transversale de la moelle épinière [1].

Elle est de plus entourée par un liquide spécial, qui
la protège très efficacement dans les divers mouvements qu'exécute la colonne vertébrale.

Les *nerfs* sont des cordons blanchâtres qui par une
de leurs extrémités tiennent au centre nerveux cé-
phalo-rachidien et qui par l'autre plongent dans les
organes (fig. 32).

1. *a, b,* nerfs spéciaux des côtés droit et gauche, montrant
leurs deux racines. — *d,* racine antérieure. — *e,* racine postérieure. — *c,* ganglion de la racine postérieure (DALTON, *Physiologie et hygiène*).

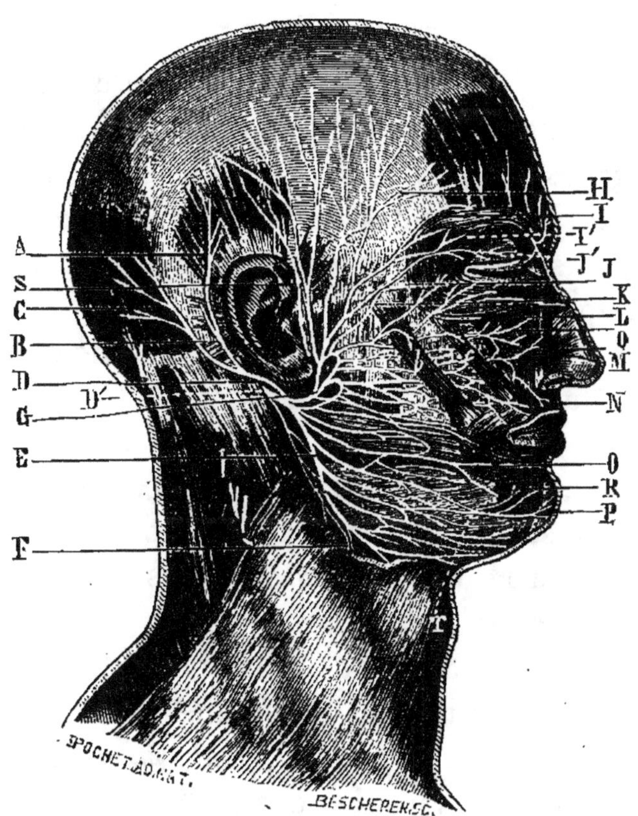

Fig. 32. — Préparation anatomique des nerfs moteurs de la face
(de la 7e paire) 1.

1. H, filet moteur du frontal. — I, filet moteur du sourci-
lier. — I', filet moteur de l'orbiculaire palpébral intérieur. —
C, filet moteur du grand zygomatique. — Q, filet moteur de
l'élévateur propre de la lèvre supérieure. — M, filet moteur du
transverse du nez. — N, O, filet moteur de l'orbiculaire des
lèvres. — R, filet moteur du carré du menton. — P, filet moteur du peaucier. — D', tronc du facial à la sortie de l'aqueduc
de Fallope. — G, branche temporo-faciale. — E, branche cer-
vico-faciale. — A, B, filets moteurs des muscles auriculaires
postérieurs et supérieurs. — C, filet moteur du muscle occi-
pital. — S, branche auriculo-temporale de la 5e paire. — T,
rameau moteur des muscles orbiculaires inférieurs des lèvres,
carré du menton et triangulaire des lèvres (Duchenne de
Boulogne, *Physiologie des mouvements*).

Ils sont divisés en nerfs moteurs et nerfs sensitifs.

Les premiers sont destinés à donner le mouvement aux organes et aux muscles où ils se rendent ; les seconds, à transmettre aux centres nerveux les impressions diverses venues du dehors et reçues par les différentes parties du corps.

Les nerfs craniens sortent par des orifices situés à la base du crâne et sont destinés à la face et à la tête.

Tous les nerfs qui émanent des centres céphalo-rachidiens se distribuent aux organes des sens, aux muscles, à la peau, en un mot à tous les organes de la vie de relation (fig. 33).

Il existe en outre, pour tous les viscères qui sont soustraits à l'empire de la volonté, un appareil nerveux particulier qu'on appelle *grand sympathique.*

Il se présente sous la forme d'un long cordon, étendu de chaque côté de la colonne vertébrale, renflé au niveau de chaque vertèbre pour constituer autant de ganglions, qui communiquent d'une part avec les paires nerveuses rachidiennes et craniennes, et qui de l'autre donnent tous les nerfs viscéraux.

Les yeux. La vue. — L'œil est l'organe au moyen duquel s'opère la vision.

Il est situé dans la cavité de l'orbite, entouré de muscles qui le meuvent en divers sens, et protégé contre le contact des objets extérieurs par les sourcils, les paupières et les cils.

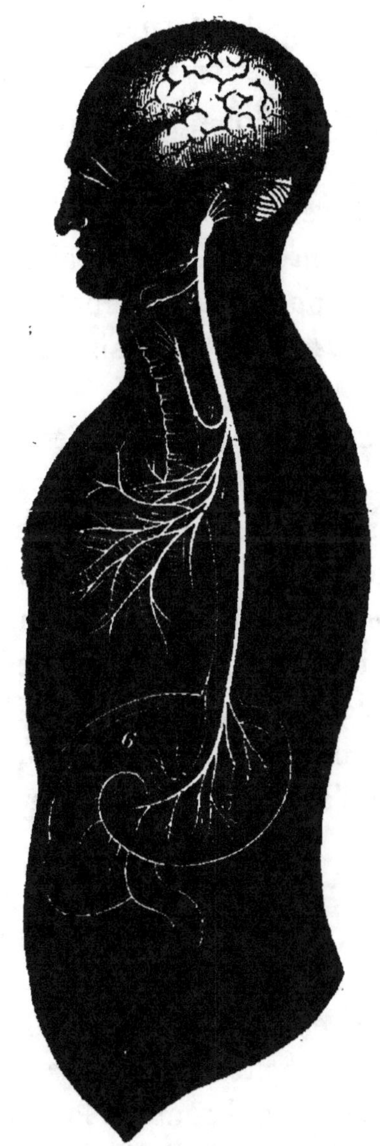

Fig. 33. — Diagramme du nerf pneumo-gastrique avec ses branches
principales 1.

1. 1, branche pharyngienne. — 2, laryngée supérieure. —
3, laryngée inférieure. — 4, branches aux poumons. — 5, à
l'estomac. — 6, au foie (Dalton, *Physiologie et hygiène*).

Il a la forme d'un globe, de la grosseur d'une petite noix (fig. 34).

Le globe oculaire est constitué :

1° Par la *sclérotique*, membrane épaisse, blanchâtre, résistante, que l'on appelle vulgairement le blanc de l'œil ;

2° Par la *choroïde*, membrane située au-dessous de la précédente.

3° Par la *rétine*, membrane qui n'est autre chose que la continuation, que l'épanouissement du nerf optique, sur laquelle doivent venir se fixer les images des objets qui doivent être transmis aux centres nerveux ;

4° Par la *cornée*, membrane claire, transparente, donnant accès aux rayons lumineux, située à la partie antérieure du globe de l'œil, et derrière laquelle on aperçoit :

5° La *pupille*, trou rond et noir, susceptible de se rapetisser et de s'agrandir selon l'éclat des rayons lumineux ;

6° L'*iris*, voile membraneux percé à son centre par la pupille, de coloration variable suivant les individus, bleu, noir, gris, etc. ;

7° Le *cristallin*, entouré de sa capsule, véritable lentille, qui par son opacité constitue la cataracte ;

8° L'*humeur vitrée*, qui remplit la partie postérieure ou chambre postérieure de l'œil, c'est-à-dire celle qui est située derrière le cristallin ;

9° L'*humeur aqueuse*, située entre la cornée et l'iris, et qui remplit la chambre antérieure de l'œil ;

10° Le *nerf optique*, qui pénètre par le fond de l'orbite dans le globe oculaire; son point d'émergence constitue la *papille optique.*

Les yeux, en raison même de la délicatesse de leur anatomie, sont sujets à un grand nombre d'altérations et de maladies.

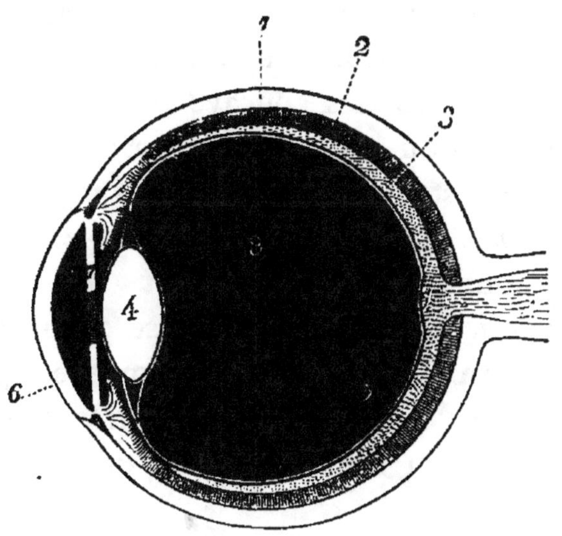

Fig. 34. — Section verticale du globe de l'œil [1].

Les plus communes sont : .

Le *strabisme,* assez fréquent dans la première enfance et après des fièvres graves (typhoïde), qui détermine la *loucherie,* tient à l'influence plus ou moins grande d'un des muscles qui mettent le globe oculaire en mouvement. L'usage bien appliqué de lunettes spéciales peut enrayer cette difformité.

1. 1, Sclérotique. — 2, choroïde. — 3, rétine. — 4, lentille, cristalline ou cristallin. — 5, membrane hyaloïde. — 6, cornée. — 7, iris. — 8, corps vitré (Dalton, *Physiologie et hygiène*).

La *myopie* consiste en un état particulier des yeux qui ne permet pas de distinguer nettement les objets à une distance de plus de 16 à 20 centimètres ; elle reconnaît pour cause un état particulier des membranes et des humeurs de l'œil qui détermine une réfraction trop forte de la lumière, en sorte que l'image de l'objet, au lieu de se faire sur la rétine, se fait en avant de cette membrane ; les lunettes concaves remédient à cet inconvénient, qui du reste tend à disparaître avec l'âge.

La *presbytie* est l'état contraire de la myopie.

L'*héméralopie* : caractérisée par une perte de la vue dès que le jour a baissé.

La *nyctalopie* : phénomène inverse du précédent.

Oreilles, ouïe. — Le sens de l'ouïe est perçu par l'intermédiaire des oreilles, organes très complexes et qui se divisent en oreille externe, oreille moyenne, oreille interne.

L'*oreille externe*, ou pavillon de l'oreille, est la partie visible ; c'est une espèce d'entonnoir aux plis contournés et destiné à recevoir, à condenser les sons, pour les conduire dans le conduit auditif externe jusqu'à la *membrane du tympan* (fig. 35).

L'*oreille moyenne* est située derrière la membrane du tympan : c'est une espèce de caisse formée par la *chaîne des osselets*, petits os au nombre de quatre, qui sont : le *marteau*, l'*enclume*, l'*étrier* et l'*os lenticulaire*, dénominations qui proviennent de leur forme. Ces petits os, accolés les uns aux autres, ont pour mission de transmettre les bruits à *l'oreille interne* ou labyrinthe divisé en trois portions essentielles : le *vestibule*, les *canaux demi-circulaires* et le *limaçon,* qui contient un liquide spécial, le *liquide de Cotugno*, dans lequel viennent s'épanouir les dernières ramifications du nerf acoustique.

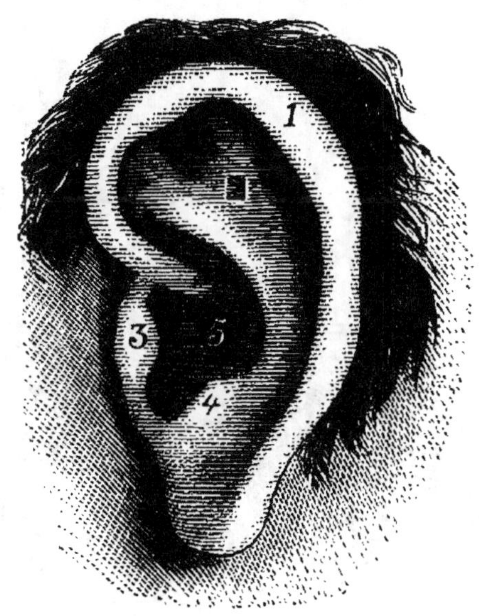

Fig. 35. — Oreille externe 1.

Dans l'oreille moyenne vient s'ouvrir un tube qui fait communiquer le pharynx avec l'oreille moyenne, où il laisse pénétrer l'air nécessaire à la vibration des sons (fig. 36).

Lorsque ce canal, auquel on a donné le nom de

1. 1, Hélix. — 2, anthélix. — 3, tragus. — 4, anti-tragus. — 5, conque. L'entrée du conduit auditif est la partie visible juste en arrière du tragus (Dalton, *Physiologie et hygiène*).

trompe d'Eustache, a été sujet à des inflammations répétées, par suite des affections réitérées de la gorge, il s'ensuit un épaississement de la muqueuse et par suite une obstruction, qui, ne permettant plus à l'air de pénétrer, détermine un état de surdité plus ou moins intense.

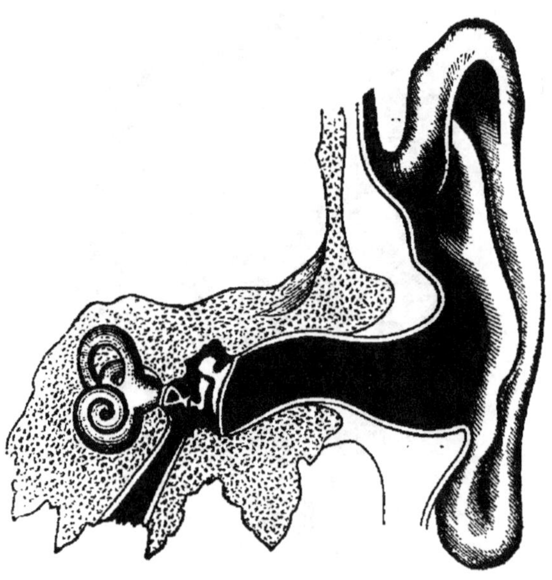

Fig. 36. — Appareil auditif de l'homme montrant l'oreille moyenne : orifice et conduit auditif, le tympan, la trompe d'Eustache, la chaine des os et le labyrinthe (Dalton, *Physiologie et hygiène*).

Nez, odorat. — Le nez, placé au-dessus de la bouche, est constitué par des os, des cartilages et une membrane muqueuse dans laquelle vient s'épanouir le nerf olfactif.

Sa mission consiste non seulement à laisser pénétrer l'air, mais encore à reconnaître les qualités, la pureté des substances que nous devons absorber (fig. 37).

La membrane muqueuse ou *pituitaire* tapisse toutes les parties des fosses nasales ; elle est criblée d'un grand nombre de follicules glanduleux, sécrétant une humeur

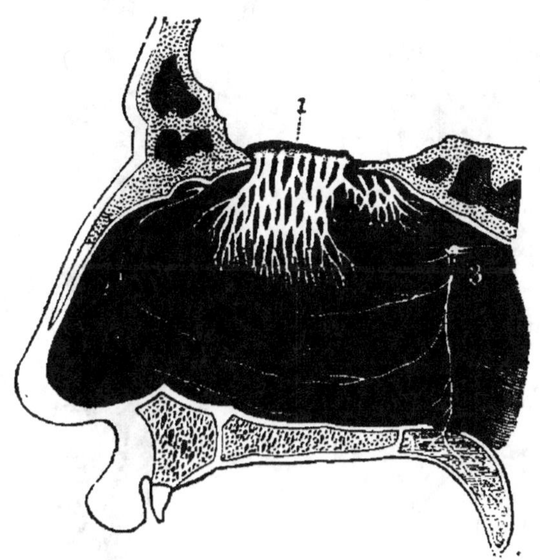

Fig. 37. — Distribution des nerfs dans les passages nasaux 1.

humide, visqueuse, destinée d'une part à rendre plus sensible son impressionnabilité, de l'autre à retenir les corps impurs que l'air entraîne avec lui dans la respiration.

Le larynx, la voix. — Le *larynx* est situé à la partie antérieure et supérieure du cou, sous la peau, en avant de l'œsophage et de la colonne vertébrale (fig. 38, 39).

Il est composé de cinq cartilages :

1° Le *cartilage thyroïde*, le plus volumineux de tous,

1. 1, nerf olfactif. — 2, branche nasale de la cinquième paire. — 3, ganglion de Meckel et ses nerfs (Dalton, *Physiologie et hygiène*).

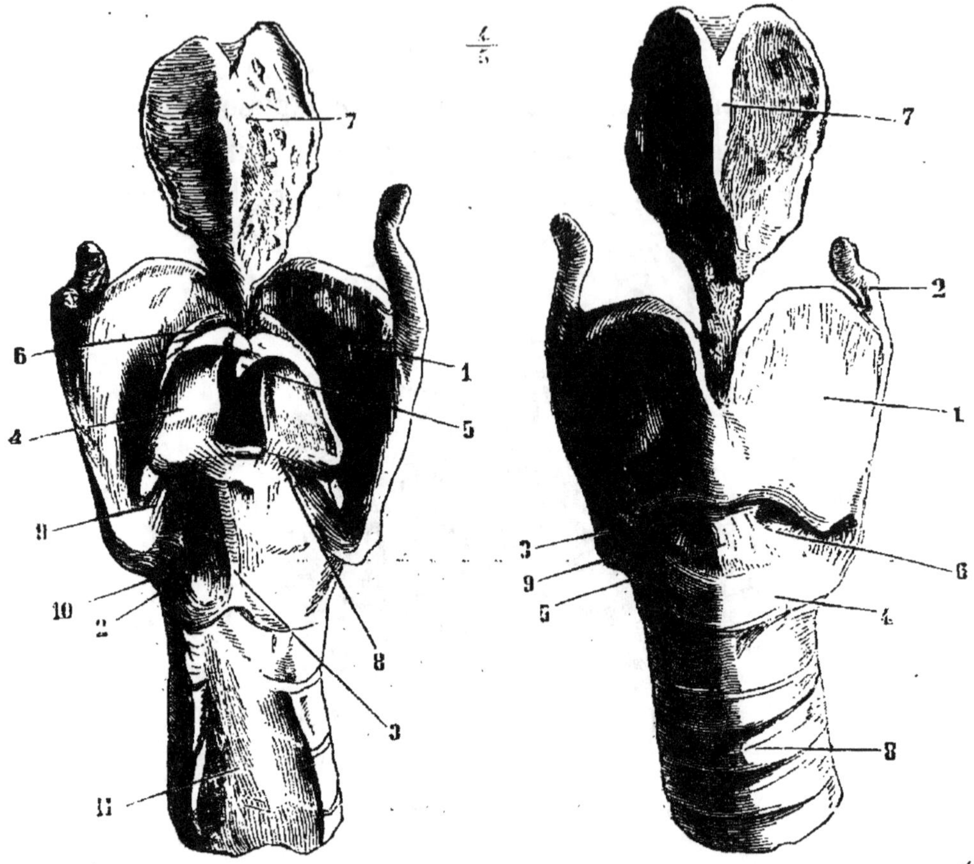

Fig. 38. — Cartilages du larynx
(vue postérieure) *.
Fig. 39. — Cartilages du larynx
(vue antérieure) **.

* 1, cartilage thyroïde. — 2, chaton du cartilage cricoïde. — 3, crête médiane. — 4, face postérieure des cartilages aryténoïdes. — 5, cartilage de Santorini. — 6, cartilages de Wresberg. — 7, épiglotte. — 8, ligament briquètre. — 9, ligament crico-thyroïdien postérieur et supérieur. — 10, ligament crico-thyroïdien postérieur et inférieur. — 11, partie postérieure de la trachée.

** 1, cartilage thyroïde. — 2, la grande corne. — 3, la petite corne. — 4, cartilage cricoïde. — 5, membrane crico-thyroïdienne. — 6, ses parties latérales. — 7, épiglotte. — 8, trachée. — 9, ligament crico-thyroïdien antérieur (Beaunis et Bouchard, *Anatomie descriptive*).

forme, en avant, une saillie vulgairement connue sous le nom de *pomme d'Adam.*

2º Le *cartilage cricoïde*, au-dessous du précédent, a la forme d'un anneau et se continue avec la trachée.

3º Les *cartilages aryténoïdes*, au nombre de deux, situés en arrière, à la partie supérieure du précédent, jouent un rôle important dans la phonation, car c'est sur eux que vient s'implanter une des extrémités des cordes vocales.

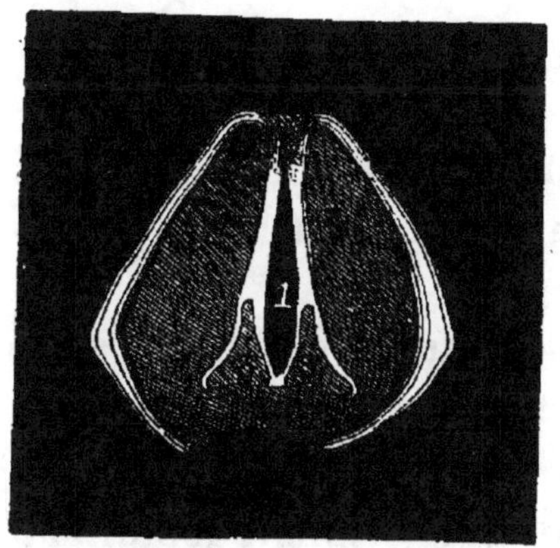

Fig. 40. — Larynx vu par en haut, avec la glotte rétrécie.

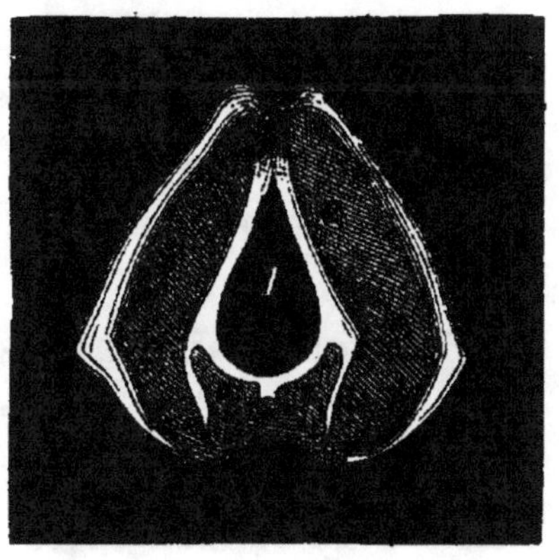

Fig. 41. — Même vue avec la glotte ouverte 1.

4º L'*épiglotte*, membrane mince, très mobile, dont la propriété est de clore l'orifice de la glotte pendant les mouvements de déglutition, pour empêcher les aliments de pénétrer dans le larynx.

5º Les *cordes vocales*, au nombre de quatre, deux supérieures, deux inférieures, sont formées par des replis de la membrane muqueuse.

1. 1, orifice de la glotte. — 2, 2, cordes vocales. — 3, 3, cartilages aryténoïdes (Dalton, *Physiologie et hygiène*).

6° La *glotte* est l'espace compris entre les deux cordes vocales inférieures ; elle n'a que 1 millimètre d'ouverture : aussi est-elle facilement obstruée, soit par l'inflammation de la muqueuse, soit par la présence de corps étrangers.

En avant du larynx et de chaque côté se trouvent deux glandes reliées ensemble, appelées *corps* ou *glandes thyroïdes* ; ce sont elles qui, par leur augmentation de volume, constituent le *goitre*.

La voix se produit au moyen de l'air chassé des poumons et faisant entrer en vibration les cordes vocales ; plus celles-ci sont tendues et rapprochées, plus la glotte est resserrée, et plus le son est aigu (fig. 40 et 41).

Glandes mammaires. — Situées de chaque côté de la poitrine, à sa partie supérieure, elles sont destinées à la lactation et pour cela munies d'un grand nombre de canaux excréteurs qui viennent aboutir au mamelon.

La sécrétion du lait commence peu après la naissance de l'enfant.

La quantité de lait sécrété en vingt-quatre heures est très variable ; elle doit être de 13 à 1500 grammes environ.

Les qualités du lait sont très variables aussi et n'acquièrent des propriétés réellement nutritives que huit à dix jours après l'accouchement.

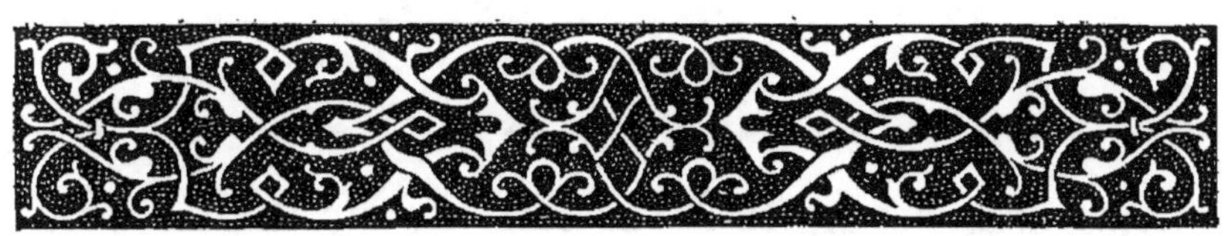

DEUXIÈME PARTIE

PHYSIOLOGIE ET HYGIÈNE

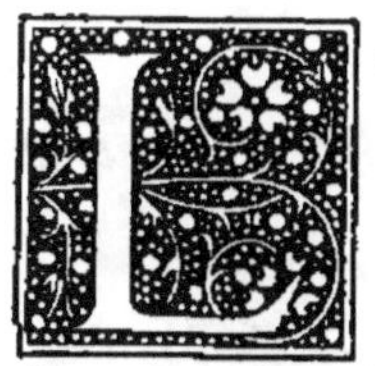A physiologie est une partie de la science médicale qui s'occupe de l'étude des diverses fonctions du corps humain ; ce sont : la *locomotion*, la *digestion*, la *respiration*, la *circulation* et l'*innervation*.

Locomotion, station. — Les muscles sont doués de propriétés spéciales, auxquelles on a donné les noms de *tonicité, élasticité, contractilité*, qui leur permettent de pouvoir fonctionner.

Chez l'homme, la position la plus ordinaire est la position verticale, qui s'obtient avec l'action combinée des muscles du tronc, du bassin et des membres inférieurs.

La *position horizontale* ou couchée est celle qui permet aux muscles de se reposer ; dans cette position, aucun muscle en effet n'entre en action.

Dans la *position assise*, les cuisses se fléchissent sur le bassin, et les genoux sont en général à angle droit. Trois parties osseuses portent sur le siège qui nous reçoit : les deux os du bassin, et le coccyx, formant ensemble une espèce de trépied ; les muscles de cette région et la graisse empêchent la peau d'être trop comprimée.

La *station sur les genoux* est plus douloureuse que les autres ; elle se fait sur la rotule : elle ne peut jamais être d'une longue durée, même chez les personnes qui en ont l'habitude. La peau au-devant de la rotule se durcit, et la *bourse séreuse* qui est au-dessous s'irrite souvent pour produire une espèce d'hydropisie à laquelle on a donné le nom d'*Hygroma*.

Locomotion. — Elle comprend la *marche*, la *course*, le *saut*.

Dans la marche, qui est le genre de locomotion le plus habituel à l'homme, presque tous les muscles entrent en fonctions : si la marche, calme, sans précipitation, par un beau temps, est un exercice salutaire, il n'en est pas de même des marches forcées par toute température ; des exemples récents sont du reste venus rappeler ce principe d'hygiène aux chefs de corps de la réserve et de l'armée territoriale, lors de leurs exercices (fig. 42).

Pour produire le *saut*, il faut d'abord fléchir toutes les articulations, puis faire suivre cette flexion générale d'une brusque extension, à l'aide de laquelle le corps est détaché du sol, à une hauteur plus ou moins grande, et où il retombe par suite de son propre poids.

L'action de sauter n'est pas toujours sans danger ;

dans ces brusques mouvements, il peut se produire
des déchirures de muscles, de ligaments (entorse), de
commotion du cerveau, de fracture, etc.

La *course* consiste dans une série non interrompue
de grands pas ; elle est plus pénible que la marche et

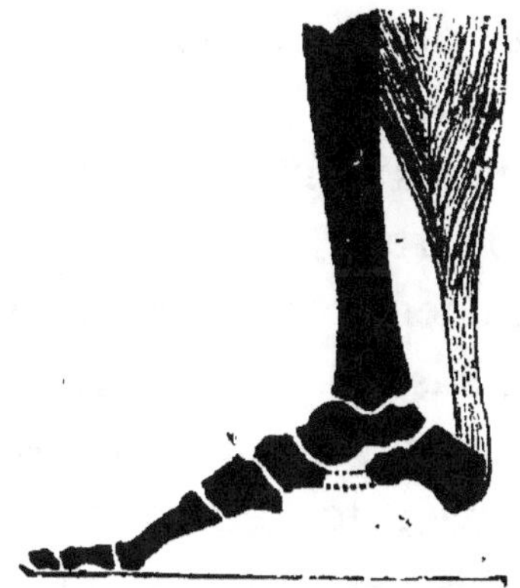

Fig. 42. — Diagramme du pied et de la cheville, le talon étant soulevé
par le tendon d'Achille (Dalton, *Physiologie et hygiène*).

presque impossible aux personnes obèses. Les asthmatiques, les personnes atteintes d'affection de cœur, ne
peuvent pas courir.

Pour les enfants, la course est un excellent exercice
gymnastique, qui active la circulation et la respiration,
développe le système musculaire et fait fonctionner
la peau.

Les *arts dits d'agrément*, tels que l'équitation, l'escrime, la natation, la danse, ont aussi leur utilité.

Si l'équitation est un mauvais exercice pour les
femmes, il n'en est pas de même pour les hommes,

chez lesquels elle met en jeu tous les muscles de l'économie, qu'elle développe, fortifie et assouplit.

L'escrime est assurément le meilleur exercice que l'on puisse ordonner; je ne saurais trop la recommander pour les enfants, surtout chez ceux qui ont une tendance à se voûter, qui ont les épaules rentrées, la poitrine étroite; de plus, elle donne du coup d'œil, de la hardiesse et habitue au danger.

Je n'en dirai pas autant de la *danse*, que je blâme sous tous les rappports.

On danse en général dans des endroits où l'air est confiné, rendu malsain par l'excès de chaleur et la respiration d'un grand nombre de personnes *entassées* dans un salon souvent fort étroit; par la danse, on développe les muscles de la partie inférieure du corps, aux dépens de ceux de la partie supérieure; les toilettes qui sont décolletées prédisposent aux refroidissements, et enfin les vives excitations que l'on y rencontre sont une cause de plus qui vient plaider contre ce genre d'exercice.

Combien de jeunes femmes, de jeunes filles, deviennent chlorotiques, phthisiques, pour avoir trop dansé, payant ainsi de leur santé, et souvent même de leur vie, un plaisir de quelques instants !

La *natation* est un excellent exercice pour les enfants et les adolescents, pourvu que le bain ne soit pas de trop longue durée.

Digestion. — Le but de la digestion est de transformer les aliments en une matière spéciale qui puisse être absorbée, et concourir ainsi à la reconstitution des tissus.

Auparavant, disons un mot des aliments.

Aliments. — On donne le nom d'aliments aux diverses substances qui, introduites dans le tube digestif et y ayant subi une série de transformations, doivent être aptes à la nutrition des tissus.

Les aliments sont *azotés* et *non azotés;* les premiers appartiennent pour la plupart au règne animal, ils servent à la formation des tissus, d'où leur nom d'*aliments plastiques* : ce sont la *chair musculaire,* la *fibrine,* l'*albumine,* le *lait,* les *œufs,* etc.; les seconds sont appelés *aliments respiratoires,* parce que, combinés avec l'oxygène de l'air, ils servent à entretenir la chaleur : ce sont les *matières sucrées,* les matières *amylacées* et *féculentes* et enfin les *matières grasses ;* elles se composent toutes de carbone, d'hydrogène et d'oxygène.

Les aliments n'ont pas tous la même valeur nutritive; la *chair des animaux,* la *viande* doit occuper le premier rang, en raison des matières azotées et des composés minéraux qu'elle contient. La chair des poissons a beaucoup d'analogie avec celle des animaux; elle contient cependant plus d'eau, moins de graisse; certains d'entre eux sont plus riches en composés minéraux (phosphore). La chair des crustacés et des mollusques est aussi très nutritive, principalement celle des derniers.

Le *bouillon* s'obtient en faisant cuire la viande dans une certaine quantité d'eau; un litre de bouillon contient environ 12 grammes de substances alimentaires nutritives; il est donc loin, comme on le voit, d'avoir les propriétés reconstituantes qu'on lui attribuait autrefois.

A cette préparation il faut en ajouter une employée fréquemment en Amérique : c'est le *thé de viande;* on le prépare en coupant par petits morceaux une livre et demie à deux livres de vrai filet dépouillé de sa graisse ; on le place dans une petite terrine hermétiquement fermée, et l'on fait bouillir au bain-marie pendant quatre à cinq heures; on extrait alors de la terrine la viande réduite en bouillie, que l'on passe à travers un linge fin et dont on recueille le jus. Ce jus, légèrement salé, se prend par tasse; il est beaucoup plus nourrissant que le bouillon et très bien supporté par l'estomac.

Les *œufs* constituent un aliment complet et forment avec le lait la base de l'alimentation de la première enfance : le blanc est constitué par de l'albumine pure; et le jaune contient des matières grasses, des sels minéraux.

La chair blanche de la *volaille* est de digestion facile; il n'en est pas de même de celle du canard et de l'oie, qui est lourde et indigeste.

Le *gibier* a une très grande valeur nutritive; malheureusement il n'est pas toujours d'une digestion très facile, surtout celui dont la chair est brunâtre, comme la bécasse, le lièvre, etc.

Le *lait* est la base de la nourriture de l'enfance; le nouveau-né ne saurait trouver une alimentation convenant mieux à la délicatesse de ses organes.

Le lait se compose d'eau, de beurre, de caséine, d'albumine, de sucre de lait et de sels divers. Sa composition varie suivant les différentes espèces de mammifères. Quand il est pur, le lait contient toujours une certaine quantité de crème, qui est d'autant plus considérable que le lait est de meilleure qualité; c'est en le battant fortement dans une baratte qu'on en extrait le *beurre*.

L'alimentation a une grande influence sur les qualités et la composition du lait; aussi est-il urgent de surveiller le régime des nourrices.

Nourries d'une façon insuffisante, les nourrices donnent un lait deux fois moins riche en beurre que celles dont la nourriture est convenable; or, pour que le lait de femme soit de bonne qualité, il doit contenir 36 grammes de beurre par litre.

Le lait subit un grand nombre de falsifications : on lui enlève sa crème, on le mélange avec de l'eau, on y ajoute du bicarbonate de soude pour l'empêcher de s'aigrir, etc.

Le lait de vache est très sucré; le lait de chèvre, moins doux, contient plus de caséine et de beurre; le lait d'ânesse est très léger, très doux : on lui attribue des propriétés pectorales.

Céréales. —Le blé, le riz, le seigle, l'orge sont les principales céréales qui servent à l'alimentation, et parmi elles le blé tient la première place ; elles sont constituées par de l'amidon, des corps gras, des matières azotées et des sels minéraux. Le blé sert à la fabrication du pain, qui est la base de la nourriture.

Le *gluten*, qui est une substance très azotée, très nourrissante, se retire de la farine de blé en pétrissant cette dernière sous un mince filet d'eau ; l'amidon s'en va et le gluten reste ; il sert à la fabrication du pain des diabétiques.

On fait aussi avec le *seigle* un pain noirâtre assez agréable au goût.

Légumes. — En première ligne il faut placer la pomme de terre, excellente au point de vue hygiénique et s'accommodant aux préparations culinaires les plus variées ; de même que tous les aliments féculents, tels que fèves, haricots, lentilles, etc., elle ne convient pas aux dyspeptiques, dont elle augmente les flatuosités.

Les légumes verts ou frais sont d'un usage très hygiénique en été, et l'expression vulgaire : « ils rafraîchissent le sang, » n'est pas sans raison ; en général, ils sont peu riches en matières nutritives, mais exercent une action légèrement laxative, utile pendant la saison où ils paraissent. L'oseille doit être évitée par les personnes atteintes de gravelle ou de goutte.

Les truffes, quoi qu'en dise Brillat-Savarin qu'elles passent comme une lettre à la poste, sont de digestion difficile.

Les champignons sont assez nourrissants ; mais la difficulté de distinguer ceux qui sont comestibles en fait une nourriture dangereuse.

Fruits. — Les fruits doivent être mangés mûrs pour bénéficier de toute leur saveur ; il ne faut pas en abuser, mais il ne faut pas les délaisser complètement, ainsi que le veulent certaines personnes.

Les fruits *acides* sont légèrement laxatifs : les fruits *sucrés* sont plus nourrissants et jouissent en outre de propriétés adoucissantes ; les fruits *oléagineux* sont très nourrissants, mais indigestes pour beaucoup de personnes. Les fruits renferment des matières sucrées et gommeuses, de l'amidon et des principes azotés en petite quantité ; ceux oléagineux renferment, en plus, des matières grasses.

Les *nourrices* ne doivent jamais manger de fruits acides, sous peine de donner des coliques à leur nourrisson.

Parmi les fruits, un des plus sains et assurément le plus utile est le raisin. Il est souvent utile, et il est prescrit dans quelques maladies de faire une *cure de raisins*, c'est-à-dire de manger une certaine quantité de raisins pendant un temps variable. On débute par une livre le matin à jeun, pour arriver à cinq, huit, dix livres dans la journée.

Cette médication donne de bons résultats dans les affections calculeuses du foie et des reins, les hydropisies, les suites de la congestion cérébrale, et chez les enfants lymphatiques, etc.

Le *sel* est indispensable à l'entretien de la vie ; nous en absorbons en moyenne 4 kilos par an.

Le *sucre* se retire de la betterave et de la canne à sucre. Outre qu'il abîme les dents en détruisant l'émail, il provoque une soif qui ne tarde pas à compromettre les fonctions digestives et à faire perdre l'appétit ; aussi ne doit-on en permettre aux enfants qu'un usage très modéré.

J'en dirai autant des bonbons, qui ne sont que du sucre présenté sous des formes variables et le plus souvent mélangé à des substances toxiques du plus dangereux effet.

Ainsi les bonbons jaunes sont colorés par du chromate de plomb ; les bonbons rouges par de la cochenille, qui est sans danger, ou par le vermillon, qui est un sel de mercure très toxique ; les bonbons verts sont colorés par l'arséniate de cuivre, les bleus par le bleu d'outremer, qui est une trituration de lapis-lazuli ; la couleur mauve ou magenta s'obtient par la coraline, qui, comme l'a démontré Tardieu, détermine des accidents d'empoisonnement.

Épices. — Les plus usités sont le poivre et la moutarde, excitants digestifs par excellence, dont il ne faut cependant pas abuser, car, s'ils facilitent la digestion dans bien des cas, ils sont toujours une cause d'irritation pour la muqueuse de l'estomac.

Le *chocolat* se fait avec l'amande du cacaotier, arbre qui croît en Amérique. C'est un aliment des plus nourrissants et des mieux supportés par l'estomac.

Le *café* se prépare par l'infusion des grains torréfiés du caféier.

Sa consommation est immense, puisqu'elle s'élève pour la France seulement à plus de 38 millions de kilogrammes.

L'action du café est très variable suivant les individus, leur constitution, leur tempérament; c'est ainsi que les personnes nerveuses ne peuvent en prendre sans éprouver une agitation tout à fait maladive, tandis que les sujets lymphatiques n'en éprouvent aucun malaise; il stimule et surexcite les fonctions cérébrales. Les habitants des contrées marécageuses doivent en prendre journellement : il les préserve quelquefois de la fièvre paludéenne.

C'est, dit-on, un *aliment d'épargne*, c'est-à-dire qu'il ralentit la désassimilation qui s'opère dans les tissus.

Il ne faut en donner aux enfants que très rarement.

Le *thé* est une boisson aromatique agréable, digestive et stimulante.

Tous les aliments ne se digèrent pas, ne se transforment pas en matières assimilables, dans le même espace de temps. Nous empruntons à Beaumont le tableau qu'il a fait de la durée moyenne de la digestion des aliments les plus usuels :

Aliments.	Durée de la digestion.	
Riz..	1 h.	»
Saumon, truite.............................	1	30
Cervelle bouillie.........	1	45
Œufs frits....................................	2	15
Oie, agneau.................................	2	30
Navets..	2	30
Pommes de terre frites, haricots	2	30
Poulet fricassé.............................	2	45
Bœuf bouilli.................................	2	45
Porc salé....................................	3	»
Lait bouilli, boudin......................	3	»
Pain de froment, carottes bouillies.......	3	15
Saucisses....................................	3	20
Beurre fondu................................	3	30
Fromage à la crème......................	3	30
Pain blanc frais...........................	3	30
Œufs durs...................................	3	30
Veau..	4	»
Canard rôti.................................	4	»
Graisse de bœuf...........	5	30

Pour qu'un aliment soit parfaitemenr digéré, il y a différentes considérations à observer ; il faut :

1° Que la quantité de cet aliment ne soit pas exagérée;

2° Que sa qualité ne soit pas inabordable au suc gastrique;

3° Que la quantité d'eau qu'il contient soit assez abondante;

4° Que son mode de préparation soit tel qu'il puisse être facilement attaqué par les sucs de l'estomac;

5° Qu'il reste un temps suffisant dans l'estomac pour y subir des transformations.

Une viande trop fraîche, c'est-à-dire tuée trop récemment, est dure par le fait de la rigidité cadavérique qui n'a pas encore eu le temps de disparaître quand on la vend; elle est donc plus difficile à digérer.

Les viandes de bœuf et de mouton sont celles qui contiennent *naturellement* la plus grande quantité d'eau, ce qui les rend d'une digestion moins pénible, parce que le suc gastrique a alors une action facile sur les fibres musculaires qui les constituent.

Mais, dira-t-on, s'il en est ainsi, comment se fait-il que les viandes salées et fumées soient en général si bien digérées ?

La raison en est toute simple; dans le premier cas, nous nous trouvons en présence du chlorure de sodium, dont l'action stimulante est hors de doute; en second lieu, l'action de fumer la viande l'imprègne toujours d'une quantité infinitésimale de créosote, qui est aussi un stimulant digestif; de plus, la fumée détruit peu à peu les gaines celluleuses qui enveloppent les muscles et qui sont toujours d'une digestion difficile.

Par le fait seul du jeu de ses organes, l'homme perd en moyenne dans les vingt-quatre heures 20 grammes d'azote et 300 grammes de carbone : il faudra donc, pour que l'équilibre s'établisse d'un façon rationnelle, que les aliments absorbés dans ces mêmes vingt-quatre heures produisent la compensation de cette perte.

S'ils sont pris en quantité insuffisante, les qualités du sang s'appauvrissent ; il en résulte de l'usure des tissus, de l'anémie, de l'affaiblissement et de l'amaigrissement; s'ils sont pris en trop grande quantité, il y aura surcharge de l'économie, pléthore, etc.

La valeur nutritive des aliments peut donc se calculer par la quantité d'azote et de carbone qu'ils contiennent.

M. Payen a établi le tableau suivant, pour 100 :

	Azote.	Carbone.
Viande de bœuf......	3	11
Bœuf rôti.................... ..	3,5	11,7
Foie de veau........	3	15
Morue salée.....................	5,1	16
Maquereau......................	3,7	19
Sole...........................	1,9	12
Carpe.....................	3,5	12,1
Anguille	2	30
Œuf de poule....................	1,9	13,5
Lait de vache...................	0,6	8
Fromage de Brie.................	2,9	35
» de Gruyère...	5	38
Flageolets	5	48
Pain blanc	1,1	24,5
Carottes.......................	0,3	5
Noix fraîches...................	1,4	10,6
Chocolat	1,5	58
Beurre	0,6	83
Bière..........................	0,1	4,5

Les 20 grammes d'azote seront représentés par 130 grammes environ de matières azotées, et les 300 grammes de carbone pour 1000 environ de matière féculente.

Ainsi, pour ne parler que du pain et de la viande, il faudrait dans les vingt-quatre heures environ 700 à

750 grammes de pain et 250 à 300 grammes de viande, auxquels il convient d'ajouter une certaine quantité de légumes et de boissons convenables.

Il est évident que l'alimentation doit varier suivant les professions, les fatigues, les climats : l'homme de cabinet ne se nourrira pas comme l'homme des champs, l'homme des régions tropicales comme celui des régions polaires.

Le régime exclusivement végétal affaiblit les facultés intellectuelles et diminue l'énergie morale.

Le *régime animal* et l'*exercice* font maigrir; l'entraînement des jockeys est basé sur ces principes.

Obésité. — La nutrition a pour but de restituer à l'organisme, par l'intermédiaire des aliments transformés par la digestion, les principes perdus par les sécrétions, et de fournir au corps les aliments de combustion pour la chaleur animale.

Aussi les aliments, comme nous l'avons dit, ont-ils été divisés en *aliments plastiques* et en *aliments respiratoires*

Pendant la digestion, les aliments sucrés et amylacés se transforment en glucose, s'unissent à l'oxygène, sont brûlés et se transforment en eau et en acide carbonique, en produisant une certaine somme de chaleur.

Les parties des aliments qui échappent à cette combustion sont éliminées au dehors par les voies naturelles d'élimination, c'est-à-dire par les urines, la sueur, sous forme d'urée et d'acide urique, ou encore

par les selles sous forme d'acides cholique et choléi-
que, etc. Mais tout n'est pas éliminé ; il en reste dans
l'intérieur du corps une certaine partie, qui alors se
dépose dans les tissus sous forme de graisse.

C'est lorsque les fonctions de nutrition sont incom-
plètes que se passe surtout ce phénomène.

Cet inconvénient, qui dans certains cas devient une
véritable maladie, une vraie infirmité, puisque l'on a
vu le poids de certains individus acquérir le chiffre
énorme de 7 à 800 livres, a lieu surtout à l'âge adulte,
quand le corps est complètement formé ; il reconnaît en
général pour causes : le défaut d'exercice, la vie sédentaire, l'abus de la bière et d'une nourriture succulente,
l'abus des substances grasses et sucrées, du sommeil
prolongé, et se rencontre de préférence chez les personnes livrées à des travaux de cabinet, à une occupation sédentaire, chez les femmes qui ont eu plusieurs
couches, et enfin dans certains cas pathologiques, tels
que la scrofule et le lymphatisme, etc.

On peut assurément remédier à l'obésité ; mais, pour
cela, il faut avoir le courage de se soumettre à des
règles sévères, immuables, qui devront être suivies
pendant un certain temps.

Nous aurons donc : 1° un traitement hygiénique,
2° un traitement médical, à suivre simultanément.

Dans le *traitement hygiénique*, il faudra retrancher de
l'alimentation ordinaire tout le *liquide* qui n'est pas
absolument nécessaire à l'entretien de la santé ; moins

on boit, moins on engraisse; c'est du reste un fait bien connu des éleveurs, qui savent engraisser rapidement les animaux destinés à la boucherie en mélangeant aux aliments de l'animal une grande quantité de liquide.

Les aliments féculents et sucrés sont complètement défendus; mais on laissera une large part aux aliments stimulants, qui augmentent la combustion pulmonaire.

La quantité des aliments sera aussi diminuée d'une manière progressive; on insistera sur l'usage des viandes grillées ou rôties; on sera sobre de légumes, de poissons.

Les boissons consisteront en eau vineuse, vin blanc de préférence; on renoncera à la bière d'une façon absolue. L'usage du café noir, mais surtout du thé peut être toléré sans excès.

On ajoutera au régime tous les exercices du corps, escrime, chasse, danse, natation, gymnastique; on dormira peu, six heures maximum, et dès le réveil on fera une longue promenade.

Le *traitement médical* devra bien entendu se composer de préparations qui n'aient aucune action nuisible sur l'estomac et le tube digestif.

Il faut donc se mettre en garde contre toutes ces prétendues spécialités qui la plupart ont pour base l'iodure de potassium, plus ou moins bien masqué, et qui arrivent promptement à détériorer les estomacs les plus solides, ce qui amène forcément l'amaigrissement; mais à quel prix l'obtient-on?

Les moyens les plus rationnels sont :
Les eaux minérales purgatives,
Les bains de vapeur (sudation).
Les médicaments :
Les *principales eaux minérales* qui conviennent à l'obésité sont de deux sortes :
Les eaux sulfatées,
Les eaux chlorurées.
Parmi les premières, les plus importantes sont :
Les eaux de Pullna,
Les eaux de Marienbad,
Les eaux de Carlsbad,
Les eaux de Friedrichshall.
Parmi les secondes :
Les eaux d'Uriage,
Les eaux de Kissingen,
Les eaux de Niederbronn.
Une saison à ces différentes sources est la seule manière de les prendre d'une façon efficace.

Les eaux chlorurées ne dépriment pas les forces digestives autant que les eaux sulfatées et conviennent de préférence dans les cas de scrofule et de lymphatisme.

Les eaux sulfatées seront réservées pour les cas où les fonctions digestives sont en bon état et quand il y a certains symptômes de congestion du côté du cerveau ou des poumons.

Bains de vapeur. — La *médication sudorifique* a une grande importance, parce qu'elle exerce son action sur une vaste surface ; mais il ne faut pas la continuer plus de douze à quinze jours de suite, parce que, étant très active, elle produit rapidement de la faiblesse générale.

Les *médicaments* prescrits dans les cas d'obésité sont fort nombreux, et il en paraît chaque jour de nouveaux, qui sont bientôt mis de côté par le peu de résultats satisfaisants qu'ils produisent.

Après les saisons faites aux eaux minérales précédemment indiquées, il est utile de prendre pendant longtemps, et en variant les dilutions, les deux médicaments suivants : *calcarea carbonica* et *arsenicum album,* huit jours de l'un et huit jours de l'autre, à dilution élevée de la 12e à la 30e.

Comme le lymphatisme est une des causes les plus communes de l'obésité, il faudra administrer dans l'alimentation une forte dose de *chlorure de sodium* (sel marin commun), comme étant un des correctifs du lymphatisme le plus efficace ; il est, de plus, stimulant, tonique et apéritif, et il a pour effet, comme l'a démontré M. Boussingault, d'empêcher l'accumulation de la graisse ou du moins de n'en permettre l'accumulation que dans de justes limites.

Et, pour conclure, nous placerons ici la quantité d'aliments permise en un jour par Banting, à toute personne voulant se soumettre à un *entraînement* sérieux et efficace :

Déjeuner. — 250 à 300 grammes de viande peu cuite,

50 grammes de biscuit ou de pain grillé. Une tasse de thé sans sucre et sans lait.

Dîner. — 250 à 300 grammes de poisson, cuits en matelotte ou au court bouillon, de volaille, gibier ou végétaux à l'exclusion des farineux; 50 à 60 grammes de bon vin. Ni bière ni champagne.

Goûter. — 60 à 70 grammes de fruits. Une tasse de thé sans sucre.

Souper. — 150 à 200 grammes de viande, deux verres de vieux vin.

Exercices nombreux, bains de vapeur.

DEGRÉ DE DIGESTIBILITÉ DES ALIMENTS

Faciles à digérer.	Difficiles à digérer.
Agneau, veau, mouton, bœuf.	Porc, viandes bouillies.
Poulet, dindonneau, poularde.	Poule, coq, pigeon, oie, canard.
Perdreau, caille, alouette, ortolan, grive, pluvier.	Faisan, chevreuil, lièvre, lapin, sanglier.
Merlan, barbue, sole, carpe, huître.	Sardine, mulet, morue, raie, brochet, hareng, maquereau, saumon, anguille.
Lait, œufs, cervelles, langue.	Foie, cœur, tripes.
Épinard, chicorée, asperges, salsifis, artichauts, oseille.	Pommes de terre, céleri, betteraves, chou, raves.
Raisins, cerises, pêches, oranges.	Prunes noix, melon, tomates.

BOISSONS. Eaux, vins, bière, cidre, alcools. — *Eaux.* — L'eau est la plus utile des boissons; elle joue un rôle immense dans l'alimentation et ne saurait être remplacée par aucun autre liquide; aussi serait-il désirable d'avoir toujours une eau pure et saine, ce qui malheureusement est loin d'avoir lieu dans tous les quartiers de Paris, surtout ceux alimentés par les eaux de la Seine.

Il résulte en effet, d'expériences nombreuses, que l'eau de Seine est remplie d'impuretés et contient environ 25 grammes par 1000 de substances étrangères et 15 à 20 grammes de sulfate de chaux; de plus, à la sortie de Paris, elle contient de l'urée, un des principes constituants de l'urine, ainsi que les déjections de plus de deux millions d'habitants.

Il est incontestable aujourd'hui que l'eau est un moyen de propagation des maladies; le fait a été parfaitement démontré pour le choléra et la fièvre typhoïde.

Les eaux de source sont les meilleures et renferment les qualités d'une bonne eau potable.

Les eaux stagnantes de puits, de citernes, d'étangs, s'altèrent facilement par la présence d'animalcules, d'infusoires dont quelques-uns engendrent certainement les fièvres paludéennes et typhoïdes.

Une eau est dite *potable* quand elle est limpide, sans odeur, bien aérée, qu'elle contient du bicarbonate de chaux, des chlorures alcalins, de la magnésie, de l'oxyde de fer en proportions très minimes; la présence de sels calcaires, tels que le sulfate de chaux, la rend *lourde*, indigeste, mauvaise pour la cuisson des légumes et le savonnage du linge.

C'est en raison de la mauvaise qualité de l'eau, en

dépit des filtres de toute espèce, que la consommation des eaux minérales a pris un si grand accroissement, surtout depuis quelques années.

L'*eau de Seltz* artificielle est mauvaise, d'abord parce qu'elle se prépare avec l'eau que l'on veut justement éviter, et ensuite parce que son usage journalier fatigue l'estomac; mais les eaux d'Appolinaris, de Condillac, de Saint-Galmier, de Saint-Alban, peu gazeuses et contenant toutes des principes alcalins et ferrugineux à doses infiniment petites, sont d'un usage agréable, excitent l'appétit sans irriter et sont en général très bien supportées par les estomacs les plus susceptibles.

Vins. — Le vin est une boisson fermentée obtenue en foulant le raisin dans une cuve et en l'abandonnant à la fermentation; c'est non seulement la boisson alimentaire la plus importante, mais c'est encore un remède d'une grande utilité.

Le vin rouge ne diffère du blanc que par une plus grande quantité de tannin et de matières colorantes; il est constitué par de l'eau, de l'alcool, des éthers acétique, caprique, des huiles essentielles qui lui donnent son bouquet, du sucre, des matières colorantes, du tannin, des tartrates, malates, acétates, phosphates de fer, etc., etc., combinés en proportions variables.

La quantité d'alcool contenu dans les vins varie de 5 à 25 pour 100. Les vins de Madère et de Marsala en contiennent 15 à 25, les vins de Mâcon 7 à 8, de Bourgogne 10 à 12, de Bordeaux 8 à 11, de Champagne 10 à 14; ces derniers, comme tous les vins mousseux, contiennent encore du sucre et de l'acide carbonique.

Le vin est un puissant stimulant, il relève les forces, facilite la digestion, active les sécrétions de l'intestin; c'est à juste titre qu'on l'appelle le lait des vieillards.

Il faut en être sobre pour les enfants, mais ne pas les en priver complètement.

Dans les convalescences, le vin est aussi favorable que l'usage du bouillon.

Les vins de quinquina, qui s'emploient aujourd'hui en si grande quantité, se font avec du vin de Bordeaux ou de Malaga, dans lequel on fait macérer une certaine quantité de quinquina calisaya, 30 grammes environ pour un litre; ce serait un excellent produit tonique s'il n'avait l'inconvénient d'être irritant et de ne pas convenir à tous les estomacs; aussi a-t-on cherché à y ajouter des substances adoucissantes : cacao, jus de viande, etc., qui nuisent plus ou moins à l'action réelle du vin.

Nous lui préférons de beaucoup le *Bordeaux-souverain*, qui est un produit naturel, riche en oxyde de fer et en phosphate de chaux, que les enfants prennent très facilement, en raison de son goût délicieux, et qui n'a pas les inconvénients de produire une constipation pénible, si commune par l'emploi continuel du vin de quinquina ordinaire [1].

Malheureusement le vin n'est pas toujours de bonne

1. Le vin Bordeaux-souverain, récolté sur un terrain ferrugineux et phosphaté, est un des meilleurs reconstituants de

qualité ; les négociants l'altèrent souvent avec des matières plus ou moins nuisibles à la santé ; on y ajoute
de l'*alcool ;* de la *craie*, qui masque le goût trop aigre du
vin ; du *soufre*, qui provient souvent du soufrage mal
fait des tonneaux ; de l'*alun*, qui sert à fixer la couleur
que l'on veut donner et qui excite aussi la soif des
buveurs, procédé très nuisible à la santé : on reconnaît
cette falsification en versant dans un verre de vin une
solution de potasse : s'il se forme un dépôt grisâtre, il
y a de l'alun ; du *plomb*, pour diminuer l'acidité du vin :
on en constate la présence par une solution de sulfure
de chaux que l'on verse lentement dans un verre de
vin, la présence du plomb se décèle par un dépôt de
couleur noirâtre ; de l'*arsenic*, du *cuivre*, etc.

Bière. — La bière est aussi une boisson fermentée très
répandue, depuis quelque temps surtout, et obtenue
par la fermentation de l'orge germée appelée *malt*,
mélangée à une infusion de houblon.

Il en existe de plusieurs espèces ; parmi les plus
fortes, il faut placer en première ligne le *porter anglais*
et le *faro belge ;* le *pale-ale ;* les bières de Paris et de
Bavière sont plus faibles et conviennent mieux aux
estomacs délicats.

La bière est une boisson excellente, alimentaire, tonique, mais un peu froide pour les estomacs paresseux.

l'économie ; à l'analyse, on y a trouvé, dissoutes à l'état naturel,
des proportions considérables d'oxyde de fer et de phosphate
de chaux. (M. A. Vigneau, Bordeaux-Caudéran propriétaire.)

Prise en excès, elle détermine des troubles sérieux des organes digestifs, en alanguissant les fonctions nutritives, et déterminant de la dyspepsie, de la pituite, des maladies des reins et de la vessie, etc.

Elle est très nutritive, puisqu'elle contient environ 50 grammes de principes alimentaires par litre. Elle constitue une bonne boisson pour les enfants pâles et chétifs, qu'elle engraisse rapidement : par son amertume, elle excite l'appétit, à condition que cette amertume soit due au houblon et non aux principes toxiques qui la falsifient si souvent aujourd'hui et qui sont en général : la coque du Levant, la noix vomique et l'acide picrique, substances éminemment toxiques.

Cidre. — Le cidre est obtenu par la fermentation des pommes, le poiré par celle des poires. Ce sont des boissons lourdes, indigestes, déterminant des coliques, de la dysenterie et des flatuosités ; en général, mauvaises boissons.

Alcool. — L'alcool est un liquide qu'on retire par distillation des boissons fermentées ; mélangé à un égal volume d'eau, il constitue l'*eau-de-vie*, dont la consommation annuelle atteint plus de 3 millions d'hectolitres.

L'action de l'alcool sur l'économie est stimulante, mais de peu de durée ; il ne faut en faire usage que modérément, se rappelant toujours que l'usage immodéré de ce liquide produit sous le nom d'*alcoolisme* une véritable intoxication dont un des symptômes les plus terribles n'est autre que le *délirium tremens,* mis dernièrement en relief au théâtre par un des écrivains les plus originaux de notre époque.

Cependant ce n'est pas sans raison que depuis des siècles on donne le nom *d'eau-de-vie* à cette préparation si souvent bienfaisante.

Un grand nombre d'expérimentateurs ont constaté que, sous l'influence de l'alcool, les pertes de poids du corps s'arrêtaient et qu'il y avait engraissement.

Cela tient à ce qu'il augmente les sécrétions intestinales qui rendent assimilables une plus grande partie de matière nutritive, introduite dans le tube digestif.

Ce n'est donc pas une mauvaise pratique que de prendre après le repas, un petit verre de vieux cognac qui aidera à la digestion : « *Quand au petit verre de fine champagne de la fin du repas, n'écoutez pas ceux qui vous le défendent ; je vous le conseille au contraire, mais un seul : tout est dans la mesure ; je vous le conseille non pas à jeun, mais à la fin du repas, alors que la pepsine est finie, parce que l'alcool a la propriété de précipiter vers les voies inférieures l'excès de peptones qui peuvent encombrer l'estomac et arrêter la digestion, n'ayant pas encore été absorbées par les lymphatiques ou n'ayant pas encore franchi le pylore. — Débarrasser l'estomac des peptones qui gênent la digestion, telle est l'action du petit verre d'eau-de-vie.* » (Prof. G. Sée.) Mais aujourd'hui, à cette époque où l'art de la chimie a pris la place de l'art culinaire, on ne boit que très rarement de la véritable eau-de-vie de raisin. On fabrique pour les livrer au commerce et à la consommation des eaux-de-vie de betteraves, de pommes de terre, de riz qui contiennent deux principes éminemment toxiques : *l'alcool butylique* et *l'alcool amylique;* ce sont là les véritables coupables, car l'alcool pur, le véritable esprit-de-vin, s'il détermine une ivresse rapide, n'empoisonne pas.

Ces alcools toxiques qui nous viennent du Nord entrent pour une grande part dans la consommation, où on les mélange avec les vins et les autres liquides livrés aux consommateurs.

C'est de là que vient tout le mal, car l'ouvrier ne boit que de ce vin ainsi falsifié et s'inocule peu à peu un poison qui tôt ou tard fera sa lugubre et triste apparition.

Ne serait-il pas sage à nos édiles de modifier un tel état de choses!

Outre que c'est un aliment utile, l'alcool est encore un médicament précieux.

Presque tous les chirurgiens l'emploient aujourd'hui dans le pansement des plaies, à la place des corps gras en usage autrefois; mélangé à des plantes aromatiques et vulnéraires, ou seul, il prévient l'infection purulente et favorise la réunion immédiate des tissus, il arrête les hémorrhagies. La plupart des médecins ont supprimé les tisanes comme inutiles et souvent dangereuses, pour les remplacer dans les maladies aiguës par l'eau sucrée additionnée de vieux cognac, ce qui soutient beaucoup mieux les forces des malades et permet à l'organisme de résister à la maladie.

Les liqueurs si nombreuses connues sous le nom de chartreuse, curaçao, anisette, etc., sont fabriquées par la distillation de l'alcool sur des plantes aromatiques ; elles sont stomachiques prises en petite quantité.

Mécanisme de la digestion. — Les aliments sont portés à la bouche à l'aide des mains ; ils subissent là un premier changement. Divisés par les dents, réduits en une pâte molle, mélangés à la salive, les aliments féculents et amylacés sont transformés en glycose sous l'influence de la *ptyaline* qu'elle contient.

Ainsi préparés, ils traversent le pharynx et l'œsophage, pénètrent dans l'estomac, où ils subissent une seconde modification à l'aide du suc gastrique avec lequel ils se trouvent en contact et qui n'afflue à l'estomac qu'autant que les aliments y arrivent ; l'agent principal de cette seconde métamorphose est la *pepsine*, qui agit spécialement sur les matières azotées : albumine, fibrine, gluten, etc., sur la chair musculaire par conséquent, qu'elle transforme en une matière molle grisâtre qui a reçu le nom de *chyme*.

Ainsi modifiés, les aliments traversent la première partie de l'intestin ou duodénum, où ils se trouvent en contact avec la bile sécrétée par le foie et le suc pancréatique sécrété par le pancréas ; ces deux liquides s'adressent spécialement aux matières grasses, qu'ils ont la propriété d'émulsionner, c'est-à-dire de diviser à l'infini pour les rendre plus absorbables ; puis, poursuivant leur passage dans l'intestin, à l'aide de mouvements spéciaux , *mouvements péristaltiques*, dont sont animés les intestins, ils rencontrent le suc intestinal sécrété par les nombreuses glandes de l'intestin et dont le rôle paraît être de digérer les matières azotées qui auraient échappé à l'action du suc gastrique.

Les aliments qui ont subi ces diverses transformations se montrent sous l'aspect d'une bouillie blanchâtre appelée *chyle*, destinée à être absorbée par les vaisseaux et portée dans le sang pour la réparation des tissus. Cette absorption se fait dans l'intestin ; elle y est très active, car les glandes y sont très nombreuses.

Le reste des aliments, le résidu en quelque sorte qui n'a pas subi cette série de transformations, continue sa route à travers le gros intestin et est rejeté au dehors par le rectum et l'anus.

Les *mouvements péristaltiques*, dont nous avons parlé, sont produits par des contractions de la tunique musculeuse de l'intestin ; si ceux-ci sont faibles, ne sont pas assez énergiques pour pousser en avant le résidu alimentaire, celui-ci se dessèche, se durcit, et son expulsion devient d'une grande difficulté : il y a alors *constipation ;* et l'on peut dire que c'est une des infirmités les plus désagréables, les plus pénibles qui puissent exister. Un grand nombre de femmes y sont sujettes.

Une alimentation végétale, des viandes blanches, le lait, les promenades après les repas, un verre d'eau

fraîche le matin, l'habitude de se présenter régulièrement à la garde-robe, etc., sont les petits moyens hygiéniques généralement employés.

Il est bon de faire trois repas par jour : le matin, une
légère collation composée de potage, de chocolat ou
de lait ; à midi, un repas plus substantiel, et le soir,
à sept heures, le dîner.

Contrairement à ce qui se fait en général, c'est le
repas de midi qui, selon les règles de l'hygiène, devrait
être le plus substantiel, car l'estomac trop chargé rend
le sommeil lourd et pénible, quand il ne l'empêche pas
tout à fait.

C'est pour cette raison que la mode des soupers
était si préjudiciable, prédisposant à l'apoplexie, à la
goutte, etc., car, si l'on ne doit pas faire des exercices
violents pendant la digestion, il est tout aussi nuisible
de n'en pas faire du tout.

Circulation. — Le cœur est l'organe central de la
circulation. Il est chargé, à l'aide de contractions spéciales qui ont reçu le nom de *systole* et de *diastole*, de chasser le sang dans toutes les parties du corps (fig. 43).

Pour cela, une grosse artère, nommée *aorte*, part du
ventricule gauche et porte le *sang artériel*, le seul propre
à l'entretien de la vie, à l'aide de ramifications innombrables, dans les parties les plus reculées de l'édifice
humain.

Les dernières ramifications des artères, ou *artérioles*,
s'anastomosent avec les *vaisseaux capillaires*, qui se

trouvent interposés entre les artères et les veines
Le sang artériel passe donc dans les vaisseaux ca-

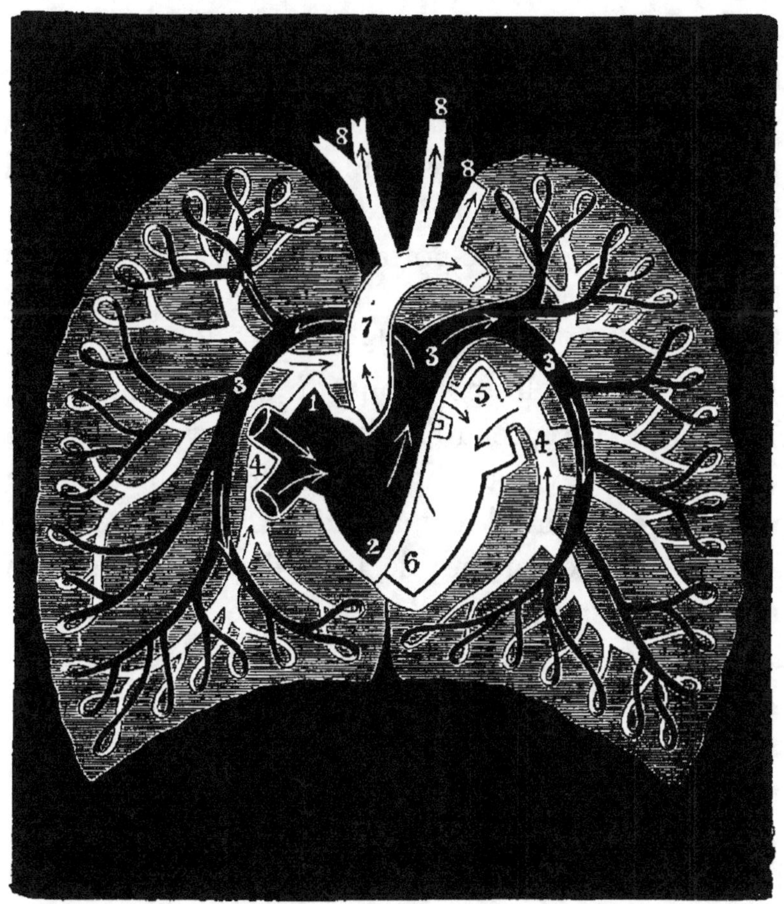

Fig. 43. — Circulation à travers le cœur et les poumons 1.

1. 1, oreillette droite. — 2, ventricule droit. — 3, artère pulmonaire et ses branches. — 4, veines pulmonaires. — 5,
oreillette gauche. — 6, ventricule gauche. — 7, arc de l'aorte.
— 8, branches de l'aorte.

pillaires, et c'est dans ces vaisseaux à parois très ténues que s'opère la *nutrition* des tissus, phénomènes ultimes dont la digestion, la circulation, la respiraton n'ont été que les premiers actes; c'est là que le sang va se dépouiller de son oxygène, pour prendre de l'acide carbonique provenant de la combustion des tissus, et passer à l'état de sang veineux. Dans cet état, les veines, par l'intermédiaire des deux *veines-caves* supérieure et inférieure, le portent au cœur dans l'oreillette droite; de cette oreillette, il passe dans le ventricule du même côté; ce dernier le chasse à l'aide des *artères pulmonaires* dans les poumons, où, mis en contact avec l'air respiré, il reprend l'oxygène qu'il avait perdu dans son trajet, redevient sang artériel et retourne au cœur par l'intermédiaire des *veines pulmonaires* qui le portent dans l'oreillette gauche; de là, il descend dans le ventricule correspondant, d'où il est de nouveau chassé dans l'aorte, qui le conduit dans toute l'économie.

Le sang accomplit son trajet circulatoire avec une certaine vitesse, car il met environ 20 secondes pour parcourir son cercle entier (fig. 44).

Le *pouls*, qui se sent ordinairement à l'artère radiale du poignet, est dû à la dilatation de cette artère par suite de l'ondée sanguine chassée par les contractions du cœur; il est très variable, suivant l'âge, le tempérament, le sexe. Chez le nouveau-né, il bat 140 fois par minute, 130 à six mois, 120 à un an, de 90 à 95 à sept ans, de 70 à 75 chez l'adulte, de 60 à 65 chez le vieillard. Le pouls de la femme est plus fréquent, plus faible que celui de l'homme.

Les *taches de naissance* que l'on observe souvent à la naissance des enfants, et que l'on attribue à tort à des envies non satisfaites, ne sont autre chose qu'une dilatation des vaisseaux capillaires, pouvant quelquefois former une véritable petite *tumeur érectile.*

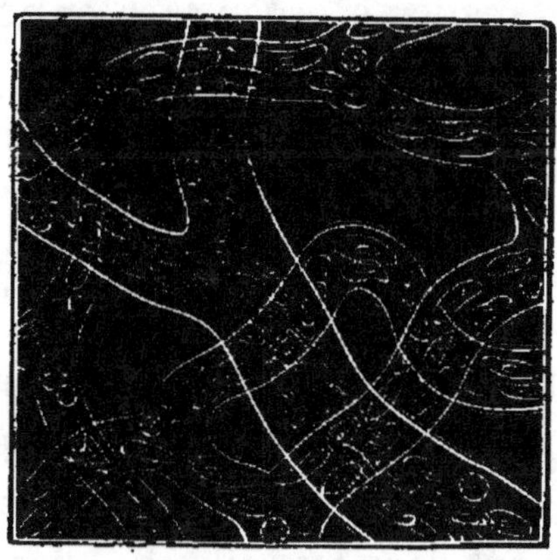

Fig. 44. — Circulation capillaire dans la membrane de la patte de la grenouille.

La libre circulation du sang est une condition de bonne santé ; aussi surveillera-t-on avec le plus grand soin les vêtements des enfants. Le corset sera banni de l'habillement des petites filles, comme comprimant les viscères, empêchant les battements du cœur ; le cou ne sera pas emprisonné par une cravate ou un col trop serrés, pour ne pas comprimer les vaisseaux qui sont nombreux, et importants dans cette région ; les élastiques, qui maintiennent les chapeaux sont en général trop tendus, et peuvent déterminer des engorgements ganglionnaires; on a même prétendu, ce qui ne serait pas impossible, qu'ils pouvaient être une cause occasionnelle de la méningite.

Respiration. — L'*air* pur est un composé d'azote, d'oxygène, d'acide carbonique et de vapeur d'eau : il est rare toutefois de ne pas y rencontrer d'autres corps, dont les plus communs sont : l'ozone, l'iode, l'ammoniaque, des matières organisées et des miasmes.

L'air des plaines, plus dense, plus oxygéné que celui des montagnes, permet aux poumons de fonctionner plus librement, et conviendra mieux par conséquent aux personnes atteintes de maladies des poumons ou du cœur.

L'air confiné est des plus nuisibles à la santé; il est rapidement vicié par la présence de plusieurs personnes réunies dans un endroit peu spacieux : c'est ce qui arrive souvent dans les salles de spectacle, dans les grandes réunions publiques.

Cela n'a du reste rien de surprenant quand on songe qu'un homme rejette environ par heure 40 grammes d'acide carbonique et absorbe 35 grammes d'oxygène : il y a donc par heure et par individu une augmentation de 5 grammes en faveur de l'acide carbonique, gaz éminemment délétère.

En bonne hygiène respiratoire, il faut pour chaque personne dix mètres cubes d'air par heure, air facilement renouvelable à l'aide de courants et de ventilateurs; aussi ne saurait-on apporter trop de soin dans le choix des habitations, et surtout de la chambre à coucher, qui est celle où l'on séjourne le plus et qui, pour être dans de bonnes conditions, réclame de 80 à 90 mètres cubes d'air.

L'air de la campagne jouit d'une heureuse influence sur notre organisation : il est assurément l'un des meilleurs remèdes contre les fatigues énervantes et les préoccupations de la ville ; il y est en général plus pur, plus vif, plus riche en oxygène, et facilite d'autant mieux le fonctionnement de tous les organes ; sous son influence seule, l'appétit se rétablit, les fonctions de la peau se régularisent, les forces renaissent.

Aussi ne saurait-on priver sans danger nos enfants, et surtout ceux qui sont dans les lycées, des bienfaits de ce changement de vie, qui leur permet de reprendre leurs études avec plus de fruit et d'assiduité.

Il y a du reste tout un remaniement à effectuer dans l'Université sous le rapport des études.

A-t-on mûrement réfléchi au nombre d'heures de *travail soutenu* que l'on réclame des enfants : levés à six heures, couchés à huit heures et demie, ils n'ont guère que trois heures de repos dans la journée (si toutefois ils ne sont pas en retenue), y compris les repas pris à la hâte ; et cela, à un âge où l'enfant se développe, où il a besoin de mouvement, de grand air, pour assurer le parfait équilibre de son développement !

Ne soyons donc pas surpris s'il y a tant de phthisiques, de rachitiques, d'anémiques, etc. Quel est l'homme fait qui pourrait supporter un tel surcroît de travail!

Mécanisme de la respiration. — La respiration est une fonction en vertu de laquelle il se fait, au sein d'organes spéciaux, un échange continuel entre les produits gazeux de l'atmosphère et ceux du sang, échange auquel on a donné le nom d'*hématose* et qui a pour résultat la transformation du *sang veineux* en *sang artériel*.

Lavoisier, qui le premier a donné la théorie de la respiration, avait pensé que cette transformation avait son foyer unique dans le tissu pulmonaire; mais des expériences modernes ont démontré que les poumons ne servaient que d'intermédiaire et que c'était dans les vaisseaux capillaires qui rampent sur les parois des cellules pulmonaires, qu'avait lieu la véritable transformation du sang veineux en sang artériel.

Nous avons dit, en étudiant l'anatomie des vaisseaux capillaires, combien leurs parois étaient minces et ténues, et nous voyons maintenant quelle en est la raison; s'il en était autrement, l'oxygène de l'air qui doit pouvoir les traverser par le fait seul de la pression atmosphérique, pour pénétrer dans le sang, rencontrerait un obstacle qui rendrait ce mécanisme presque impossible; le même phénomène, mais en sens inverse, se produit, pour permettre au gaz acide carbonique de se dégager du sang et être expulsé au dehors.

L'oxygène se fixe aux innombrables globules du sang qui l'entraînent dans le torrent circulatoire pour lui permettre les changements nécessaires à une parfaite nutrition.

Innervation. —Le système nerveux est tout à la fois l'origine des sensations et l'origine des mouvements.

Chacune des parties du système nerveux a une action spéciale, déterminée ; ainsi les nerfs moteurs excitent directement la contraction musculaire ; la moelle épinière relie les diverses contractions partielles pour les rassembler en mouvements d'ensemble ; le cervelet a la propriété de coordonner, de régulariser les mouvements, en mouvements réglés de marche, course, etc., et les lobes cérébraux sont le siège de la *perception* et de la *volonté* ; c'est donc dans ce point spécial que siègent réellement les facultés *intellectuelles* et *perceptives*.

Nous avons déjà vu par l'étude anatomique du système nerveux qu'il y avait trois espèces de nerfs : les nerfs moteurs, les nerfs sensitifs et les nerfs vaso-moteurs, qui proviennent du grand sympathique, et accompagnent les artères, se rendant avec elles plus spécialement aux organes des fonctions involontaires.

Les *nerfs moteurs* ont la propriété de donner le mouvement aux muscles et aux organes auxquels ils se rendent, en sorte que si par une cause quelconque le nerf se trouve paralysé, comprimé ou sectionné, il ne peut plus remplir ses fonctions ; alors les muscles et l'organe auxquels il se rend se paralysent et perdent la propriété de se mouvoir ; il en est de même pour les *nerfs sensitifs*, qui, dans les mêmes conditions, rendent insensibles les organes qu'ils ont pour mission de sensibiliser ; par contre, si ces mêmes nerfs subissent une excitation momentanée, cette sensibilité s'exalte jusqu'à produire une douleur plus ou moins vive.

Sortis des cavités du crâne et du rachis, les nerfs se portent à leurs organes respectifs, en se ramifiant successivement, en établissant entre eux de fréquentes anastomoses et des entrelacements inextricables qui ont reçu le nom de *plexus*.

La *mémoire*, qui, si elle ne constitue pas à elle seule l'intelligence proprement dite, y contribue du moins dans de larges proportions, se trouve localisée dans les *cellules cérébrales*, qui ont les propriétés précieuses de conserver les sensations.

La mémoire est susceptible de se développer jusqu'à l'âge mûr ; c'est pour cela que l'enfant sera habitué de bonne heure à l'exercer, à apporter de l'*attention* à ce qu'il fait, aux objets qui frappent ses sens et son imagination ; c'est par l'*attention seule* que la mémoire s'enrichit et que se fixent dans l'esprit les notions acquises.

Il existe des mémoires différentes : les uns se souviendront mieux des noms, d'autres des lieux, d'autres des faits, ceux-ci des dates, ceux-là des couleurs, etc. C'est ainsi que de bonne heure l'on peut reconnaître chez l'enfant ses goûts et ses aptitudes, qu'il faut savoir découvrir et développer en les aidant, sans les violenter jamais, sous peine d'appliquer une fausse direction à cette intelligence naissante.

TROISIÈME PARTIE

TEMPÉRAMENTS. — CONSTITUTIONS

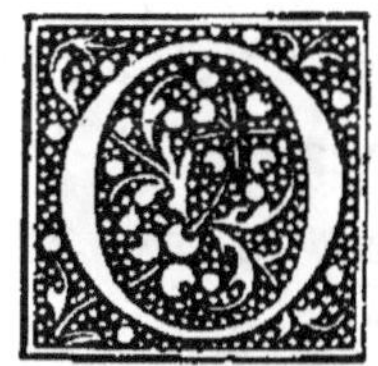N donne le nom de tempéraments à des différences individuelles dues à la prédominance de tel ou tel système sur un autre. Il en existe quatre types principaux :

Le *tempérament sanguin* est caractérisé par le développement exagéré du système circulatoire et par l'abondance d'un sang vif fortement coloré ; il prédispose aux inflammations aiguës, aux hémorrhagies, aux congestions, aux maladies du cœur, à la goutte, etc. ; mais les personnes à tempérament sanguin ont en général une réaction plus grande, luttent mieux contre les maladies et ont une convalescence facile ; elles sont vives, emportées, ont l'œil brillant, la physionomie animée et une activité considérable.

Le *tempérament lymphatique* est celui dans lequel le sang est surchargé d'eau et de globules blancs ; la circulation est faible ; aussi prédispose-t-il souvent aux infiltrations séreuses. Le lymphatique a le teint pâle, les yeux bleus, les cheveux blonds ; il est sans énergie, incapable de résister à la fatigue, prédisposé à l'obésité, aux hydropisies, à l'anémie et aux inflammations chroniques.

Le *tempérament nerveux* est remarquable par l'activité des fonctions et des organes; les gens nerveux sont pâles, ont l'œil vif, les traits d'une mobilité extrême, sans cesse en mouvement, très impressionnables et accessibles aux sentiments divers d'enthousiasme et de découragement, capables de beaucoup de travail, pour tomber ensuite dans une prostration profonde; ils sont sujets aux névroses de toute sorte, aux douleurs rhumatismales, aux maladies de peau.

Dans le *tempérament bilieux*, le teint est jaune et bistré, le regard sombre; il existe une suractivité des fonctions du foie, de la sécrétion biliaire; les fonctions digestives se font mal; il y a de la constipation, de la lourdeur de tête, ce qui rend le bilieux taciturne, entêté, volontaire, et fait de lui un esprit chagrin.

Ceux-là seuls sont gais et toujours contents qui digèrent facilement.

Outre ces quatre grands types, l'on peut, à l'aide de l'hygiène, des habitudes, modifier les tempéraments et les transformer en nervoso-sanguin, nervoso-bilieux, bilioso-sanguin, etc.

Selon que tous les éléments organiques seront en parfaite harmonie et fonctionneront activement, on aura une constitution robuste ou faible, point capital à déterminer pour l'établissement d'un régime soit purement hygiénique, soit médico-pharmaceutique.

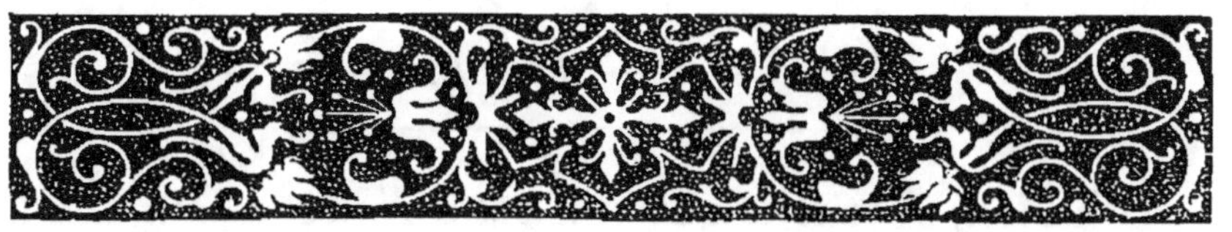

QUATRIÈME PARTIE

HÉRÉDITÉ. — PROPHYLAXIE

L'HÉRÉDITÉ est la disposition de l'enfant à contracter une maladie transmise par ses ascendants, à quelque degré qu'ils appartiennent ; car il y a ce que nous appellerons les *sauts de l'hérédité*, qui font que l'enfant ne tient souvent ses dispositions physiques ou morales, non de ses père et mère, mais bien de ses aïeux ou bisaïeux ; il n'est pas de famille qui n'offre sous ce rapport des faits plus ou moins curieux et probants.

Tout le monde sait combien sont répandues et redoutables ces grandes maladies héréditaires : la phthisie, le cancer, la folie, qui font chaque jour le désespoir de tant de familles ; que de jeunes gens, que de charmantes jeunes filles, qui, arrivés à l'âge de la puberté, commencent à éprouver des malaises généraux mal définis, une petite toux sèche qui passe souvent inaperçue, mais que l'œil exercé du médecin ne pourra méconnaître et qui sont comme les premiers indices du redoutable fléau !

Eh bien, si cruelle que soit cette vérité, il faut que la mère le sache bien et ne s'endorme pas dans une sécurité trompeuse, sous prétexte que son enfant est gros et gras, *que c'est un bel enfant*, le danger est proche et prêt à éclater.

Ce sera donc dès son enfance qu'il faudra commencer à le soigner, pour le dépouiller peu à peu des germes héréditaires qu'il aura pu contracter, germes issus de ses ascendants.

Pour cela, l'un des premiers et des meilleurs moyens à employer est sans contredit le choix d'une bonne nourrice, appropriée à la constitution de l'enfant; puis viendra le *traitement prophylactique*, composé de l'hygiène et d'une médication préventive bien choisie, qui assurera le parfait équilibre de toutes les fonctions en fortifiant les organes menacés et en détruisant peu à peu le *ferment* héréditaire.

Il faudra donc de bonne heure savoir régler l'alimentation, ne pas forcer les études quand l'âge des travaux sérieux sera arrivé; ordonner la gymnastique sous toutes les formes, les courses en plein air, les changements d'air, les bains de mer si bienfaisants par les principes reconstituants que contient l'eau de mer; les ablutions froides été comme hiver, qui habitueront les enfants à la résistance, au froid et à l'humidité; surveiller attentivement les fonctions de la peau, et si quelque attitude vicieuse du corps vient à se manifester, soit dans la marche, soit dans la position du tronc, y remédier de suite en appelant l'attention de l'enfant à une tenue plus convenable; enfin il faudra commencer le traitement médical approprié, dès qu'un symptôme anormal se sera manifesté. Cette hérédité peut en passant de générations en générations subir certaines modifications qui font par exemple que le fils d'un goutteux soit asthmatique, que le petit-fils d'un asthmatique ait la gravelle, etc., etc.

Si l'hérédité se présente sous forme

De *rachitisme* : il faudra donner les préparations de fer, de carbonate et de phosphate de chaux;

De *tuberculose* : les préparations de sulfur, d'arsenic, d'iode, de kali carbonicum, de carbonate et phosphate de chaux et de fer;

De *dartres* : les préparations de dulcamara, d'orpiment, d'iodure d'arsenic, de soufre, de graphites, de rhus toxicod;

De *sycose* (*verrues*, *fics*, *poireaux*) : les préparations de sulfur, thuya, lycopode et acide nitrique;

De *névrose* : les préparations de phosph. acidum, de bellad., de kali bromid., de calcarea carbonica;

De *cancer* : les préparations d'arsenic, d'iode, de lachesis, de phosphore;

De *scrofule* : les préparations de sulfur, d'iode, d'arsenic, de graphites, de baryta carbonica;

De *diphthérie* : les préparations de spongia, d'hepar sulfuris, de mercurius;

D'*affections calculeuses du foie et des reins* : les prépa-

rations de lycopodium, d'arsenic, de bryonia, de mercurius, de magnesium muriaticum et d'hepar sulfuris.

Dans toutes les maladies épidémiques, outre les divers moyens hygiéniques mis en usage, il existe des
substances médicamenteuses qui ont la propriété de
préserver, c'est-à-dire de placer l'économie dans un
état qui ne permettra pas de contracter la maladie;
c'est ainsi que *belladone* préserve de la scarlatine;
arsenic, de la fièvre typhoïde; *cuprum* et *veratrum*, du
choléra; *thuya* et *vaccinum*, de la variole.

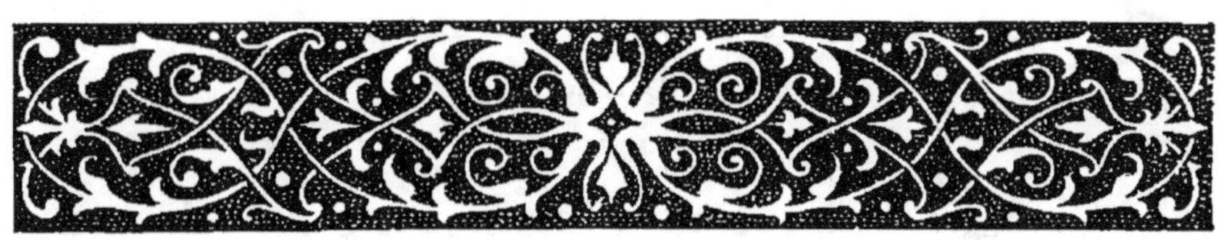

CINQUIÈME PARTIE

BAINS

IL y a plusieurs espèces de bains :

1° Les *bains chauds* simples, dont la température moyenne est de 28 à 33 degrés, n'ont d'autre but qu'un but de propreté ; ils ne doivent pas être prolongés plus de trente à trente-cinq minutes environ.

2° Les *bains froids*, qui se prennent ordinairement dans les rivières, ont une température très variable ; en général, ils sont au-dessous de 20 degrés. Ils donnent au corps une activité et une force remarquables ; ils provoquent l'appétit, rendent le sommeil calme et régulier. Mais les bains froids ne conviennent pas à tout le monde ; les personnes affectées de maladies du cœur, de dartres, de dispositions apoplectiques, d'hémorroïdes, devront s'en abstenir, tandis que les anémiques, les chlorotiques, les scrofuleux en retireront les meilleurs résultats.

3° Les *bains de vapeur*, soit sèche soit humide, et souvent chargée de principes aromatiques ou médicamenteux : ce sont de bons modificateurs de l'enveloppe cutanée, dont ils activent les fonctions en la débarrassant de ses produits épidermiques; il ne faut cependant en user que modérément, sous peine d'en éprouver de l'affaiblissement.

4° Les *bains médicaux* sont chargés de substances pharmaceutiques, tels que le soufre, le sous-carbonate de soude, l'iode, l'arsenic, l'iodure de potassium, le glycophénique, etc.

5° Les *bains toniques*, parmi lesquels il faut placer en premier rang les bains aux sels de Pennès, les bains salés (1 kilo de gros sel gris).

6° Les *bains aromatiques*, qui se préparent avec le thym, la sauge, le romarin, la lavande et la plupart des plantes de la famille des labiées, et dont on verse la décoction, après l'avoir passée, dans la baignoire.

7° Les *bains calmants* et *adoucissants* de son et de tilleul.

8° Enfin les *bains de mer*, dont les merveilleux effets sur la constitution des enfants sont chaque jour mis en relief par les résultats obtenus à l'hôpital de Berck-sur-Mer.

Il est souvent utile de donner aux enfants des bains partiels, et surtout des *bains de pieds* : on les donne simples, ou avec une poignée de cendres, ou une cuiller à bouche de farine de moutarde. Ces bains doivent être d'un quart d'heure au plus.

Les enfants dès leur naissance doivent être habitués à l'usage des bains et comme propreté, et comme action tonique; mais il ne faut pas, sous prétexte qu'ils ont de l'*échauffement*, les plonger trop souvent dans des bains de son, qui amollissent toujours la peau et facilitent les excoriations.

Il faut au contraire donner des bains fortifiants, en y ajoutant de l'eau de Cologne, ou mieux trois à quatre cuillerées à bouche de vinaigre antiseptique de Pennès; le bain aura une durée d'environ huit à dix minutes et sera renouvelé tous les jours.

Après le bain, on frictionnera l'enfant avec une flanelle très douce, on le couvrira chaudement, et, si le temps le permet, on pourra lui faire faire sa petite promenade habituelle.

Hydrothérapie. — Nous ne parlerons pas ici de cette hydrothérapie qui constitue un traitement tout spécial et qui réclame, par suite, une série de manœuvres et d'appareils qui ne peuvent se trouver que dans des établissements spéciaux et qui sont alors du ressort de médecins autorisés.

La méthode hydrothérapique, qui peut se faire au domicile même, consiste en lotions à l'eau froide, en douches administrées à l'aide d'appareils appropriés et en frictions après chaque séance.

Les *lotions* se font en général le matin; on place la personne dans un grand bassin disposé à cet effet, et on l'asperge soit avec une éponge, soit avec la *doucheuse*,

appareil ayant la forme d'un cylindre dont la partie inférieure est percée de petits trous semblables à ceux de
la pomme d'arrosoir.

Pour les douches, on se sert d'appareils plus compli-
qués, composés de cerceaux qui projettent le liquide
sur toutes les parties latérales, avec une force d'impulsion que l'on active ou modère à volonté; les appareils
sont aussi surmontés d'un seau percé de trous qui permettent l'usage de la douche en pluie.

Après chaque lotion ou chaque douche, il faut avoir
soin de ramener la circulation à la peau, d'*opérer la
réaction*, à l'aide de frictions sèches faites soit avec un
gant de crin, soit avec une brosse en caoutchouc vul-
canisé.

De toute façon, la durée d'une douche ou d'une lotion ne doit pas excéder *une minute*.

Toutes les personnes ne supportent pas l'hydrothérapie : celles dont l'activité circulatoire est affaiblie,
qui restent *gelées* après les douches, doivent s'en abstenir, ainsi que celles atteintes d'affections du cœur.

Elles sont une bonne chose pour les enfants, qu'elles
habituent au froid et dont la peau devient moins sensible aux diverses variations atmosphériques.

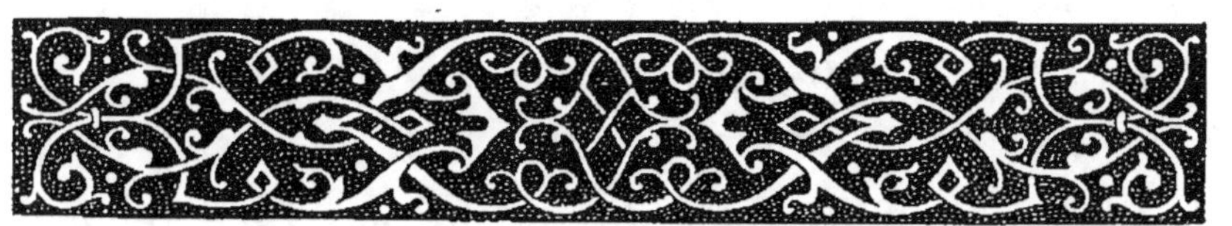

SIXIÈME PARTIE

HYGIÈNE DE L'ENFANCE

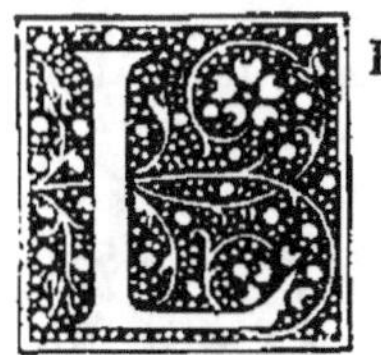E **nouveau-né. Son hygiène. Sa vie**. La plupart des enfants qui naissent sont viables, c'est-à-dire que la parfaite conformation de leurs organes leur assure une existence de longue durée.

Comment se fait-il que si peu arrivent relativement à l'âge d'homme, puisque, sur un million d'enfants qui viennent au monde, il en meurt la première année trois cent soixante mille environ ?

Or, pour nous, il est indubitable que cette effroyable mortalité tient à l'ignorance absolue de ceux ou de celles qui soignent les enfants; car, il faut bien le reconnaître, quoique cela soit triste à dire, presque toutes les femmes ignorent complètement ce qu'elles doivent faire, lorsqu'elles ont le bonheur d'être mères.

Ce n'est assurément pas leur faute : il faut s'en prendre à leur instruction, à leur éducation, sur lesquelles il y aurait tant à dire et surtout tant à refaire.

Y aurait-il donc un grand inconvénient à faire connaître à celle qui sera mère un jour ce qu'est l'enfant, quels sont ses besoins, quelle doit être sa vie ?

Combien sont mères sans savoir seulement de quoi se compose une layette !

Presque toutes les infirmités qui troublent l'existence, ont leur point de départ dans le vice d'une première éducation.

L'enfant le plus robuste, le mieux constitué, s'il est soumis à un mauvais régime, deviendra faible, languissant et se développera mal.

En général, on couvre trop les enfants, on les tient dans des appartements trop chauffés ; ils deviennent ainsi très sensibles aux variations atmosphériques et s'enrhument facilement.

Le régime des enfants doit être simple mais varié : les fruits mûrs, en quantité raisonnable, leur sont salutaires, mais on évitera les fruits verts qui prédisposent aux vers et aux aigreurs d'estomac ; il en sera de même de toutes les sucreries dont certains enfants sont comblés, du vin pur, des liqueurs et du café.

Il ne faut pas abuser chez les enfants, et surtout chez les nourrissons, de l'emploi des médicaments ; le plus souvent de simples pratiques hygiéniques : diète, friction, bains, etc., suffisent pour guérir la plupart de leurs indispositions.

Il faut que les enfants prennent de l'exercice d'une

façon raisonnée, et sans amener une fatigue corporelle excessive.

On ne se hâtera pas de les faire marcher, pour qu'ils n'aient pas les jambes courbes.

Dès que l'enfant est né, il faut le plonger dans une terrine d'eau tiède et le laver à l'aide d'une éponge bien douce : puis on le frotte, soit avec un jaune d'œuf, soit avec un peu d'huile ordinaire, pour lui enlever les matières grasses dont son petit corps est recouvert, en ayant soin d'écarter avec précaution les jointures où cette matière se trouve souvent accumulée.

On l'essuie ensuite complètement avec des serviettes chaudes bien douces préparées à l'avance, et après avoir procédé au pansement du cordon, ce qui est l'affaire du médecin ou de la sage-femme, on procède à son habillement.

On commencera par la tête qu'il faut bien se garder de pétrir, de comprimer, comme on le fait dans certaines localités, sous prétexte de lui donner une jolie forme, et on la recouvrira :

1° D'un petit bonnet de flanelle appliqué directement sur la tête, et sans cordon ;

2° D'un second bonnet en toile, maintenu sous le menton par un cordon très peu serré.

Puis on passera aux vêtements, qui se composent :

1° D'une chemisette à manches courtes fendue en arrière;

PERRUSSEL. 7

2° D'une brassière de laine ;

3ᵉ De langes en toile très douce ;

4° D'une petite couverture de laine pour envelopper le tout.

On place le bord supérieur de cette couverture au niveau de la brassière, et on replie en avant l'extrémité inférieure, dont on fixe les deux extrémités en arrière à l'aide d'une épingle anglaise.

On éprouve quelquefois de grandes difficultés à revêtir le nouveau-né de sa chemise et de sa brassière ; pour y arriver, on entoure la main du bébé d'un morceau de linge ou de papier en forme de cornet qui retient le pouce et l'empêche de se mettre en travers, et l'on passe à la fois chemisette et brassière, que l'on attache en arrière à l'aide de petits cordons ; puis on place par-dessus les *langes* ou *couches* à deux doigts environ au-dessous des aisselles ; on allonge doucement les jambes, que l'on enveloppe séparément d'un pli de la couche, on place de la même façon la couverture de laine ; enfin on relève en avant la partie qui dépasse les pieds, pour reporter les extrémités en arrière, que l'on fixe à l'aide des épingles dites de nourrice ou anglaises.

Sous aucun prétexte, on ne doit renfermer dans le maillot les bras du nouveau-né.

Une fois habillé, on donne à l'enfant deux ou trois cuillerées à café d'eau sucrée tiède, et on le place dans son berceau.

Le *berceau* tel qu'on le construit aujourd'hui, réunit

en général toutes les conditions voulues d'hygiène et de solidité.

Il doit consister en une nacelle en filet suspendue à un cadre en fer ou en bois, pouvant osciller facilement sur un axe attenant aux montants, qui doivent être assez lourds pour que le berceau ne puisse chavirer, et assez élevés pour préserver de l'humidité du sol et des atteintes des animaux domestiques.

Le montant qui se trouve à la tête du berceau supporte en général les rideaux, qu'il ne faut jamais fermer hermétiquement, sous peine de faire respirer à l'enfant de l'air confiné, et nous en avons vu les déplorables effets.

Le lit de l'enfant doit se composer en toute saison de :

1° Une paillasse de balles d'avoine ou de maïs ;

2° Un matelas piqué, en crin, varech ou fougère ;

3° Un oreiller de crin, de balles d'avoine ou de maïs ;

4° De deux petits draps, un dessus, un dessous ;

5° D'une petite couchette pour le drap de dessous ;

6° D'une chaude couverture de laine.

Lorsque les matelas seront mouillés, il faudra les faire sécher au soleil, à l'air et au courant d'air. Une bonne précaution consistera à placer sur la couchette qui recouvre le matelas un carré de feutre absorbant qui s'imprégnera du liquide épanché, mais qu'il faudra renouveler souvent et faire sécher aussi au soleil.

Le berceau est la véritable demeure de l'enfant;

c'est là qu'il passe les trois quarts de sa vie; aussi ne saurait-on apporter trop de soin à ce que tout soit parfaitement propre et en bon état.

On placera le berceau dans un coin abrité de la chambre, en général près du lit de la mère ou de la nourrice, qui sous aucun prétexte ne devra prendre son nourrisson dans son propre lit; on évitera tout ce qui peut donner lieu à un courant d'air, ainsi que de le placer trop près d'une fenêtre d'où s'échappe une clarté trop vive dans la crainte de voir l'enfant porter ses regards vers la lumière et s'habituer ainsi à regarder de côté, ce qui pourrait être la cause de strabisme.

Quand l'enfant a sommeil, il faut le mettre dans son berceau, où il sera mieux que partout ailleurs; c'est ordinairement après avoir tété que l'enfant s'endort; mais tous les bébés ne sont pas faciles à endormir, il faut quelquefois les *bercer*, c'est-à-dire imprimer au berceau un léger mouvement de bascule. Le bercement très léger n'a aucun inconvénient; mais il n'en est pas de même de ces secousses réitérées, de ces mouvements brusques et saccadés qui font osciller la tête de l'enfant autour de la colonne vertébrale et déterminent le choc du cerveau contre les parois du crâne, ce qui peut avoir les plus graves résultats.

Alimentation. — La mère doit être la nourrice de son enfant.

Il n'y a qu'elle en effet qui aura les trésors d'amour et de patience nécessaires aux soins journaliers qu'il faut donner à ce petit être tant aimé, mais souvent si exigeant.

Donc, après quelques heures de repos, la mère devra présenter le sein à son enfant; puis elle continuera à donner à teter toutes les trois heures environ, en ayant soin de l'habituer dès le début à ne pas être trop exigeant, à ne pas se réveiller la nuit; pour cela, il sera bon de régler le tetée de façon que celle du matin ait lieu entre cinq et six heures, et la dernière du soir entre onze et minuit; le reste de la nuit, l'enfant doit dormir.

Il arrive quelquefois que l'enfant a beaucoup de difficulté à prendre le sein, et il y a à cela plusieurs raisons :

1º Ou l'enfant ne sait pas encore s'y prendre ;

2º Ou le frein de la langue, le *filet* est trop tendu et se trouve être un obstacle à la succion, l'enfant ne pouvant porter la langue ni en avant ni en haut, et alors il faut en faire la section, petite opération très simple et sans danger;

3º Ou le mamelon de la mère est mal conformé, et alors il faut *faire le mamelon* en faisant teter une grande personne;

4º Ou enfin le mamelon est fendillé par des gerçures, et il faut faire usage de *bouts de sein* en ivoire ou en baudruche. Les *gerçures* ou *crevasses* se panseront alors avec :

Glycérine........................ 10 grammes.
Arnica Tm ....,................,......, 2 grammes.

que l'on appliquera à l'aide d'un petit pinceau, plusieurs fois par jour.

Pendant les quatre premiers mois, l'enfant ne doit prendre pour toute nourriture que le lait maternel ; il faut bien que l'on sache que toute autre alimentation : eau d'orge, de guimauve, etc., n'est propre qu'à lui donner le *muguet*.

A dater du quatrième mois seulement, si la quantité de lait n'est plus suffisante pour le développement de l'enfant, ce qui se reconnaît à l'aide des pesées que l'on fait toutes les semaines, il sera nécessaire de donner du lait de vache coupé avec un tiers d'eau sucrée ; puis, au bout d'un mois et demi environ, on donnera le lait pur, mais pas *autre chose* : c'est en procédant autrement que l'on détermine ces entérites qui sont si souvent néfastes chez ces pauvres petits êtres.

Vers le *huitième mois*, on pourra commencer à donner de légères bouillies de farine de froment ou d'avoine ; elles devront être bien cuites, sans grumeaux, semi liquides, sucrées ; on commencera à en donner deux petites dans la journée, le matin et dans le milieu du jour ; puis on en augmentera le nombre, et peu à peu on les remplacera par des fécules au gras et de légères panades très cuites.

Il est important de ne jamais surcharger l'estomac ; les enfants qui mangent *trop* et *trop tôt* ne sont jamais de beaux enfants et payent quelquefois de leur vie ces écarts de régime, qui sont pour eux une cause d'inflammation d'intestin, de diarrhée, d'athrepsie.

C'est à l'époque où l'on commence à donner le lait de vache, c'est-à-dire vers le quatrième mois, que l'usage du biberon devient indispensable et fait partie de la petite trousse de l'enfant.

Le meilleur *biberon* est celui qui est léger, qui se nettoie facilement, et dont le mamelon, en ivoire ou en caoutchouc, ne peut en aucune manière blesser la bouche de l'enfant.

On fait aujourd'hui des biberons à tubes longs et flexibles qui permettent à l'enfant de boire seul, c'est-à-dire d'avoir toujours le biberon à la bouche ; il y a là deux inconvénients : le premier, c'est que le lait pris de cette façon s'aigrit facilement ; le second, c'est que l'enfant n'étant plus surveillé joue avec son biberon et ne tète pas d'une façon régulière. De plus, ces tubes sont souvent malpropres.

Voici les résultats qui ont été fournis tout dernièrement par M. le professeur Wurtz sur les altérations de lait dans les biberons, constatés en même temps que la présence d'une végétation cryptogamique dans l'appareil en caoutchouc qui s'adapte au récipient en verre.

Plusieurs biberons *en service* dans une crèche donnèrent lieu aux résultats suivants :

« Dans tous les biberons, le lait avait contracté une odeur nauséabonde, sans qu'on ait pu y déceler la présence de l'hydrogène sulfuré. Le lait était acide, à demi coagulé ; à l'examen microscopique les globules graisseux étaient déformés, ils avaient une apparence piriforme ; de nombreuses bactéries très vivaces et quelques rares vibrions se montraient dans le liquide.

« La quantité de lait restant dans chaque biberon était insuffisante pour une analyse chimique complète.

« Le tube en caoutchouc qui sert à l'aspiration, incisé dans toute sa longueur, renfermait du lait coagulé et les mêmes microbes que ceux rencontrés dans le lait du biberon ; mais, en outre, *et c'est le fait important de cette communication*, l'examen révéla dans l'ampoule qui constitue la tétine du biberon et termine le tube en caoutchouc la *présence d'amas plus ou moins abondants d'une végétation cryptogamique.*

« Ces végétations, ensemencées dans du petit-lait, ont donné en quelques jours, dans des proportions considérables, des *cellules ovoïdes* se développant en mycéliums, dont je n'ai pu encore observer les fructifications.

« En présence de ces faits, M. le Secrétaire général de la Préfecture de police a réuni les médecins inspecteurs du service des enfants du premier âge et a prescrit une visite de toutes les crèches, faite concurremment avec les chimistes du Laboratoire municipal.

« Le résultat de ces visites a été le suivant :

« Sur trente et un biberons examinés dans dix crèches, vingt-huit contenaient dans la tétine, dans le tube en caoutchouc et même, pour quelques-uns, dans le récipient en verre des végétations analogues à celles qui viennent d'être indiquées et des microbes de l'espèce de ceux mentionnés plus haut. Plusieurs de ces appareils, lavés avec soin et par conséquent prêts à être mis en service, contenaient encore une grande quantité de ces cryptogames.

« Je ferai remarquer que, dans deux cas, on a retrouvé dans les tubes de biberons en très mauvais état du pus et des globules sanguins, et que les médecins ont constaté que les enfants auxquels appartenaient ces biberons présentaient des érosions dans la cavité buccale. On peut donc en conclure que la salive pénètre dans les biberons et vient ajouter ses propres ferments à ceux du lait. Il est vraisemblable que l'acidité constatée dans le lait est déterminée par les bactéries qui s'y trouvent et dont les germes existent dans les biberons même lavés. C'est à la faveur de cette acidité que les *mycéliums* dont nous avons parlé se développent.

« Quelle influence la présence de ces végétations cryptogamiques et de ces microbes, qui coïncide avec une altération profonde du lait contenu dans les biberons, exerce-t-elle sur le développement des affections intestinales qui font de si nombreuses victimes parmi les enfants du premier âge soumis à l'allaitement artificiel? C'est ce qu'il est encore impossible de dire, et c'est ce que des expériences en cours d'exécution permettront probablement de déterminer. »

On voit, par cet examen, combien de précautions

il faut prendre pour l'usage de ces biberons. On changera donc le plus souvent possible le tube en caoutchouc, qui sera nettoyé à grande eau chaque fois qu'il aura servi ; on le remplira seulement de la quantité de lait qui doit être consommée en une *seule fois*, et on le *tiendra à la main* sans jamais permettre à l'enfant de boire seul.

Nourrices. — Dans certaines conditions indépendantes de la volonté, il arrive que la mère ne peut nourrir, malgré tout le désir qu'elle en a.

Il faut alors avoir recours soit à une nourrice soit à l'allaitement artificiel.

Si l'on place l'enfant à la campagne, on fait venir la nourrice, qui reste quelques jours avec son nourrisson dans la famille et qui s'en retourne chez elle, emportant son *gagne-pain*.

Il faut bien malheureusement le reconnaître, ces pauvres petits êtres éloignés de tous ceux qui les aiment sont le plus souvent dans des conditions déplorables, malgré les belles promesses de la nourrice.

C'est que les soins qu'ils reçoivent sont la plupart du temps défectueux, en dépit des lois relatives à la protection des enfants, et malgré les inspecteurs des nouveau-nés et des nourrices.

Les nourrices qui prennent ainsi les enfants ne le font que dans un but de gain et ne se gênent pas pour laisser l'enfant emmaillotté, garrotté pour ainsi dire pendant qu'elles s'en vont aux travaux des champs, laissant l'enfant crier, pleurer, ne le changeant pas quand il s'est sali, lui donnant de la soupe au lieu de lait, le faisant dormir par force en lui administrant de la tisane de pavots, comme cela a eu lieu chez l'enfant d'une de nos clientes; aussi n'est-ce qu'en tremblant que nous laissons partir ces petits êtres frais et roses, qui reviennent le plus souvent malingres et chétifs, quand ils reviennent.

Aussi est-il préférable, quand on le peut, d'avoir une nourrice chez soi; on peut au moins la surveiller à toute heure du jour, et diriger son alimentation et son genre de vie selon les saines lois de l'hygiène.

C'est surtout à l'alimentation qu'il faut apporter ses soins : car pour que le lait soit bon, c'est-à-dire bienfaisant pour l'enfant, il faut en puiser les éléments dans une nourriture saine, variée, composée de viandes, de légumes, de fruits mûrs, d'œufs et de laitage, et écarter du régime les acides, les épices, les fruits verts, les alcooliques, le café.

Il faudra aussi éviter à la nourrice les sujets d'émotion ou de contrariété trop vive.

Chaque jour, elle devra faire une promenade, en portant son nourrisson.

Il sera toujours sage de l'accompagner.

Le choix de la nourrice a, on le comprend, une importance capitale.

La faiblesse et l'imperfection des organes de l'enfant le rendent très susceptible à l'influence des objets qui l'environnent. Si l'enfant tient de sa mère une disposition maladive héréditaire on choisira une nourrice d'une constitution contraire, si la mère est blonde, grasse, lymphatique, la nourrice sera brune, maigre, nerveuse ou sanguine, parce que le lait, qui fait presque toute la nourriture du premier âge, se ressent non seulement de la constitution de la nourrice qu'il communique plus ou moins à l'enfant, mais se ressent encore d'une manière remarquable de son régime, de ses impressions au physique comme au moral.

Outre cela, il faudra s'enquérir avec la plus grande sévérité de ses antécédents de famille : rechercher s'il n'y a pas eu dans ses ascendants des affections de la poitrine, des cancers, des épileptiques, s'informer de son enfance, des maladies qu'elle a eues, de la santé de ses enfants.

Ces renseignements pris, on examinera les seins, qui devront être fermes et arrondis, avec un mamelon saillant.

Sa taille devra être moyenne, et son âge de vingt-cinq à trente ans.

Le lait de bonne qualité sera d'une couleur légèrement opaline, clair, non gluant, et sa quantité variable de 110 à 130 grammes à chaque tétée ; il sera du reste facile de s'en assurer, en pesant l'enfant avant et après chaque repas.

L'état de grossesse altère le lait de plusieurs nourrices : non seulement sa quantité diminue, mais sa qualité s'altère ; il devient séreux et cause des coliques et de la diarrhée.

On exagère cependant beaucoup les dangers que courent les enfants à la mamelle quand la nourrice devient enceinte ; dans ce cas, on prendra pour règle l'état où se trouvent l'enfant et la nourrice ; tant que l'enfant se porte bien, il n'y a aucun motif pour cesser l'allaitement.

La présence des règles ne sera pas non plus une contre-indication absolue si la nourrice est robuste et si l'enfant ne dépérit pas.

Si la nourrice est malade, il est préférable de cesser de faire prendre le sein ; dans ce cas, l'allaitement est préjudiciable à l'enfant.

Nous avons déjà dit qu'il fallait éviter aux nourrices les émotions de tout genre : c'est qu'en effet les passions violentes donnent en un instant au lait des qualités pernicieuses, et, s'il est permis de douter de l'influence des passions morales de la nourrice sur le moral de l'enfant, il est au moins incontestable qu'elles sont très nuisibles sous le rapport physique.

Il est arrivé que l'allaitement pratiqué dans un accès de colère a produit de la diarrhée et des convulsions mortelles, etc.

Allaitement artificiel. — Enfin, quand il y a impossibilité matérielle pour la mère de nourrir son enfant ou d'avoir une nourrice, il faut recourir à l'*allaitement artificiel*, qui, appliqué par une mère dévouée, aimante, intelligente, donne des résultats satisfaisants, si on les compare à ceux obtenus par les nourrices de la campagne.

Mais, pour cela, la grande question est le lait : or chacun sait combien il est difficile de se le procurer pur avec toutes ses qualités bienfaisantes.

Il peut se faire que le laitier soit honnête et donne son lait tel qu'il sort du pis de la vache; mais la plupart des vacheries de Paris sont peuplées de vaches malingres, souvent atteintes de tuberculose, donnant par conséquent un produit détestable, incapable de faire face à une bonne alimentation.

Aussi, depuis quelques années, existe-t-il à Paris une nouvelle branche d'industrie qui consiste à donner du lait aussi pur que possible, vendu en bouteilles cachetées, provenant de fermes plus ou moins éloignées de la capitale : ce lait peut être analysé, et, s'il est frelaté, la ferme dont il provient est rendue responsable.

Il est donc possible de se procurer du lait à peu près parfait, qui sera administré à l'aide du biberon; dans les premiers jours de la vie, on en donnera environ un litre dans les vingt-quatre heures, on aura soin de le donner tiède, étendu d'un tiers, puis d'un quart d'eau pure et légèrement sucrée. On augmentera la dose au fur et à mesure de la croissance de l'enfant.

Vêtements du nourrisson. — Nous avons vu comment il fallait habiller le nouveau-né; rien ne sera changé pendant les quatre ou cinq premiers mois; on aura soin seulement de veiller à ce qu'il ne soit pas trop serré, que sa poitrine ne soit pas comprimée, que ses mouvements soient libres; il sera bon de laisser de temps en temps la partie inférieure du maillot ouverte et flottante.

Vers le cinquième mois, on pourra commencer à habiller l'enfant, c'est-à-dire à lui mettre une petite robe, des bas et des chaussons en laine, et, dès qu'il sera assez fort pour marcher, de petits souliers bien ajustés à ses pieds.

Tant que l'enfant ne peut se tenir sur ses jambes, il doit être porté sur les bras de sa mère ou de sa nourrice, de façon qu'il soit *complètement assis sur le bras, les cuisses appuyées également*, et *les pieds placés sur le même plan;* de cette façon, tous les muscles sont dans l'état de repos, parce qu'ils ne sont contraints à aucun effort pour se maintenir en équilibre.

Dès que l'enfant pourra marcher, il faudra le tenir par la main pour lui donner un point d'appui, ce qui sera bien préférable à toutes les *lisières* que l'on emploie, qui ont l'inconvénient de comprimer la poitrine, d'habituer l'enfant à se pencher en avant, et de gêner ainsi le libre exercice de ses fonctions respiratoires.

C'est à ce moment que l'on fera bien de couvrir la tête de l'enfant d'un *bourrelet* protecteur, préservant la tête des chutes, des contusions; ce *bourrelet* sera en paille, et très léger.

Le *chariot roulant* dans lequel on place l'enfant, et qu'il peut rouler tout seul, a surtout pour but d'apprendre à l'enfant à remuer ses pieds et à régulariser le mouvement de ses jambes : c'est un appareil simple, commode et sans inconvénient pour lui.

Les *petites voitures*, dans lesquelles on place les enfants pour les promener et prendre l'air, ne sont pas toujours exemptes de danger; elles sont en effet une cause fréquente de refroidissements qui peuvent dégénérer en maladies graves; aussi, lorsque l'on s'en servira, devra-t-on couvrir convenablement l'enfant, éviter que le vent ne frappe trop violemment son petit visage, et au besoin adapter à la voiture un rideau de gaze très légère.

Toilette, lotions, frictions, bains. — Les enfants doivent être tenus dans la plus grande propreté, et pour cela il faut chaque jour faire leur toilette.

Quand l'enfant sera réveillé, après qu'il aura tété, on se placera devant le feu si l'on est en hiver, et on procédera à un lavage de la tête aux pieds à l'aide d'une éponge imprégnée d'eau tiède, additionnée d'un peu d'eau de Cologne. Une fois bien essuyé, on le saupoudrera de poudres d'amidon, de riz ou de lycopode, surtout dans les jointures et les parties où les excoriations sont le plus à craindre.

Il est bien entendu que, chaque fois que l'enfant se sera sali dans la journée, il faudra le nettoyer et changer sa couche.

La tête du nourrisson réclame les mêmes soins que le reste du corps : elle devra être tenue avec une propreté excessive, afin d'éviter l'accumulation de ces croûtes qui forment la *calotte,* et qui n'est autre chose qu'une agglomération de sueur et de crasse pour laquelle l'ignorance, hélas ! professe encore un profond respect.

Cette *calotte,* ce *chapeau,* comme l'on dit dans les campagnes, est une véritable souffrance pour l'enfant : elle exhale parfois une odeur repoussante ; elle est le séjour des poux et donne lieu à de vives démangeaisons ; les enfants se grattent et s'écorchent ; il se forme de véritables ulcérations qui suppurent et les débilitent fortement.

C'est alors qu'apparaissent ces pratiques bizarres et funestes d'envelopper la tête de feuilles de chou, de bette, de compresses graissées qui entretiennent la chaleur et réduisent le cuir chevelu en une plaie ulcéreuse infecte. Les malheureux enfants pleurent nuit et jour, ne tardent pas à s'étioler et finalement à succomber à une affection cérébrale.

Le meilleur moyen de remédier à cet état est de couper les cheveux aussi ras que possible et d'enduire la tête d'*huile de cade.*

Le lendemain, à l'aide d'une brosse très douce trempée dans de l'eau savonneuse, on détache en quelque sorte écaille par écaille cette véritable cuirasse, et l'on procède de la sorte jusqu'à ce qu'elle ait complètement disparue ; on laissera l'enfant tête nue.

De toute façon, les cheveux des enfants doivent être courts, peignés et brossés tous les jours.

Des frictions sèches à l'aide d'un morceau de flanelle, et mieux de flanelle de pin maritime, tissu très doux et très odorant, rendent la peau moins impressionnable aux variations atmosphériques et aident à son parfait fonctionnement.

Les bains seront fréquemment donnés, comme nous l'avons indiqué.

Les *croûtes de lait*, vulgairement connues sous le nom de *gourme*, sont constituées par des pustules d'où s'échappe un liquide jaunâtre, qui se dépose en croûte épaisse sur la figure, occasionnant de vives démangeaisons qui jettent souvent les enfants dans une surexcitation extrême et les mères dans une grande inquiétude.

Ces *croûtes* dépendent presque toujours d'un état constitutionnel résultant d'un mauvais régime alimentaire, d'une nourriture trop lourde, échauffante; aussi n'est-il pas rare de les voir apparaître surtout à l'époque du sevrage.

C'est encore un préjugé de croire que ces *croûtes* soient un *bénéfice de santé;* il faut au contraire les faire disparaître au plus vite, sous peine de cicatrices indélébiles.

Pour remédier à cet état, il faut avant tout modifier la nourriture et le régime de l'enfant, s'ils sont défectueux; prescrire de grands bains, lotionner les croûtes avec de l'eau de mauve, les recouvrir de cataplasmes de fécules, les saupoudrer de farine d'amidon très sèche, les brosser plusieurs fois par jour, avec une brosse de chiendent, puis administrer à l'intérieur comme modificateurs :

    1° Rhus toxicod. 3e dil..............   10 gouttes.
       Eau sucrée .... 125 grammes.
    2° Viola tricol. 3e dil ....   10 gouttes.
       Eau sucrée..................... 125 grammes.

dont on donnera une cuiller à bouche trois fois par jour, un jour l'un, un jour l'autre.

On renouvellera au besoin.

Dentition. — La dentition est une crise toujours douloureuse, quelquefois terrible à passer pour le baby, puisque le tiers environ succombe pendant cette période, à la suite des troubles graves qu'elle occasionne souvent.

Il est rare que les dents percent avant la naissance; c'est le plus souvent du sixième au huitième mois qu'elles apparaissent, bien qu'il y ait encore là un grand nombre d'exceptions, puisqu'il n'est pas extraordinaire de voir des éruptions dentaires tardives, c'est-à-dire qui n'apparaissent qu'au bout de quinze, dix-huit et vingt mois.

Mais en général, quand tout se passe convenablement, un enfant de deux ans doit avoir vingt dents parfaitement sorties.

Ces vingt dents, appelées dents de lait, se montrent dans un certain ordre et d'une manière successive.

D'abord apparaissent les *deux incisives moyennes de la mâchoire inférieure*, puis *celles de la mâchoire supérieure;* puis, six semaines ou deux mois après, les *deux incisives latérales supérieures;* deux mois se passent encore, et apparaissent alors, à trois ou quatre jours d'intervalle, les *deux incisives latérales inférieures* et les *quatre premières molaires.*

L'enfant a alors douze dents; la nature prévoyante le laisse reposer, et ce n'est que trois ou quatre mois après que sortent les *quatre canines;* nouveau repos de trois à quatre mois, et apparition des *quatre grosses molaires.*

L'enfant a alors accompli sa première dentition, c'est-à-dire qu'il a vingt dents.

Ce travail est toujours accompagné de phénomènes qui troublent plus ou moins la santé des enfants.

Les premiers symptômes se passent du côté des gencives, qui se gonflent et deviennent chaudes et douloureuses, en même temps qu'une salivation presque continuelle s'écoule de la bouche du bébé : il porte les mains à sa bouche, s'empare de tout ce qu'il trouve pour le mordiller et apaiser par le frottement ou la compression le prurit désagréable qu'il éprouve.

C'est alors que l'on donne le *hochet*, qui, il faut le dire, n'a aucune influence sur l'évolution des dents. Le meilleur hochet se compose d'un cercle d'ivoire, ou d'un simple bâton de guimauve; en tout cas, il faut éviter avec soin les hochets en métal, surtout ceux qui sont garnis de boules ou de clochettes, qui se détachent et que les enfants peuvent avaler.

Les symptômes du côté des gencives ne sont pas les seuls à se manifester : à cette époque apparaissent aussi sur les joues des poussées érythémateuses connues sous le nom de *feux de dents ;* il s'établit aussi parfois une diarrhée qui, si elle est modérée, sera considérée comme salutaire et ne devra pas être enrayée; d'autres fois aussi, ce sont des ophtalmies souvent rebelles, des accès de toux, des convulsions, qui troublent plus ou moins la santé de l'enfant.

Pendant toute l'évolution dentaire, il faut considérer l'enfant comme un malade qui a besoin des plus grands soins, des plus grands ménagements : aussi surveillera-t-on ses repas, qui devront être pris *régulièrement ;* on le préservera du froid, de l'humidité, du soleil trop ardent.

On combattra la constipation par de petits moyens hygiéniques : onctions sur le ventre avec l'huile d'amandes douces; sirop de chicorée à la dose de une cuiller à café; petits lavements à l'eau de son avec ou sans miel.

Si la diarrhée est très intense, on administrera des lavements d'eau d'amidon et de l'eau albumineuse gommée.

Si la turgescence des gencives est très développée, on prescrira des frictions faites avec un mélange de gomme arabique et de glycérine, ou un mucilage de graines de lin, que l'on portera avec le bout du doigt sur les gencives, en les frictionnant doucement; cette pratique est presque toujours suivie de soulagement.

En général, contre tous les malaises provenant de la dentition, on donnera toutes les trois heures une cuiller à bouche de :

> Chamomilla 6e dil................ 10 gouttes.
> Eau sucrée .... 125 grammes.

On pourra encore consulter : *Kreosote* à la 12e dilution.

Sevrage. — L'apparition des dents est une indication que les organes de l'enfant sont assez forts pour supporter une nourriture plus substantielle que le lait.

Aussi n'est-ce qu'après l'apparition des dents qu'il sera question de le sevrer, *sans s'occuper de son âge.*

Il ne faudra donc jamais, à moins d'*indications spéciales*, sevrer un enfant qui n'a pas encore de dents.

Pour le *sevrer complètement*, il faudra attendre en général que le travail de la dentition soit achevé ou qu'il ait au moins douze dents.

Il faudra le sevrer peu à peu, et de préférence à l'automne ou au printemps.

Toutefois il sera bon de continuer l'allaitement jusqu'aux douzième et quinzième mois, époque à laquelle les canines doivent avoir fait leur apparition.

Pour sevrer un enfant, il faut tout d'abord l'habituer à moins teter et à boire davantage de lait de vache : on éloigne peu à peu les *tétées du sein*, pour ne les permettre que matin et soir, puis finalement les supprimer tout à fait.

C'est alors qu'il faudra être très réservé sur l'alimentation à donner, car il ne faut pas oublier que l'alimentation prématurée est une des causes de mortalité les plus fréquentes du premier âge.

On commencera donc par de légères panades très cuites, des fécules, de légers potages maigres et gras à la semoule, au tapioca; puis, si on l'admet à la table générale, on lui donnera à sucer un os de poulet ou de côtelette, un morceau de pain trempé dans le jus de viande, un œuf; progressivement on arrivera à donner un morceau de blanc de volaille, de viande blanche, quelques légumes bien cuits, des fruits très mûrs en petite quantité.

Il faut éviter de donner de la viande crue, comme on le fait aujourd'hui, parce qu'elle prédispose au ver solitaire.

La boisson consistera en eau coupée de vin rouge en petite quantité; jamais de vin pur ni de café.

Que les repas soient toujours bien réglés et pris avec modération.

Vaccination. — Il est prudent de vacciner l'enfant aussitôt que possible; l'époque la meilleure est du quatrième au cinquième mois. A cette époque, en effet, il a déjà pris un peu de force, et le travail de la dentition n'est pas encore commencé.

Le vaccin détermine toujours un peu de fièvre et un certain gonflement des bras ; il n'y a aucune précaution à prendre contre tous ces symptômes, assez anodins du reste ; il suffit de garantir les enfants contre toute variation brusque de température et de supprimer les bains généraux pendant tout le temps que dure l'évolution des pustules, c'est-à-dire vingt-cinq jours environ.

Le meilleur vaccin est sans contredit celui qui se transmet de bras à bras, pris sur un enfant sain ; c'est une erreur de croire que l'on nuit à l'enfant en prenant de son vaccin ; cela ne lui fait aucun mal et n'empêche nullement qu'il soit préservé. L'épidémie de variole n'empêche pas la vaccination ; ce serait au contraire une raison de plus de se hâter.

Seconde enfance. — L'enfant grandit, ses forces augmentent, ses organes se développent peu à peu ; après avoir traversé les mille petits maux qui viennent troubler sa santé, il arrive à l'âge de sept ans, époque où commence ordinairement la seconde dentition.

Déjà, certaines aptitudes de l'enfant se sont fait jour ; son caractère se dessine, son intelligence tend de plus en plus à se développer sous les sages conseils de ceux qui l'entourent, sous les bons exemples qui frappent sa jeune imagination.

Sept ans ! c'est l'âge où l'on commence les études, où l'œil sévère du maître tient en repos pendant des heures bien trop longues cette jeune intelligence à peine éveillée et qui doit être attentive à des leçons souvent arides et le plus souvent encore incompréhensibles.

C'est à cette époque surtout que les parents doivent surveiller l'éducation des enfants, que l'on abandonne généralement trop tôt à des étrangers, qui souvent, méconnaissant leur caractère et leurs aptitudes, faussent leur jugement, leur intelligence et leur cœur.

Ce n'est pas chose facile que d'élever un enfant; c'est surtout à la femme, à la *mère* que ce soin appartient, et c'est avec raison que l'on a dit que l'avenir de l'enfant dépendait toujours des sentiments qu'elle lui avait inculqués. C'est elle, en effet, qui saura découvrir les dispositions, les tendances de son esprit; qui saura réprimer certaines fautes, encourager certaines aptitudes, en un mot diriger l'enfant vers les aspirations de son esprit et de son intelligence.

Il existe souvent pendant cette seconde enfance, vers la onzième ou douzième année, un état de langueur intellectuelle, de paresse pour tout travail de l'esprit, qui fait dire communément que l'enfant est en *retard* et qui donne de grandes inquiétudes pour son avenir; en général, si l'enfant se trouve dans de bonnes conditions hygiéniques, cet état passe, état qui tient évidemment à ce que toutes ses forces vitales se déploient pour son accroissement et son développement physiques; il est en quelque sorte épuisé par ce travail de formation. Dans ce cas, il ne faut pas le pousser à un travail exagéré, il faut pour ainsi dire le laisser voler de ses propres ailes; cet arrêt se rattrape souvent très vite, entre seize et dix-sept ans.

C'est aussi à cette époque que la voix perd son timbre enfantin pour devenir plus grave, plus mâle.

Chez la jeune fille apparaît un phénomène plus important, plus capital, d'où dépendra souvent sa santé à venir : l'*apparition des règles*.

C'est en effet de douze à quinze ans, dans nos climats, que les jeunes filles atteignent l'âge de la puberté, c'est-à-dire l'âge où les organes génitaux ont acquis tout leur développement.

Ce moment, tout à fait critique pour elles, s'annonce ordinairement par des malaises généraux, des troubles bizarres du système nerveux, des variations de caractère, du gonflement des seins, quelques douleurs dans le ventre et dans la région des reins; puis, après quel jours, il se fait une légère hémorrhagie qui reviendra mensuellement, quoiqu'il soit rare que cette fonction s'établisse d'emblée franchement : nous aurons à y revenir dans un chapitre spécial.

Adolescence. — Jusqu'à l'âge de dix ou douze ans, les enfants ont pu sans inconvénient être élevés ensemble, recevoir la même éducation, participer aux mêmes plaisirs.

Mais, cet âge venu, les travaux et les plaisirs ne sont plus les mêmes; le jeune homme commence ses études sérieuses, et la jeune fille l'éducation qui en fera un jour une épouse et une mère.

C'est à cette période de la vie, où se forment définitivement tous les organes, toutes les fonctions, qu'il faut surveiller avec soin l'hygiène et l'alimentation. En général, l'appétit est vif, et une alimentation substantielle est nécessaire.

Les vêtements seront aussi l'objet d'une surveillance spéciale; on laissera les modes souvent extravagantes pour ne s'occuper que du côté pratique et utile; les vêtements seront amples, le pantalon devra descendre jusque sur la bottine ou le soulier, retenu par des bretelles élastiques, ne pas être trop serré à la taille; le col de la chemise sera suffisamment large pour ne pas comprimer le cou.

De même pour la jeune fille, dont on se gardera bien d'emprisonner la taille dans un dur corsage de baleines, qui refoulerait et comprimerait les organes abdominaux, s'opposant ainsi à la parfaite évolution de la menstruation. Le plus simple est de lui mettre un corsage en coutil, à bretelles assez lâches, et garni de boutons autour de la ceinture; on supprimera les jarretières; les bas seront maintenus par des lacets s'adaptant au corsage; les bottines seront sans talons, le chapeau léger et suffisamment large.

C'est aussi le moment de la gymnastique, de l'escrime, de l'équitation, etc.; nous en avons déjà parlé dans un précédent chapitre.

Puis peu à peu, sous les règles de cette hygiène bien comprise au physique comme au moral, l'adolescent devient homme : ses muscles s'accentuent, sa taille s'accroît, ses forces augmentent, son courage s'éveille, son esprit se cultive, son intelligence s'agrandit, son cœur se forme, et il entre à pleine voie dans la carrière que ses aptitudes lui ont désignée.

De son côté, la jeune fille devient femme : les contours de sa poitrine, de sa taille s'arrondissent; ses seins se développent; sa chevelure, épaisse, longue et abondante, recouvre ses épaules comme un manteau de roi; son esprit, inquiet, investigateur, cherche sans cesse l'être idéal qu'elle a rêvé, assez fort pour protéger sa faiblesse, assez tendre pour répondre à sa tendresse; son cœur, tout formé de charité et d'affection, ne laisse passer aucune occasion de satisfaire ces dons qu'elle a reçus du ciel.

Tout en elle semble dire qu'elle a été créée pour aimer et être aimée.

Physionomie de l'enfant malade. — Les enfants ne savent rendre que très imparfaitement les sensations qu'ils éprouvent; il n'est pas rare de les voir répondre tout de travers aux questions qui leur sont posées pour porter un diagnostic certain sur leur maladie. Quand ils sont tout petits, la difficulté est encore plus grande, puisque les enfants ne parlent pas encore; aussi nous a-t-il paru intéressant et utile de rechercher l'expression de la physionomie dans les diverses maladies qui peuvent survenir; non pas que les mères doivent faire de la science, mais, comme l'a dit le docteur Fonssagrives, elles doivent aider efficacement le médecin à sauver son malade, en remplissant les lacunes que l'intervalle de ses visites laisse dans une observation qui, pour être irréprochable, devrait être continue. En un mot, la mère doit être l'auxiliaire et l'interprète du médecin.

A sa naissance, la peau de l'enfant présente une coloration rougeâtre, qui disparaît du sixième au huitième jour, pour faire place à une coloration jaunâtre.

Quelquefois aussi, la peau est d'un jaune très foncé : il y a jaunisse, ce qui indique le passage de la bile dans le sang, signe d'une altération des fonctions du foie.

Dans la coqueluche, la face est rouge, puis bleuâtre. Dans la pneumonie, la pommette qui correspond au côté du poumon malade est souvent plus rouge que l'autre.

Dans la méningite, la rougeur de la face alterne avec la pâleur, et c'est même un signe de diagnostic de la maladie.

Dans les maladies du cœur, la peau et les lèvres ont une teinte bleuâtre, cyanosée; dans les affections du larynx, les lèvres prennent une teinte foncée violacée, d'autant plus intense que la maladie est plus avancée.

Dans les maladies des voies digestives, la face a une

8.

teinte plombée, les yeux sont cernés, les lèvres pâles et décolorées.

Les enfants que menace une fièvre éruptive ont une coloration rougeâtre, vultueuse de la peau.

Si un enfant pousse de petits cris plaintifs, si sa paupière supérieure est légèrement abaissée, s'il louche, si l'une des commissures labiales est déviée, s'il a des convulsions de la face, et qu'il reste immobile dans un profond sommeil, il y a tout lieu de redouter une méningite.

Un enfant qui a une toux rauque, une respiration sifflante, de l'angoisse, après deux ou trois jours de malaise, de fièvre est atteint du croup.

S'il a le teint plombé, les yeux cernés, le blanc de l'œil bleuâtre, la pupille dilatée, s'il se frotte le nez, si son haleine a une odeur fade, s'il se plaint de coliques, il est probable qu'il a des vers.

Un enfant qui a le visage frais et gras, le nez gros, les lèvres épaisses, des croûtes au bord des cils, des glandes autour du cou, est atteint de scrofule.

Nous avons rapidement passé en revue les grandes fonctions qui ont lieu au sein de notre organisme : l'enfant pris au berceau est devenu un homme.

Il est indispensable maintenant de connaître quelques points importants, soit pour se diriger, soit pour comprendre et assister son médecin.

La puissance qui met en jeu tous nos organes est la *force vitale* en vertu de laquelle tous les êtres organisés existent pendant un certain temps, et qui préside aux fonctions de tous nos organes, qui régit tout en un mot dans l'économie vivante.

Il ne faut donc pas voir dans notre organisme, ainsi que l'enseigne l'école matérialiste, que des phénomènes qui peuvent s'expliquer par les lois de la physique et de la chimie, et faire de nos organes de véritables creusets.

Claude Bernard, l'illustre professeur du Collège de France, dans une de ses savantes leçons a prouvé *expérimentalement* que l'on ne pouvait assimiler notre économie à une cornue, et a démontré que tous les phénomènes physiques et chimiques qui se passent au sein de notre économie sont sous la dépendance des *phénomènes vitaux*, qu'il faut modifier si l'on veut modifier à leur tour les premiers.

Ces phénomènes vitaux sont les grands régulateurs par les mains desquels tout doit passer : et l'intervention chimique ou physique sur l'économie ne se fait que par leur intermédiaire.

La *force vitale* est le principe immatériel qui préside aux phénomènes vitaux; or, la maladie n'étant au début qu'un désaccord, un trouble survenu dans cette force vitale chargée de présider à toutes nos fonctions, c'est à elle qu'il faudra s'adresser dans les maladies, pour l'*équilibrer*, la *renforcer* si elle est affaiblie, l'*amoindrir* si elle est trop forte.

Pour guérir, il ne s'agit donc pas de s'adresser à tel ou tel organe; ce serait le plus souvent frapper à faux sur des parties innocentes, car toutes les maladies débutent par des lésions de sensation (phénomènes vitaux physiques), puis par des lésions de fonctions (phénomènes vitaux chimiques) et enfin par des lésions de tissus, conséquence des troubles vitaux physico-chimiques.

Aussi est-ce pour cette raison que les médicaments ne doivent jamais être violents, sous peine de devenir le pavé de l'ours de la fable.

C'est qualitativement et non quantitativement que les remèdes agissent comme modificateurs de cette force vitale; ils ont une action purement dynamique.

En médecine du reste, il ne faut pas avoir de parti pris, et la sagesse du médecin doit être de prendre son bien là où il le trouve et de se rappeler éternellement cette maxime de l'un des plus grands médecins du siècle :

« Quand il s'agit de l'art de guérir, négliger d'apprendre est un crime. » (Hahnemann).

Il devra toujours rechercher comment il devra guérir son malade selon le précepte de Celse : sûrement, promptement, agréablement.

SEPTIÈME PARTIE

PHARMACIE

AUTREFOIS, il était d'usage, dans toutes les maladies, d'abreuver les malades de tisanes diverses plus ou moins composées, qui n'avaient aucun but utile, et qui le plus souvent surchargeaient l'estomac et produisaient des transpirations affaiblissantes.

Aujourd'hui, on peut le dire sans crainte d'être démenti, le règne de la tisane est passé.

Seulement, comme il est de toute importance de calmer la soif dans les maladies aiguës, de donner dans certaines circonstances des boissons adoucissantes, nous indiquerons quelques recettes, qui ne nuisent en rien aux prescriptions médicales ordonnées.

Dans les *maladies aiguës*, qui sont en général caractérisées par une fièvre plus intense, une soif inextinguible, il serait impossible de ne pas satisfaire au besoin du malade, qui demande à boire.

Donc, les boissons permises dans ce cas seront :

Légères infusions de mauves,

Légères infusions d'orge,

Eau panée,

Eau sucrée additionnée d'une cuiller à café de vieux cognac par verre d'eau,

Eau de riz ou de gruau.

Pour faire de l'eau panée, prenez cent grammes environ de mie de pain, qui sera placée dans un morceau de mousseline convenablement nouée; placez ce petit sac dans une terrine de terre contenant environ deux cent cinquante grammes d'eau ; vous laissez bouillir pendant vingt à vingt-cinq minutes environ, vous retirez du feu, et pressez le sac dans l'eau même où il se trouve; une fois cette opération faite, vous sucrez à volonté et en donnez par petites tasses à café.

Cette eau est quelquefois trop nourrissante ; il faut alors la préparer en faisant simplement bouillir pendant dix à douze minutes des croûtes de pain dans de l'eau que l'on sucre et qu'on filtre.

Pour préparer l'*eau de riz*, prenez une poignée de riz sur laquelle on versera de l'eau bouillante; on mettra sur le feu, et, dès que l'eau commencera à bouillir, on la jettera sans toucher au riz, on versera alors sur le riz resté au fond du vase la même quantité d'eau, et, au bout d'un quart d'heure de cuisson, on passera en pressant un peu sur le riz.

Les *eaux d'orge et de gruau* se préparent de la même façon; toutefois, pour le gruau, on se dispense de jeter la première eau, parce que le gruau ne contient pas le même principe âcre qui se trouve dans le riz et dans l'orge.

Dans les plaies, on emploie de préférence l'eau arnico-phéniquée :

      Arnica............................. 15 grammes.
      Acide phénique....................   2   —
      Glycérine......................... 30   —

soit en lotions, soit en compresses à demeure.

Dans les contusions on aura recours au mélange suivant :

      Alcool camphré..... .... 50 grammes.
      Eau blanche....................... 50   —
      Arnica 50   —

Dans les maux de gorge et les gonflements inflammatoires des amygdales, on se trouve bien de donner du *lait d'amandes*, qui se prépare de la façon suivante :

Pour un verre d'eau, on pile six amandes douces dans un mortier, après les avoir préalablement dépouillées de leur écorce ; on les réduit en pâte, et l'on verse le lait ou l'eau peu à peu, pour que le mélange s'opère mieux. On donne cette boisson chaude par petites tasses à café, en recommandant de la tenir quelque temps dans la bouche et au fond de la gorge si cela est possible.

C'est une boisson très adoucissante.

Le *sirop de mûres* à la dose de une cuiller à bouche

pour un verre d'eau est légèrement astringent, en raison du tannin que contient le fruit; il convient surtout au début des amygdalites (angines), en *gargarisme* et en *boisson.*

Les *toux* sont de plusieurs sortes ; si elles proviennent du larynx, par suite d'une irritation produite par le froid, le *lait caramélé* sera un bon calmant.

Ce lait caramélé se prépare de la façon suivante :

On fait fondre dans une tasse de lait chaud un morceau de sucre comprimé entre les branches d'une pincette chauffée au rouge; pendant ce temps, on remue le mélange, on y ajoute quelques gouttes de kirsch, et on le donne aussi chaud que possible (voir *Bouillons de santé*).

Si elles proviennent de la poitrine et qu'elles soient la conséquence d'une irritation simple des bronches, on donnera la décoction de *pommes reinettes*, surtout quand il y a sécrétion de glaires et de mucosités : on fait bouillir trois pommes coupées par quartier, on filtre et on sucre avec du sirop de tolu ou de gomme parfaitement pur.

Dans les *diarrhées*, la boisson la plus convenable est l'*eau albumineuse*, qui se prépare à l'aide de six blancs d'œufs pour un litre d'eau sucrée avec du sirop de gomme, ou bien encore cinquante grammes de *glycérine pure* incorporés dans un litre d'eau, sucrée à volonté; l'*eau de riz*, dont on se dégoûte facilement, a aussi son avantage, ainsi que l'*eau panée*.

Les *maladies chroniques* qui permettent l'usage de différentes boissons sont nombreuses.

Dans les cas de ce genre, on doit toujours se rappeler qu'il faut chercher à remonter les forces du malade déjà affaibli par la maladie, et pour cela donner des boissons qui, en stimulant les fonctions digestives, augmentent ses forces et sa résistance vitale.

Aussi ne sera-t-il pas question de tisanes, mais bien de boissons toniques, telles que :

L'eau vineuse,

La décoction de malt,

Le vin de Bordeaux-Souverain,

L'eau additionnée de cognac.

L'eau vineuse se prépare sucrée ou non, soit avec le vin de Bordeaux simple, soit avec le Bordeaux-Souverain, dans la proportion de un verre à Bordeaux pour un verre d'eau ordinaire.

La décoction de malt se prépare avec la poudre de malt ; on lui préfère généralement la bière de malt, qui renferme toutes les qualités, quand elle est bien préparée, de l'orge germée. C'est la meilleure boisson, avec l'eau alcoolisée, des bronchites chroniques.

Il existe encore des préparations qui ont une certaine utilité dans des cas déterminés et que nous croyons ne pas devoir passer sous silence bien qu'elles appartiennent plutôt à la médecine domestique qu'à la véritable thérapeutique.

Ce sont :

Le thé fait avec les coquilles d'amandes et de noisettes, dont on fait infuser une poignée dans une théière, exactement comme le thé ordinaire, et que l'on sucre au goût du malade.

C'est une boisson assez aromatique et calmante.

La décoction de paille d'avoine, qui pousse aux urines et qui se prépare en plaçant une poignée d'avoine à infuser dans un litre d'eau froide; quand l'avoine est suffisamment ramollie, on jette la première eau, que l'on remplace par même quantité d'eau bouillante; on laisse bouillir pendant un bon quart d'heure; on passe et on sucre.

La décoction de *barbe de maïs* a les mêmes vertus que la précédente, mais s'emploie de préférence dans les maladies de la vessie et des reins, et se prépare de la même façon.

Un grand nombre de personnes ont besoin de prendre après leurs repas une infusion chaude aromatique pour activer les fonctions digestives; nous leur conseillons :

Le café de glands doux (constipe).

Le café de seigle (relâche).

L'infusion de feuilles de cassis.

L'infusion de feuilles de tilleul.

L'infusion de feuilles de faham, particulièrement parfumée et agréable, qui réunit toutes les vertus du thé sans en produire les inconvénients.

La *gelée de lichen* convient particulièrement aux convalescents et aux personnes faibles; elle se prend par cuillerées à bouche dans la journée; elle se prépare de la façon suivante :

On commence par laver le lichen (60 grammes environ) à l'eau bouillante, pour le dépouiller de son principe amer, puis on le fait bouillir pendant une heure dans un demi-litre d'eau.

On passe avec expression, on met le résidu de la liqueur sur le feu en y ajoutant cent vingt grammes de sucre, et l'on agite jusqu'à ce qu'elle entre en ébullition : alors on maintient sur un feu très doux jusqu'à ce que le liquide soit assez consistant pour se prendre en gelée par le refroidissement; on enlève la pellicule qui s'est formée sur la surface, et l'on coule la gelée dans un pot où l'on aura mis quelques gouttes de teinture d'écorces fraîches d'oranges ou de citrons; pour la rendre plus ferme, on peut y ajouter un à deux grammes de colle de poisson.

Les *bouillons de santé* conviennent aux convalescents, aux personnes affaiblies, à celles qui souffrent d'irritations intestinales; ils sont à la fois nutritifs et adoucissants.

On les prépare avec du poulet, du veau, des escargots, des grenouilles, des herbes, etc.

Pour préparer un bon bouillon de santé, il faut prendre un poulet bien en chair, dont on coupe chaque membre en deux; on retire les poumons et les parties sanguines, on dépose les fragments dans une petite

marmite étamée, avec un litre d'eau et une pincée de
sel. Il faut écumer avec soin; on laisse bouillir, et on
ajoute les feuilles jaunes d'une laitue; après quoi on
ajoute une poignée de cerfeuil et quelques feuilles de
poirée; on couvre la marmite en la retirant du feu; une
demi-heure après, on passe au tamis; on a soin de dé-
graisser chaque tasse.

Ce bouillon est léger et très rafraîchissant.

Les bouillons de veau et ceux de grenouilles et
d'escargots, que l'on prescrit dans les *toux sèches*, se
préparent de la manière suivante : on place dans une
casserole douze escargots de vigne et quarante cuisses
de grenouilles ; on fait suer sur un feu doux en les
couvrant, afin de les faire écumer; ensuite on les broie
dans un mortier, et on les fait bouillir dans un litre
d'eau, en y joignant le blanc de quatre poireaux, six
navets coupés par fragments et deux cuillerées à bouche
d'orge perlée. Après avoir écumé le bouillon, on le fait
réduire d'un tiers et on le passe par pression à l'éta-
mine ; on en prend la moitié le matin, la moitié le soir.

Voici encore un bouillon de poulet très bienfaisant
dans les bronchites aiguës ou chroniques :

Faire écumer un poulet dans un litre et demi d'eau,
faire réduire d'un tiers, y ajouter douze jujubes. Après
dix minutes d'ébullition, on met une feuille de pulmonaire, plante de la famille des borraginées, qui est
mucilagineuse et adoucissante; de scolopendre, qui
est légèrement astringente, et agit sur la sécrétion

des voies aériennes en favorisant l'expectoration; de bourrache, qui contient du nitrate de potasse et favorise l'action de la peau et des reins; de tussilage, qui adoucit la toux; on laisse infuser dix minutes après avoir retiré le bouillon du feu, et on passe au tamis. On en prend deux tasses par jour.

Cataplasmes. — Les principaux sont ceux de :
Farine de graines de lin,
De fécule de pommes de terre,
De mie de pain.

Pour préparer un cataplasme de farine de graines de lin, prenez un morceau de mousseline claire; placez de la farine de graines de lin dans une casserole, et peu à peu versez dessus de l'eau bouillante, en ayant soin de bien mêler, jusqu'à consistance d'une bouillie épaisse, et laissez bouillir un instant sur le feu; versez ensuite dans le morceau de mousseline la quantité nécessaire pour la grandeur du cataplasme; retroussez les extrémités du linge, et appliquez-le aussi chaud que possible. Il est souvent utile de renouveler un cataplasme toutes les trois heures.

Le cataplasme de *fécule de pommes de terre* est très adoucissant; il n'a pas, comme le cataplasme de farine de lin, l'inconvénient de produire des rougeurs et de petites éruptions diverses; il se prépare avec :

Fécule de pommes de terre......   60 grammes.
Eau froide.....................   80   —

versez le mélange dans :

> Eau bouillante .... 5oo grammes.

laissez bouillir pendant dix minutes et **retirez** du feu.

Le cataplasme de *mie de pain* se prépare en émiettant la mie de pain avec les mains dans une tasse de lait froid, que l'on fait cuire jusqu'à consistance de cataplasme.

> Mie de pain .... 125 grammes.
> Lait.............................. 25o —

Gargarismes. — Il faut apprendre de bonne heure aux enfants à faire usage des gargarismes, qui rendent *toujours* de très grands services dans toutes les affections de la gorge, soit en la débarrassant de sécrétions morbides, soit en décongestionnant la muqueuse, soit en calmant certaines irritations.

Gargarisme adoucissant :

> Figues grasses................... 5o grammes.

faire bouillir pendant un quart d'heure dans :

> Lait.............................. 5oo grammes.

Gargarisme astringent :

> Alun............................. 5 grammes.
> Sirop de mûres................... 3o —
> Décoction feuilles de ronces ..... 3oo —

Gargarisme au citron :

       Citrons coupés par tranches N° 4.
       Eau bouillante .... 5oo grammes

C'est celui que nous employons de préférence dans les angines couenneuses ou même simplement inflammatoires, pour débarrasser la gorge des membranes qui se détachent par morceaux, et décongestionner la muqueuse de l'arrière-gorge.

Il est souvent utile d'employer le jus de citron recueilli sur une petite assiette et que l'on porte au fond de la gorge à l'aide d'un pinceau; c'est surtout dans l'angine diphthéritique que ce moyen donne de bons résultats et est un excellent adjuvant aux médicaments pris à l'intérieur.

Collyres. — Les *collyres* sont des préparations employées pour l'usage externe dans les maladies des yeux, concurremment avec la médication interne.

Les plus employés sont au nombre de six :

1° *Collyre à l'atropine*, contre l'iritis et les ulcérations de la cornée :

       Sulfate neutre d'atropine........... $0^{gr},05$
       Eau distillée .... 3o   oo

2° *Collyre au nitrate d'argent*, contre la conjonctivite oculo-palpébrale, l'ophthalmie purulente et la kératite au début :

       Nitrate d'argent cristallisé........... $0^{gr},20$
       Eau distillée...................... 3o   oo

3° *Collyre au sulfate de zinc*, contre les hyperémies subaiguës de la conjonctive palpébrale :

    Sulfate de zinc...................... 0^{gr},20
    Eau distillée........................ 30   00

4° *Collyre au laudanum*, contre les taies de la cornée et l'hyperémie chronique de la conjonctive :

    Laudanum......................... ⎫ $\overline{aa}$ 2 grammes.
    Eau distillée..................... ⎭

5° *Collyre contre l'inflammation simple de la conjonctivite* :

    Euphrasia T. m. .... 20 gouttes.
    Eau simple..................... 60 grammes.

6° *Collyre contre l'inflammation du bord libre des paupières (blépharite)* :

    Borax............................. 0^{gr},50
    Eau 50   00

Ces différents collyres s'emploient à la dose de cinq à six gouttes, que l'on verse entre les paupières légèrement relevées en haut et en bas, ou bien en bains à l'aide d'une œillère deux à trois fois par jour, suivant les cas.

Lavements. — Les lavements sont très souvent employés dans la médecine de l'enfance; il est bon toutefois de ne pas en abuser et de ne les administrer que quand il y a urgence.

Les *lavements d'eau froide* constituent un excellent moyen de combattre la constipation, et par suite les migraines et les vertiges qui en sont la conséquence.

Lavements émollients :

    Semences de lin .... 15 grammes.

faites bouillir dans

    Eau 250   —

et passez.

    Son (contenu dans un sac fermé). 60 grammes.
    Eau 250   —

Faites bouillir et passez avec expression.

Lavement d'amidon .

Eau tiède...................... un verre.
Amidon cru...................... une cuillerée à bouche.

Contre la diarrhée.

Lavement au sel marin :

Eau tiède...................... un verre.
Sel gris...................... une cuillerée à bouche.

Contre la congestion de la tête (*laxatif léger*).

Lavement laudanisé :

Eau tiède...................... 3/4 de verre.
Laudanum...................... 6 gouttes.

Contre la diarrhée avec coliques.

Lavement purgatif :

Huile de ricin........................	40 grammes.
Jaune d'œuf........................	1
Eau........................	300 —

Lavement vermifuge :

Eau tiède........................	3/4 de verre.
Suie de cheminée........................	2 cuillerées à café

Il est quelquefois utile chez les enfants de placer dans l'anus de petits *suppositoires*, qui se font avec un morceau de gros savon de Marseille taillé en forme de cône.

Dans la période ultime de quelques maladies graves, où les malades, arrivés à un état d'épuisement tel que l'estomac se révolte contre toute substance qui lui est donnée, on se trouve bien d'administrer des *lavements nutritifs* qui prolongent la vie des malades, en leur permettant d'introduire dans leur économie quelque nourriture.

On les prépare, ainsi que l'a conseillé M. Fonssa-grives, avec :

Bouillon de bœuf........................	240 grammes
Tapioca........................	4 —

faire cuire légèrement et refroidir, puis on ajoute :

Pulpe de bœuf cru........................	30 grammes.
Diastase........................	15 —

Ces deux dernières substances sont mélangées ensemble dans un mortier, passées sur un tamis très fin et incorporées au bouillon.

Ces lavements peuvent encore se préparer plus simplement, mais d'une façon moins active, en mélangeant un tiers de vin de Bordeaux à deux tiers de bouillon.

Les *lavements de lait* ou *d'eau sucrée* sont aussi souvent prescrits dans les affections vermineuses des enfants.

Boîte de médicaments. — Nous conseillons à chaque mère de famille de se munir d'une boîte de secours, dans laquelle elle pourra trouver de suite les différents médicaments préconisés dans le cours de cet ouvrage.

TEINTURES.

Arnica..........................	100	grammes.
Laudanum	30	—
Perchlorure de fer.............	30	—
Ammoniaque....................	60	—
Alcool camphré.................	100	—
Glyco-phénique au 10e..........	100	—
Emétique.......................	3 paquets de 0 ^{gr}, 10 chacun.	
Ipéca..........................	2 paquets de 1 ^{gr}, 00 chacun.	
Un rouleau de taffetas à l'arnica.		

TRITURATIONS (flacon de 4 gram.).

Arsenicum	1re	trituration.
Arséniate de quinine...............	1re	—
Baryta carbonica..................	3e	—

Calcarea	3e	trituration.
Hepar sulfuris	1re	—
Kali bichromaticum	3e	—
Kali carbonicum	1re	—
Mercurius corrosivus	1re	—
Mercurius (chloro-iodure)	1re	—
Spongia tosta	1re	—
Sulfate de quinine	1re au 10e	—

Granules :

Au milligramme :

Arséniate de fer.

Arséniate de quinine.

Quassine.

Hydro-ferro-cyanate de quinine.

Au demi-milligramme :

Arséniate de strychnine.

DILUTIONS (flacon de 4 gram.).

Aconit	1re	dilution.
Acide phosphorique	3e	—
Actæa racemosa	1re	—
Belladone	1re	—
Brome	1re au 10e	(flac. bleu).
Bryonia	1re	dilution.
Cantharis	3e	—
Cactus grand	1re	—
Carbo vegetabilis	3e	—
Chelidonium majus	1re	—
Chamomilla	6e	—
Cina	1re	—
Cocculus	3e	—
Colocynthis	1re	—
Coccus cacti	1re	—
Colchicum	1re	—

Digitalis..........................	Ire dilution.	
Drosera	Ire	—
Dulcamara.......................	Ire	—
Euphrasia	Ire	—
Gelseminum	Ire	—
Graphites	6^e	—
Hamamelis.......................	Ire	—
Hyosciamus......................	Ire	—
Ipeca	3^e	—
Ignatia	Ire	—
Lachesis	6^e	—
Lycopodium......................	3^e	—
Mercurius solubilis..............	6^e	—
Mercurius cyanure..............	3^e	—
Millefolium	Ire	—
Nux vomica	Ire	—
Phosphoae	3^e	—
Pulsatilla.......................	Ire	—
Rheum	3^e	—
Rhus toxicod....................	Ire	—
Sabina	Ire	—
Sambucus	3^e	—
Secale	3^e	—
Sepia...........................	3^e	—
Spizelia	3^e	—
Silicea..........................	6^e	—
Sulfur	6^e	—
Tencrium mare..................	Ire	—
Tarentula	3^e	—
Thuya...........................	3^e	—
Urtica ureus....................	Ire	—
Veratrum album	Ire	—
Viola tricolor...................	3^e	—

Les médicaments se prennent dissous dans de l'eau pure, filtrée et additionnée d'une demi-cuiller à café d'alcool rectifié pour un verre d'eau.

Une cuiller à bouche correspond à seize grammes d'eau environ; on versera pour les dilutions autant de gouttes qu'il y aura de cuillers d'eau ; on prépare en général un verre qui contient environ dix cuillerées, dans lequel on verse dix gouttes de médicament.

Pour les triturations, on prendra cinq centigrammes environ pour la même quantité d'eau.

Le verre qui contient le médicament devra être très propre ; si l'on administre deux médicaments différents, chacun aura sa cuiller spéciale et sera recouvert avec une feuille de papier blanc, placé autant que possible à l'abri de la chaleur, de la lumière et surtout de toute substance aromatique.

Dans les cas de chutes, de contusions, de blessures, la teinture d'arnica s'emploie de deux manières :

1° *En boisson*, à la dose de quinze gouttes pour un verre d'eau, dont on prendra une cuiller toutes les heures ;

2° *En lotions*, à la dose d'une cuiller à dessert pour un verre d'eau, soit pour de simples lotions, soit pour des compresses laissées à demeure.

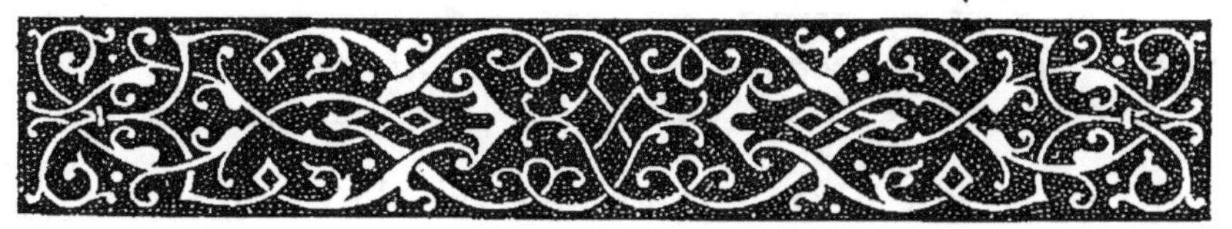

HUITIÈME PARTIE

EMPOISONNEMENTS ET ACCIDENTS DIVERS.

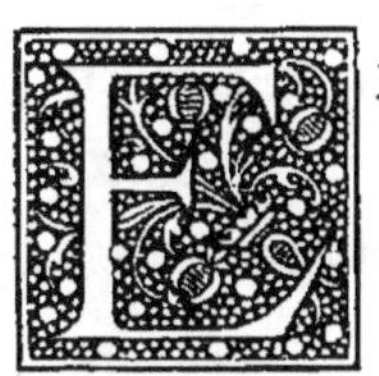MPOISONNEMENTS. — Il y aura présomption d'empoisonnement toutes les fois qu'une personne bien portante sera prise subitement de coliques, de tranchées dans le ventre, de vomissements et de nausées, de refroidissement avec sueurs glaciales.

Deux indications se présentent à remplir dans les empoisonnements :

1° Evacuer le poison de l'économie ;

2° Donner le contre-poison.

1° Dans le premier cas, il s'agit d'une action purement mécaniqne; on donnera de suite :

Emétique...................... $0^{gr},10$
Eau tiède .... $60\quad00$ (1/2 verre).

à prendre en trois fois.

Si l'empoisonnement remonte à quelques heures,

une partie du poison aura pénétré dans l'intestin; il faudra alors avoir recours à la préparation suivante :

Emétique.................................   0^{gr}, 10
Sulfate de soude   30   00
Eau   500   00

à prendre en trois fois.

Lavement avec deux cuillerées à bouche de sel gris de cuisine.

Frictions sur les membres avec l'eau de Cologne, le vinaigre de Bully, etc., en cas de refroidissement.

2° Chaque substance toxique a son contre-poison; mais en thèse générale, quelle que soit la *substance ingérée, on peut toujours prendre* en grande quantité, *après le vomitif :*

Du lait,

De l'eau albumineuse,

25 grammes de magnésie dans un verre d'eau.

POISONS.	CONTRE-POISONS.
Acides : sulfurique, azotique, oxalique , chlorhydrique , phénique.	*Magnésie calcinée,* 40 grammes dans un litre d'eau ; après la magnésie, 10 grammes de *bicarbonate de soude* pour un litre d'eau ; lait pour boisson en attendant la préparation du contre-poison.
Alcalis : eau seconde, eaux de Javelle, de potasse, de soude.	Eau albumineuse ; limonade avec trois cuillerées à bouche de vinaigre ; citron ; eau tiède.
Ammoniaque.	Eau albumineuse ; lait ; faire vomir en titillant la luette.

POISONS.	CONTRE-POISONS.
Moules, crevettes.	Faire vomir en titillant la luette; infusions de thé, de tilleul avec une cuiller à bouche de sirop d'éther.
Arsenic.	*Hydrate de persulfure de fer en gelée* (5oo à 1000 gr.); eau albumineuse en quantité; lait. Le poison une fois neutralisé, l'expulser avec l'huile de ricin,40 grammes.
Phosphore : allumettes.	Il n'existe pas de contre-poison certain ; il faut donner l'eau albumineuse et *l'essence de térébenthine* à la dose de 4 grammes pour 49 de sirop de gomme, à prendre en trois fois dans l'espace de une heure. Lait en abondance.
Cuivre.	*Fer réduit par l'hydrogène* donné en quantité égale au sel de cuivre ingéré; en attendant la préparation du fer, eau albumin. en abondance.
Mercure.	*Fer réduit par l'hydrogène*, 15 à 20 grammes dans du sirop; lait; eau albumineuse.
Digitale.	Boissons aromatiques chaudes alcoolisées; essayer quelques gouttes d'ammoniaque dans la tisane. Café noir.
Plomb.	Emétique, 10 centigrammes. Laudanum, 5 à 6 gouttes dans un verre d'eau sucrée, pour calmer les coliques; lavements purgatifs, cataplasmes laudanisés, et le soufre ainsi préparé :

Fleurs de soufre..... 100 gr.
Miel blanc.......... 100 gr.

à prendre dans la journée.

POISONS.	CONTRE-POISONS.

Acide carbonique, asphyxie, chloroforme. — Faire respirer de l'air frais, de l'oxygène à l'aide de l'appareil Limousin, sinapismes, frictions aromatiques, faire ouvrir la bouche et insuffler l'air dans les poumons.

Belladone, morelle, jusquiame, ciguë. — Solution :

Iodure de potassium..	5 gr,00
Iode	0 25
Eau	250 00

par cuiller à bouche toutes les dix minutes, éloigner peu à peu. Infusions chaudes aromatiques, café noir; décoction de noix de galle.

Opium, laudanum, morphine. — Café noir, en boisson et en lavement, en abondance et très fort.

Décoction de noix de galle.	1 gr.
Eau	150 gr.

Une cuiller à bouche tous les quarts d'heure. Empêcher le sommeil.

Noix vomique, strychnine. — Pas de contre-poison certain; essayer la solution iodée, le chloroforme, etc.

Acide prussique : eau de laurier-cerise. — Affusions froides sur tout le corps; aspirations d'ammoniaque; après les vomissements, donner :

Sulfate de fer.......	10 gr.
Eau sucrée........	1000 gr.

à prendre par 1/2 verre.

Nitrate d'argent (pierre infernale). — Eau salée en abondance.

Verre pilé, émail. — Faire manger de la bouillie de farine en abondance, de la panade.

POISONS.	CONTRE-POISONS.
Pièces de monnaie.	Pour les petites pièces d'or ou d'argent, donner de la bouillie, comme précédemment ; pour celles en cuivre, on procédera de même, et on hâtera l'expulsion à l'aide de purgatifs.
Champignons. (fig. 45 à 54).	Pas de contre-poison certain : infusion de café noir ; éther sur du sucre, solution d'iodure de potassium ioduré ; les champignons occasionnent chaque année un grand nombre d'accidents ; ils sont surtout produits par : le *bolet pernicieux*, la *fausse oronge*, l'*agaric brûlant* et l'*agaric meurtrier*. C'est une erreur de croire que les champignons qui ne noircissent pas la cuiller d'argent par la cuisson soient comestibles.
Iode	Eau albumineuse en abondance ; eau d'amidon et lavements d'amidon.
Peintures diverses. Elles contiennent presque toutes des sels métalliques nuisibles :	
La *céruse* (blanche) est un carbonate de plomb.	Electuaire de soufre, comme plus haut. Lavements purgatifs.
Le *minium* (rouge) est un oxyde de plomb.	Même prescription.
Le *cinabre* (vermillon) est un sulfure de mercure.	Fer réduit, lait, eau albumineuse.
L'*orpiment* (jaune) est un sulfure d'arsenic.	Persulfure de fer en gelée, lait, eau albumineuse.
Le *bleu de Prusse* est un ferrocyanure de fér.	Lait, sulfate de fer, comme plus haut.

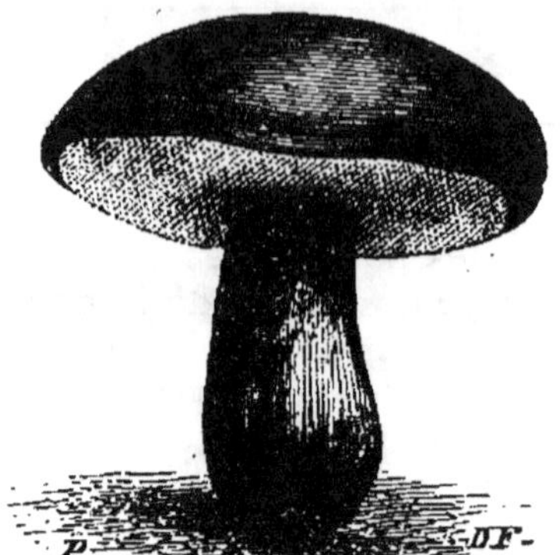

Fig. 45. — Bolet pernicieux.

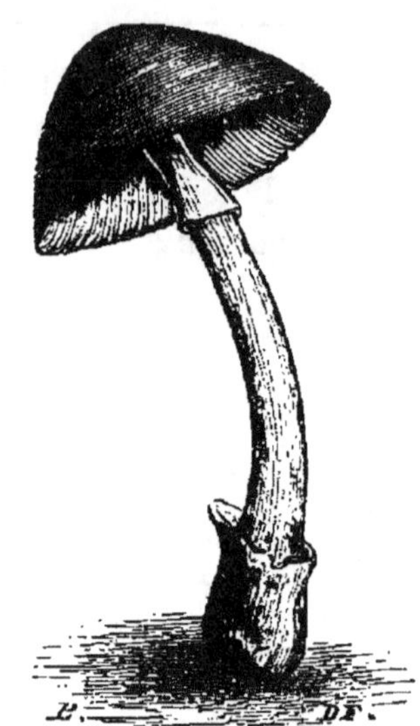

Fig. 46. — Oronge ciguë
ou amanite bulbeuse.

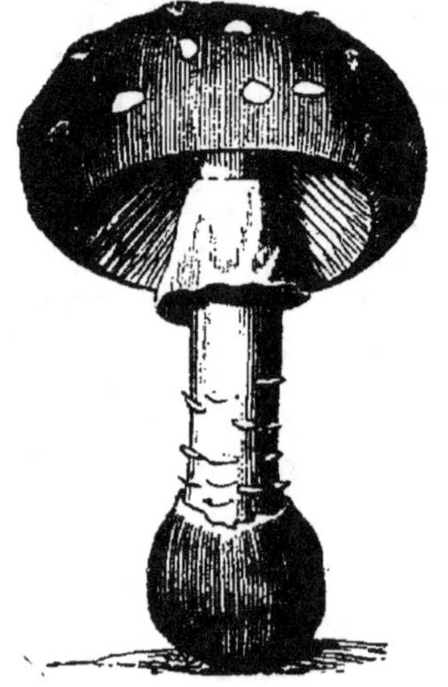

Fig. 47. — Fausse oronge.

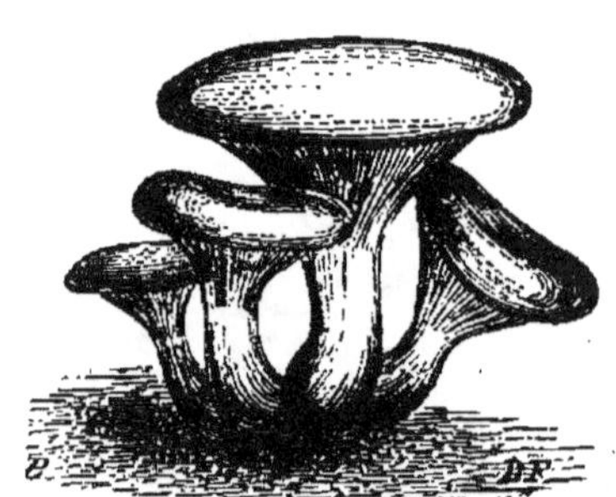

Fig. 48. — Agaric styptique.

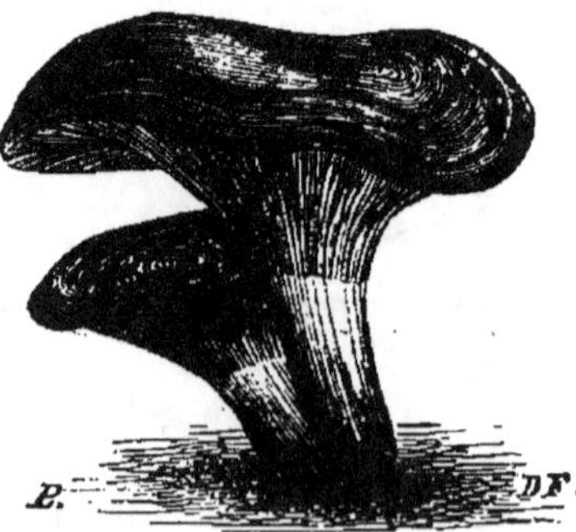

Fig. 49. — Agaric meurtrier.

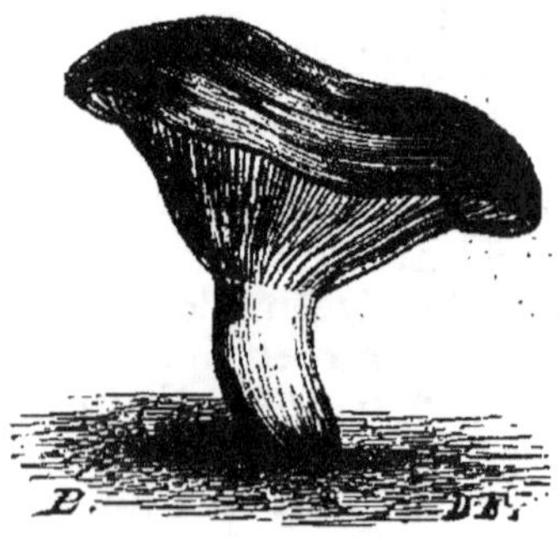

Fig. 50. — Agaric caustique.

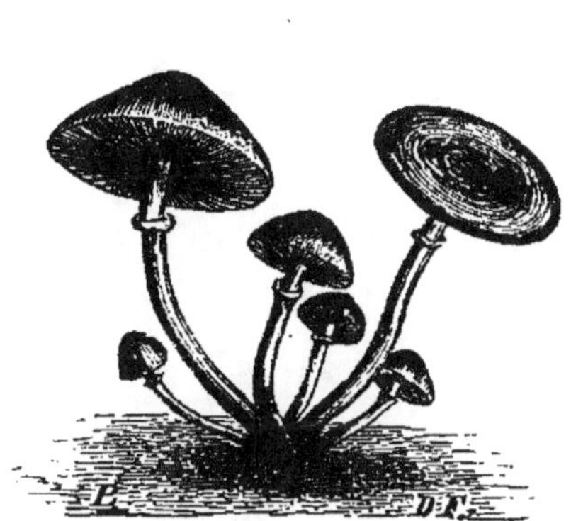

Fig. 51. — Agaric amer.

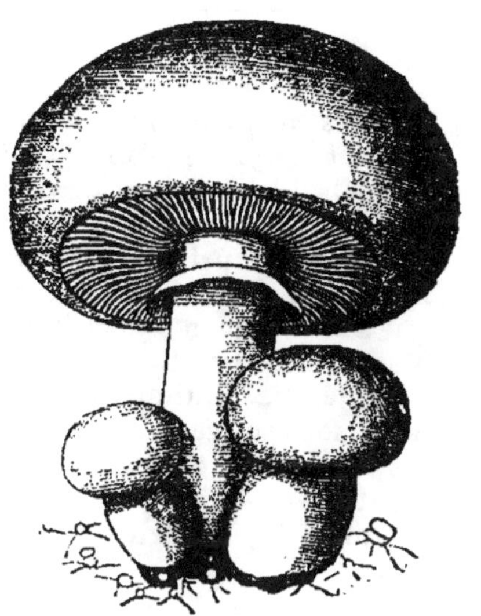

Fig. 53. — Agaric comestible.

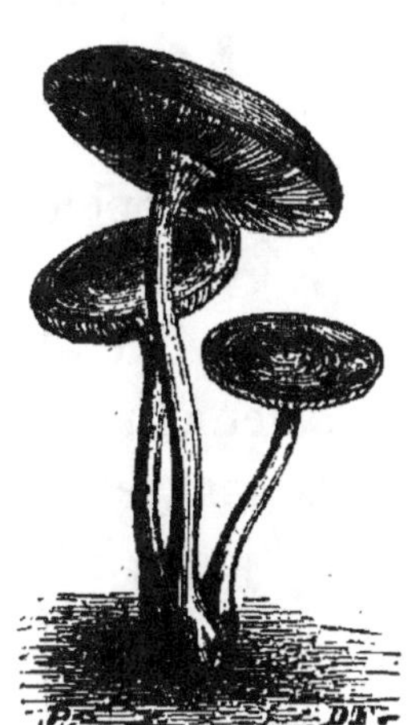

Fig. 52. — Agaric brûlant.

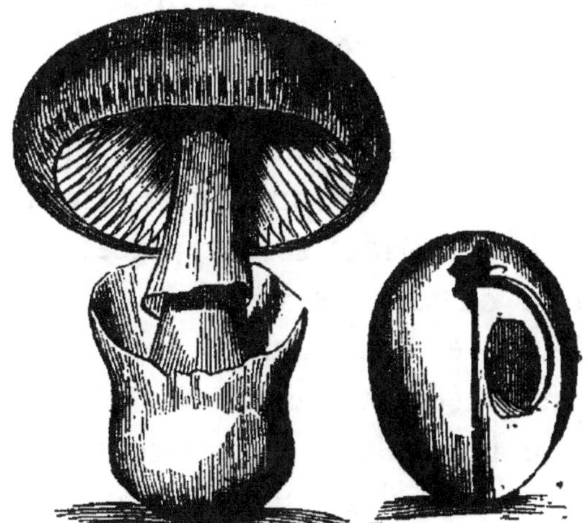

Fig. 54. — Oronge vraie.

POISONS.	CONTRE-POISONS.
Les *verts de gris, de Vienne, de Schweinfurth* sont aussi des sels de cuivre qui servent souvent pour la préparation des papiers peints et déterminent, par les poussières qui s'en dégagent, de véritables intoxications.	Fer réduit par l'hydrogène, lait, etc.
Les boîtes de couleur des enfants sont souvent dangereuses; il en est de même des jouets en bois recouverts parfois de couleurs toxiques.	

Asphyxie. — Toutes les fois que, par une cause quelconque, l'air ne pénètre plus dans les poumons ou n'y pénètre qu'en quantité insuffisante, il y a asphyxie.

Il faut avant tout, et quelle que soit la cause, rappeler les fonctions respiratoire et circulatoire.

Les malades seront placés sur un plan incliné, la tête élevée; les vêtements seront préalablement enlevés, et des frictions sèches ou stimulantes seront pratiquées sur le thorax et les membres, jusqu'à ce que la chaleur et la circulation renaissent; on fera aussi faire des inspirations de sels anglais ou d'ammoniaque.

Il sera souvent nécessaire de faire vomir en titillant la luette avec une barbe de plume, et d'insuffler de l'air dans les poumons, soit bouche à bouche, soit à l'aide d'un soufflet, mais en procédant lentement et avec prudence.

On donnera un lavement salé.

Noyés. — Dès que le noyé sera sorti de l'eau, on le placera sur le côté droit après l'avoir promptement déshabillé, la tête un peu haute, légèrement inclinée sur le côté; on débarrassera la bouche et la gorge des malpropretés qu'elles peuvent contenir, on administrera un lavement salé, on le frictionnera avec des linges chauds et des liquides stimulants; on l'entourera de bouteilles remplies d'eau chaude, et l'on pratiquera de suite l'introduction de l'air dans les poumons, selon la méthode de respiration artificielle de Sylvester (fig. 55 et 56).

On procédera comme il suit :

1° Après avoir nettoyé la bouche et les narines des malpropretés qui peuvent s'y être accumulées on maintiendra la langue en dehors de la bouche, pour que, par son affaissement, elle n'obstrue pas l'isthme du gosier et par suite n'empêche pas le passage de l'air.

2° On imitera les mouvements d'une respiration profonde; pour cela, élever les deux bras des deux côtés de la tête et les maintenir ainsi élevés pendant deux secondes; ce mouvement a pour but d'élargir la poitrine et de produire une inspiration; abaisser ensuite les bras et les *presser doucement* contre les côtés de la poitrine; ce mouvement a pour but de diminuer la cavité

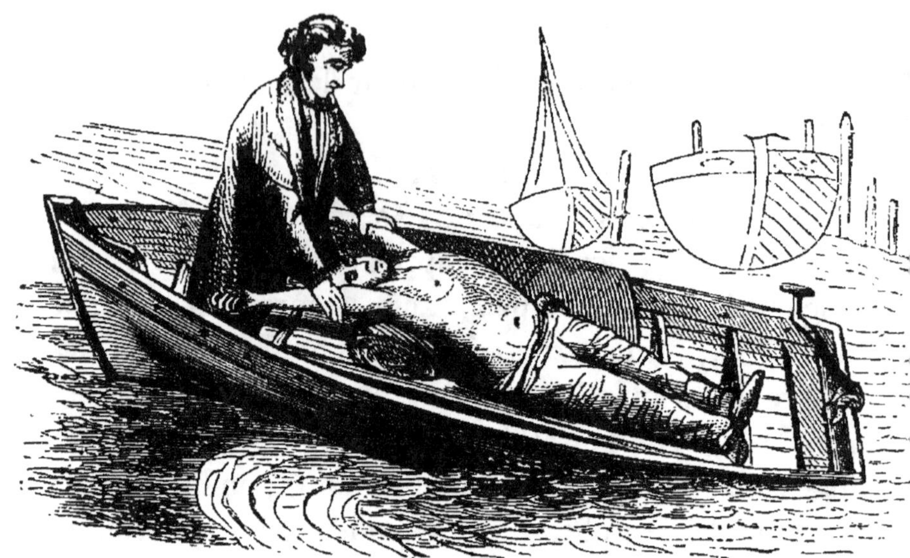

Fig. 55. — Procédé Sylvester, mouvement d'inspiration.

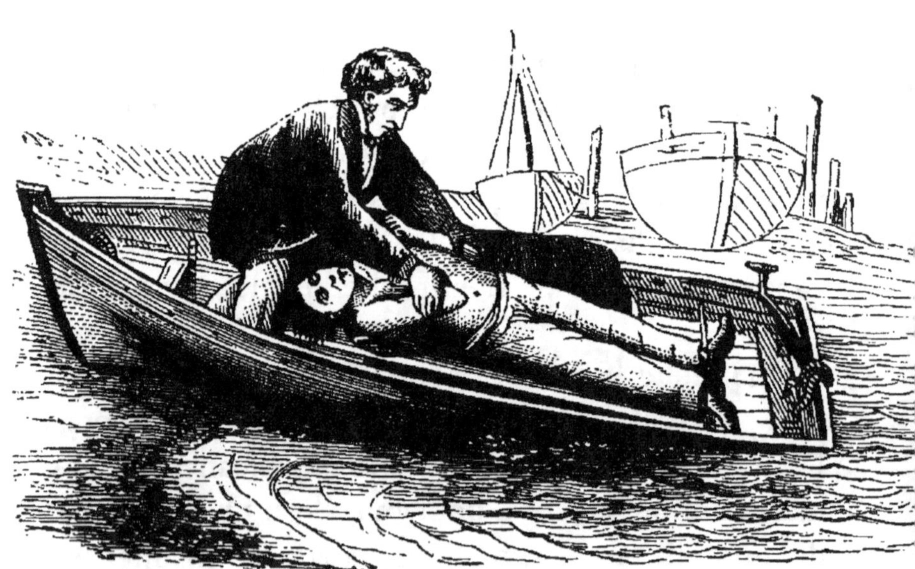

Fig. 56. — Procédé Sylvester, mouvement d'expiration.

de la poitrine, en pressant les côtés, et de produire une expiration ; il faudra répéter ces mouvements quinze à vingt fois par minute.

3° Quand la circulation et la respiration seront rétablies, que le malade aura repris connaissance, s'il peut avaler, il sera bon de lui faire prendre un verre de punch très chaud ; il restera au lit.

Il faut se rappeler que l'on ne doit jamais se décourager auprès des asphyxiés, surtout auprès des noyés, qui quelquefois ne sont rappelés à la vie qu'après deux et même trois heures.

Pendus. — Le premier soin doit être de couper la corde, puis de frictionner tout le corps avec des liquides stimulants, alcool, baume de Fioraventi, alcoolat de lavande, etc.; de pratiquer une saignée, de faire respirer des sels anglais, d'insuffler de l'air dans les poumons, d'administrer un lavement salé.

Les gaz méphitiques, surtout l'oxyde de carbone qui s'exhale du charbon principalement dans une chambre trop hermétiquement close, ou par l'agglomération d'un grand nombre d'individus dans des salles de théâtre, de concert, etc., occasionnent souvent des cas de malaise, et même d'asphyxie.

Il faut tout d'abord soustraire le malade à l'action délétère, l'exposer au grand air, lui faire respirer des sels anglais très forts, lui bassiner le front, les tempes avec des liquides stimulants : eau de Cologne, vinaigre de Bully, etc., lui projeter violemment de l'eau froide sur le visage; administrer quelquefois un lavement salé (fig. 57).

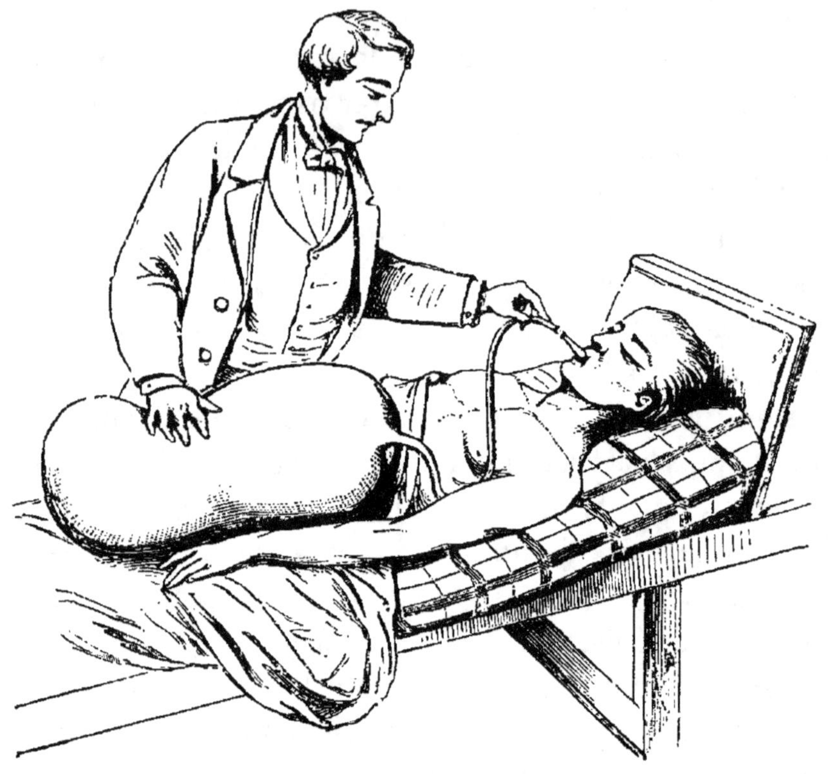

Fig. 57. — Administration de l'oxygène pendant les tentatives de respiration artificielle.

L'asphyxie par excès de chaleur réclame les mêmes soins.

L'asphyxie par le froid réclame un traitement spécial : ne pas placer trop vite le malade près du feu ni dans un endroit trop chaud; n'agir que progressivement; pratiquer des frictions avec de la neige ou de l'eau

froide, et peu à peu avec des liquides alcooliques ;
faire boire des infusions chaudes de tilleul, d'eau vineuse, de café, de punch, etc.

Asphyxie des nouveau-nés. — Il arrive souvent qu'en
venant au monde les enfants paraissent morts ; il faut
de suite enlever les mucosités qui obstruent la bouche
et la gorge, leur jeter de l'eau fraîche au visage, donner
de petites claques sur tout le corps, faire des frictions
sur les membres, pratiquer la succussion, c'est-à-dire
prendre les enfants sous les aisselles et les secouer ;
enfin faire des insufflations d'air de bouche à bouche,
ou mieux la respiration artificielle d'après la méthode
de Sylvester.

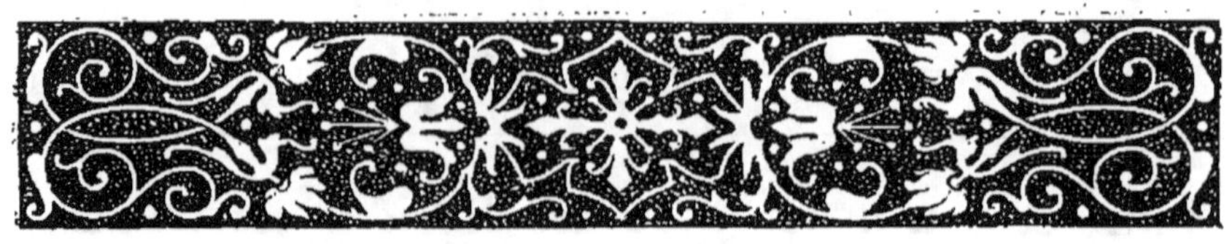

NEUVIÈME PARTIE

COSMÉTIQUES ET PARFUMS POUR LA TOILETTE

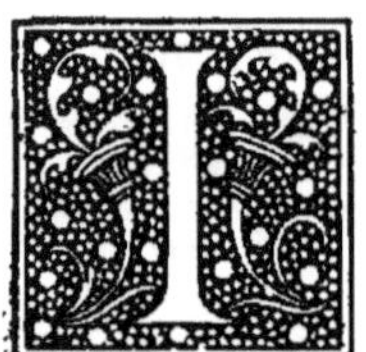IL nous paraît difficile de ne pas dire quelques mots sur les différentes préparations qui servent chaque jour à la toilette, aux soins de la peau, etc.

Quelques-unes, en effet, ne sont pas sans danger; d'autres au contraire sont sans effet.

L'usage des parfums, des cosmétiques, remonte, on le sait, à la plus haute antiquité.

Pline en place l'origine dans les belles contrées de l'Orient, où se trouvent réunies toutes les richesses végétales.

Tout le monde connaît l'abus que les Romains faisaient des parfums et des cosmétiques. C'est ainsi qu'ils teignaient leurs cheveux en noir avec la feuille du millepertuis, du myrte ou du cyprès; qu'ils les empêchaient de blanchir avec un mélange d'huile et de cendres; qu'ils les rendaient de couleur blonde avec la lie du vinaigre, pratique très commune du reste chez certaines femmes, à qui il était défendu de porter des cheveux noirs; qu'ils effaçaient les cicatrices du visage avec la mandragore, plante narcotique de la famille des solanées.

En France, ce fut surtout à partir du règne de Louis XIII, puis de la Régence, que les parfums jouirent d'une grande réputation.

On se rappelle, en effet, la beauté presque séculaire de Ninon de Lenclos, celle de la Dubarry, à laquelle le fameux Cagliostro vendait une recette qui devait la conserver belle jusqu'à la fin de ses jours.

Mais il ne faut rien exagérer et savoir que, s'il y a des altérations de la peau auxquelles on peut remédier, il en est d'autres que l'art ne peut réparer.

Ainsi, il est presque impossible de faire disparaître les rides produites par l'âge; mais en revanche, si la peau a perdu de sa souplesse, de son éclat, il est possible, à l'aide de certaines préparations, de lui ramener ses deux précieuses qualités.

Cosmétiques de la peau. — Comme nous l'avons vu en physiologie, la peau est chargée d'éliminer du corps certains principes, d'en absorber certains autres, à l'aide des pores; aussi toutes les fois que les fonctions respiratoires de la peau sont troublées, y a-t-il danger pour l'organisme.

C'est pour cela, entre autres exemples, que les brûlures très étendues sont si dangereuses.

Les cosmétiques de la peau sont très nombreux.

Leur première qualité est de ne contenir aucune substance vénéneuse ; malheureusement un grand nombre d'entre eux n'en sont pas exempts.

Les *eaux* employées pour la toilette sont en général formées par de l'alcool renfermant les principes d'une ou de plusieurs substances ; telles sont : l'eau de Cologne, l'eau de Lubin, l'eau d'Agnel, etc. ; en général, les plantes les plus employées appartiennent à la famille des labiées.

Les *vinaigres* renferment aussi les principes actifs de diverses plantes, mais l'alcool y est remplacé par l'acide acétique.

Ils ont lorsqu'ils sont étendus d'eau, et c'est le cas le plus habituel, la propriété d'entretenir la fermeté des tissus, de les tonifier et souvent d'empêcher le développement de ces petits vaisseaux veineux, qui déterminent sur le visage ces lignes bleuâtres, si désagréables aux jolis visages.

Le *lait virginal*, qui pendant longtemps a joui d'une grande réputation, se compose de teinture de benjoin étendue d'eau de roses.

Le *lait antéphélique*, qui s'emploie avec un certain succès contre les rousseurs, renferme en général un sel de mercure, de l'albumine, de l'oxyde de plomb, du camphre et de l'eau.

Les *pâtes* sont faites avec des amandes, de l'amidon, des farines aromatisées : dans ces conditions, elles ne présentent aucun danger.

Les *savons* sont les plus employés de tous les cosmétiques. La plupart des savons colorés contiennent des substances qui peuvent être nuisibles.

Le savon de couleur bleue est coloré par l'indigo.

Le savon de couleur violette est coloré par l'aniline.

Le savon de couleur brune est coloré par le caramel.

Le savon de couleur jaune est coloré par le sesquioxyde de chrome.

Le savon de couleur rouge est coloré par le sulfure de mercure ou la cochenille.

Les *fards* sont blancs, rouges et bleus.

Les blancs qui se font avec le carbonate de plomb sont des plus dangereux, tandis que ceux préparés avec la craie et le sous-nitrate de bismuth sont sans inconvénient aucun. Les rouges doivent être colorés par le carmin, et les bleus par l'indigo.

La *poudre de riz* est un mélange de poudre de riz et d'amidon diversement aromatisé.

On peut faire disparaître les taches provenant de hâle en appliquant un masque composé de fleurs de farine et de blancs d'œufs auxquels on ajoute quelques gouttes de teintures d'arnica et de benjoin; ce masque est appliqué le soir sous forme de pâte qu'on laisse sécher la nuit et qu'on enlève le lendemain matin avec un mélange d'eau de cerfeuil, d'eau de Cologne et de teinture d'arnica. On se sert aussi de cette pâte pour faire disparaître rapidement les taches rougeâtres qui persistent si longtemps après la petite vérole.

La *pommade* pour les lèvres est un cérat coloré par l'orcannette et aromatisé.

Les *dentifrices* sont aromatisés par l'anis, la menthe, la cannelle, la girofle, et colorés avec la cochenille.

La meilleure poudre dentifrice se compose de :

```
Poudre de magnésie........  )
    —    de charbon.........  }  parties égales.
    —    de quinquina.......  )
Essence de girofle..........  15 gouttes.
```

que l'on triture ensemble en poudre impalpable; on se servira de brosse très douce.

Cosmétiques des cheveux. — La chevelure est assurément l'un des plus grands apanages de la beauté.

Pas de beauté possible, en effet, sans une éclatante chevelure. Toutes les femmes restées célèbres dans l'histoire par leur beauté avaient une chevelure luxuriante; il faut donc y apporter tous ses soins.

En général, toutes les coiffures qui ne laissent pas les cheveux à peu près libres doivent être regardées comme défectueuses.

« A mesure que l'air pénètre dans la chevelure, la sève y abonde; il en résulte pour le cheveu un surcroît de vigueur.

« Le cheveu ressemble au végétal par les sucs qu'il s'assimile et par le rôle que joue l'air par sa vitalité.

De même qu'une plante dépérit et s'étiole habituellement, soustraite au contact de l'atmosphère, de même le cheveu s'étiole et dépérit quand il n'en ressent plus la vivifiante influence. » (James.)

Il faut tenir la tête très propre, la débarrasser des pellicules, de la poussière qui s'y accumule ; pour cela, il faut employer la décoction de bois de panama aromatisée de rhum et d'eau de Cologne.

Les femmes qui tiennent à leur chevelure, feront bien, chaque matin, de les laisser libres et flottants sur leurs épaules de façon à les aérer pendant une heure ou deux.

La meilleure des pommades est la plus simple ; elle consiste dans un mélange de :

Moelle de bœuf très fraîche......	40 grammes.
Rhum	1 cuiller à café.
Teinture d'arnica.................	30 gouttes.
Essence de violettes.............	10 —

que l'on fait bouillir au bain-marie, en remuant pendant le temps de la cuisson.

Il faut veiller à ne jamais employer de pommade rance.

Les pellicules qui se détachent du cuir chevelu, constituent une maladie spéciale, le *pytiriasis*, le plus souvent sous la dépendance d'une diathèse herpétique qui réclame alors un traitement interne.

Comme moyen modificateur externe, on pourra

sans inconvénient pour la santé générale, employer la pommade suivante :

Glycérine..........................	3o grammes.
Moelle de bœuf...................	3o —
Arnica T. M......................	10 —
Borax............................	10 —

que l'on préparera comme la précédente.

Différentes *huiles* parfumées s'emploient aussi pour la chevelure, à laquelle elles donnent de la souplesse et du brillant.

L'usage des *teintures* est très répandu.

Malheureusement la plupart des teintures employées ont pour base des sels d'argent, de plomb ou de cuivre. Comme toutes ces substances sont toxiques, elles produisent à la longue de véritables empoisonnements, déterminent des migraines, des vertiges, des congestions, et prédisposent à la calvitie.

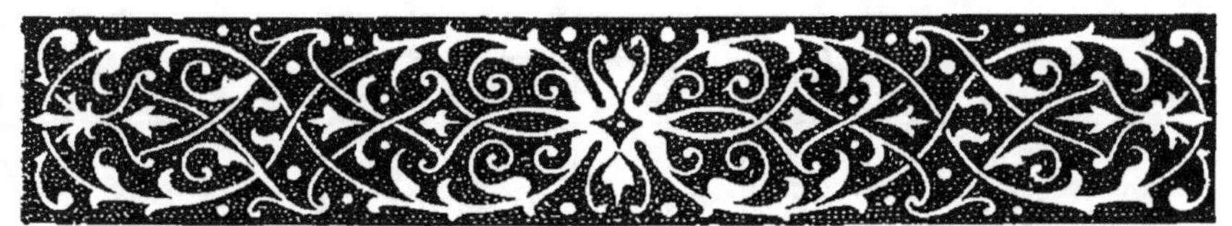

DIXIÈME PARTIE

CHIRURGIE PRATIQUE

QUELQUES MALADIES DU RESSORT DE LA PETITE CHIRURGIE

PANSEMENTS. — On donne le nom de *pansement* à l'application sur le corps, ou sur un membre malade, de médicaments et de linges qui y sont laissés en contact pendant un temps plus ou moins long, et que l'on enlève, pour les remplacer, jusqu'à ce que la guérison ait eu lieu. Pour procéder à un pansement, il faut :

1° Des bandes de toile de longueur et de largeur variables;

2° Des pièces de linge uni ou fenêtré;

3° De la charpie;

4° Des plaques de carton ou de bois;

5° Des substances médicamenteuses.

Un bon pansement réclame des soins particuliers.

Plaies. — 1° Il faut les laver avec soin, les débarrasser des corps nuisibles qu'elles peuvent contenir, en maintenir les bords rapprochés (fig. 58).

2° Appliquer certaines préparations destinées à les modifier et à calmer les douleurs.

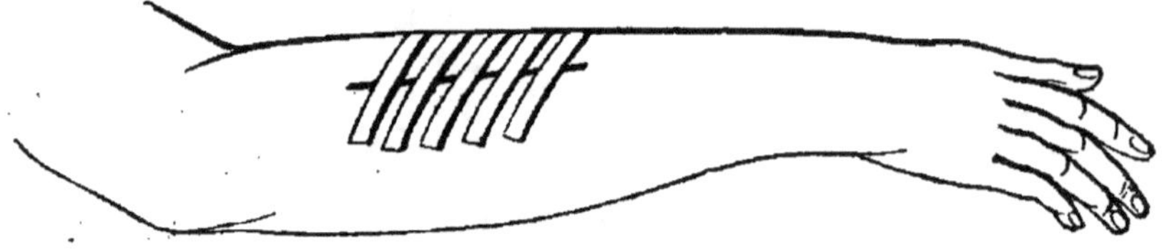

Fig. 58. — Manière d'appliquer les bandelettes de diachylum.

3° Les tenir à l'abri du contact de l'air, à l'aide de la charpie, des linges, des bandes, des taffetas imperméables (fig. 59 et 60).

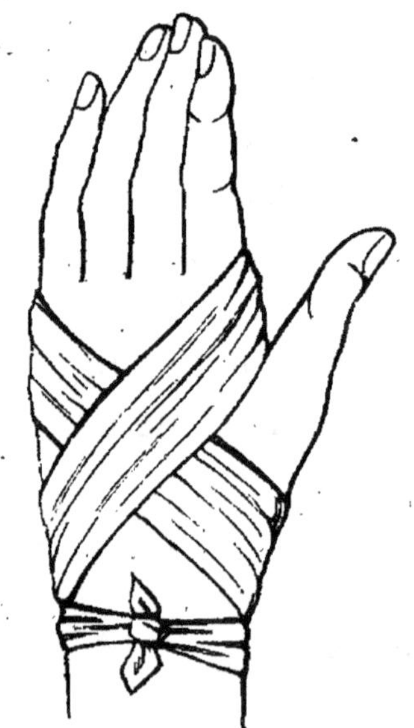

Fig. 59. — Pansement appliqué sur la main.

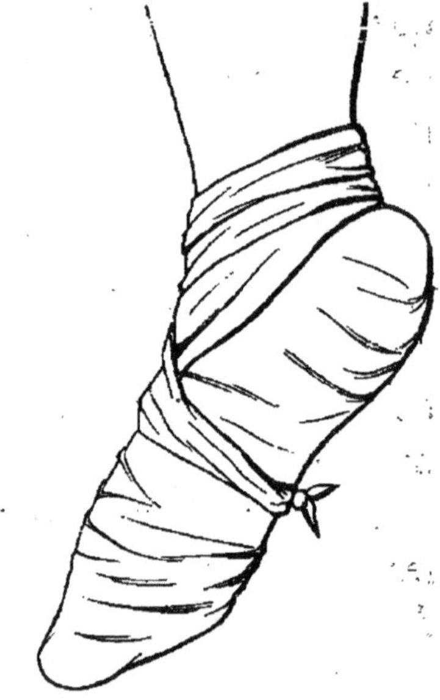

Fig. 60. — Pansement du pied.

Contusions. Placer le membre dans son attitude la plus naturelle, le recouvrir de compresses imbibées

de liquides résolutifs (arnica, eau blanche, alcool camphré) et au besoin faire une irrigation continue d'eau froide.

Fractures et luxations. — Le membre sera aussi placé dans sa position la plus naturelle et maintenu par un bandage approprié qui permettra aux deux extrémités de la fracture d'être toujours en contact et aux surfaces articulaires de ne plus se séparer.

De quelques bandages, manière de les appliquer. — *Bandage de la main et du poignet.* — Il sert à maintenir réduites les luxations du poignet, les topiques en cas de brûlures, etc. Il se compose d'une bande de 2 mètres de long sur 3 centimètres de large. Pour l'appliquer, il faut fixer le bout libre sur le dos de la main par deux ou trois circulaires au niveau de la racine des doigts, monter vers le poignet en continuant les tours de spirale de la bande ; puis, au niveau du pouce, faire un renversé, de façon à monter au-dessus de la racine de ce doigt, et terminer le bandage par des circulaires autour du poignet.

Bandage du cou-de-pied (étrier). — Il sert à maintenir les applications topiques dans l'entorse et la saignée du pied.

Il se compose d'une bande de 3 mètres de long sur 4 centimètres de large ; pour la saignée, on y ajoute une petite compresse pliée en quatre.

L'opérateur place le talon du malade sur son genou, et fixe à la partie inférieure de la jambe le chef initial de la bande, puis il porte le rouleau de la bande en dedans sur le dos du pied, c'est-à-dire de dedans en dehors; parvenu à la plante du pied, il passe du côté opposé et fait un tour qui croise obliquement le premier sur l'articulation du pied avec la jambe, que l'on entoure complètement, et il continue ainsi jusqu'à complet épuisement de la bande. Ce bandage a la propriété de maintenir aussi immobile que possible l'articulation tibio-tarsienne.

Bandage pour les yeux. — Il sert à maintenir les compresses et les cataplasmes sur les yeux et à les protéger contre la lumière dans les cas où cela est nécessaire.

Il est formé par trois ou quatre morceaux de toile très fine, supperposés l'un sur l'autre, d'une longueur de 20 centimètres sur 6 à 7 de large; les deux extrémités sont terminées par une bande que l'on fixe à l'occiput au moyen d'une boucle ordinaire; pour le maintenir en place, on attache à la bande un lacet, qui, passant sous le menton, vient se nouer sur l'un des côtés de la tête.

Echarpe ordinaire. — Ce bandage convient dans les fractures de la clavicule et les luxations de l'épaule.

Il se compose d'une pièce triangulaire de linge, soit en toile, soit en flanelle; on coud à la pointe, c'est-à-dire au sommet, une bande longue de 1 mètre et large de 5.

Pour l'appliquer, on fixe la base du triangle, assez solidement autour du tronc et on l'attache en arrière par une couture serrée ; on relève alors la pointe sur le coude et l'avant-bras, on fait passer la bande sur l'épaule du côté malade, pour aller rejoindre en arrière la couture sur laquelle elle se réfléchit, remonte sur l'épaule saine, et vient se fixer en avant, plus ou moins près de la main ; on achève l'appareil par des points de couture au niveau du coude et du bord cubital de la main.

Les fractures réclament toujours un appareil inamovible qui maintienne en contact les deux extrémités : dans ce cas, il faudra avoir, pour les besoins de l'opérateur, les objets suivants :

On disposera sur une table une cuvette pleine de colle d'amidon, des cartons amidonnés à l'avance, des bandes roulées, et des feuilles de ouate.

On aura soin de délayer l'amidon dans un peu d'eau froide, pour éviter les *grumeaux,* et l'on projettera l'eau ainsi amidonnée dans de l'eau bouillante ; une cuisson de quelques minutes est largement suffisante. On aura soin de faire cette préparation au moins deux heures avant l'application, de façon à l'avoir complètement froide.

L'*appareil dextriné* s'emploie de préférence dans les cas de fracture simple, c'est-à-dire quand il n'y a pas de réduction à faire, de déplacement à réduire, de symptômes inflammatoires ou de plaies à surveiller.

La pâte de dextrine se prépare en versant peu à peu de l'alcool camphré sur une livre de dextrine, jusqu'à

formation d'une pâte ayant la consistance du miel.
Ce résultat obtenu, on ajoute un peu d'eau froide afin
d'avoir un mélange plus fluide et par conséquent
plus facile à employer.

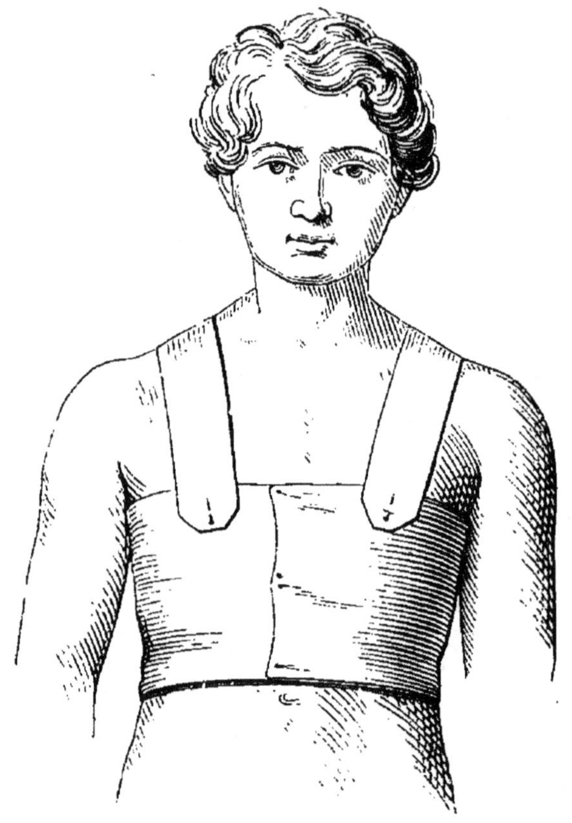

Fig. 61. — Bandage de corps.

On plonge alors dans cette préparation une bande
déroulée, que l'on imprégnera sur ses deux faces de la
solution dextrinée; puis le membre fracturé sera recouvert d'une feuille de ouate maintenue par plusieurs

tours de bande sèche, sur laquelle on appliquera très exactement la bande dextrinée.

Le *bandage de corps* s'emploie dans les fractures de côte, les contusions de la poitrine (fig. 61).

Il se compose d'une serviette pliée en trois dans sa longueur et maintenue en place par des bandes qui passent, en forme de bretelles, sur les épaules, maintenues par des épingles qui l'empêchent de descendre ou de remonter.

Plaies. — On donne le nom de *plaies* à toute solution de continuité produite dans nos tissus, avec ou sans perte de substance.

Elles se divisent en plaies :

1° Par armes à feu,

2° Par instruments piquants,

3° Par instruments tranchants,

4° Par instruments contondants.

5° Et en plaies venimeuses.

Les *plaies par armes à feu* présentent une ouverture d'entrée pour le projectile et une autre pour sa sortie ; si l'on ne trouve qu'une seule ouverture, il est plus que probable que le projectile sera resté dans la plaie, et la première indication sera d'aller à sa recherche et de l'extraire ; puis on arrêtera l'hémorrhagie, si elle a lieu, par des applications d'*arnica phéniqué*, ou de *perchlorure de fer*, dont on imbibera des tampons de charpie, jusqu'à l'arrivée du chirurgien.

Les *plaies par instruments piquants* varient suivant

la profondeur où a pénétré l'instrument, suivant la forme de l'arme et suivant aussi l'organe qui a été atteint. La première indication sera de laver la plaie avec l'eau arnico-phéniquée, de la soustraire au contact de l'air, à l'aide de tampons de charpie imbibée du mélange déjà prescrit :

Arnica........................... 15 grammes.
Glyco-phénique.................. 15 —

ou d'une couche de *collodion élastique.*

Les *plaies par instruments tranchants* réclament aussi le lavage de la plaie avec l'eau additionnée du mélange arnico-phéniqué ; la réunion des lèvres de la plaie par des sutures ou des bandes de diachylon ; la soustraction de la plaie au contact de l'air par l'application de charpie, de linge et d'un bandage approprié (fig. 62).

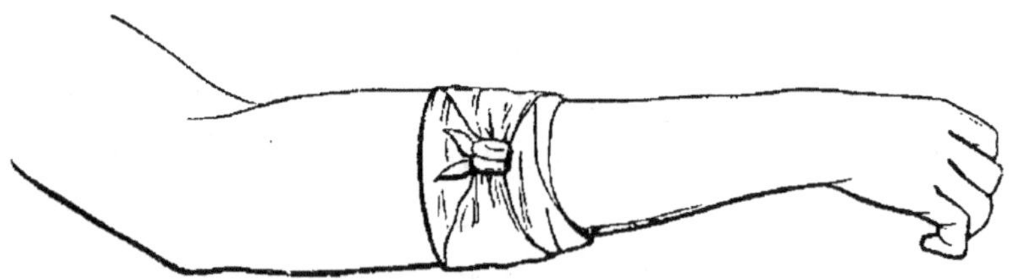

Fig. 62. — Pansement maintenu sur l'avant-bras au moyen d'un mouchoir plié en cravate.

Les *plaies contuses* sont quelquefois très graves, et déterminent souvent une inflammation très intense avec décollement de la peau, et par suite gangrène ; il est souvent indispensable d'établir une *irrigation continue* d'eau froide sur la partie contuse : pour cela, on suspend au ciel-de-lit un seau percé à son centre d'un trou auquel on adapte un robinet qui laisse tomber un mince filet d'eau sur le membre malade, sous lequel on a eu soin de placer une toile imperméable qui laisse glisser l'eau dans un vase placé à cet usage.

Les lotions et les compresses imbibées d'eau arniquée, d'alcool camphré et d'eau blanche sont d'excellents résolutifs; elles modèrent l'inflammation et la douleur mieux que tout autre médicament (fig. 63).

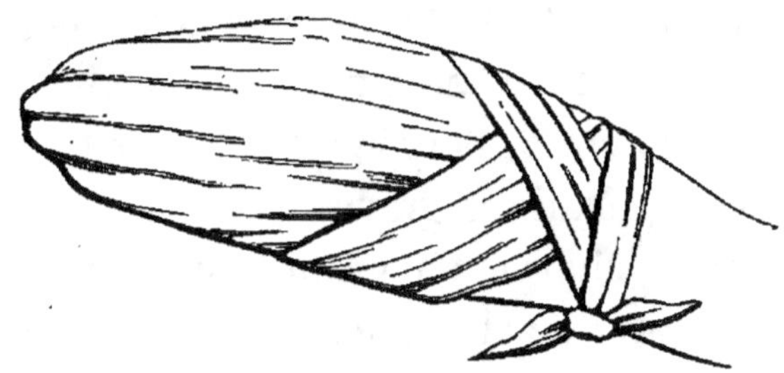

Fig. 63. — Pansement embrassant la main entière.

Les *bosses* sanguines, si communes chez les enfants, ne sont pas autre chose que des contusions qui, quelques jours après l'accident, deviennent noirâtres, puis jaunâtres ; ce phénomène est produit par la déchirure de petits vaisseaux capillaires qui laissent extravaser le sang dans le tissu cellulaire sous-cutané ; on y remédie par la compression à l'aide d'un corps dur, tel qu'une cuiller en argent, et par des lotions arniquées.

Dans toutes les plaies, dans toutes les contusions, il

existe un état général connu sous le nom de *trauma-tisme*, constitué par l'ébranlement nerveux subi par tout l'organisme, et qu'il est indispensable de combattre par la *teinture d'arnica* à la dose de quinze à vingt gouttes dans un verre d'eau, que l'on administrera par cuillerée à bouche toutes les heures, toutes les deux heures sui-vant les cas.

Le docteur Lister a préconisé dans les diverses opé-rations, dans tous les pansements, un traitement anti-septique à l'acide phénique qui a pour but de protéger les plaies contre les agents d'infection, qu'ils soient flottants dans l'atmosphère ou fixés aux objets.

Une plaie récente traitée par ce procédé est garan-tie contre la pyoémie, l'érysipèle, etc., et contre toutes les autres complications graves.

On prépare la charpie phéniquée en la faisant macérer dans une solution d'acide phénique à cinq pour cent.

Hémorrhagies. — Les hémorrhagies ont souvent lieu à la suite des plaies par instruments tranchants et sont dues à la section des artères, des veines ou des vaisseaux capillaires.

Si ce sont des artères qui sont divisées, et on le re-connaîtra facilement à la couleur rouge vermeil du sang qui s'échappe par jets saccadés isochrones aux bat-tements du cœur, il faudra en faire la ligature; mais en attendant qu'elle puisse se faire, et si les artères sont profondément situées, l'opération demande un cer-tain temps et n'est pas exempte de difficultés, il faut pratiquer la compression méthodique (fig. 64 et 65).

L'hémorrhagie veineuse donne, au contraire, un sang bleuâtre qui s'écoule en *jet continu*.

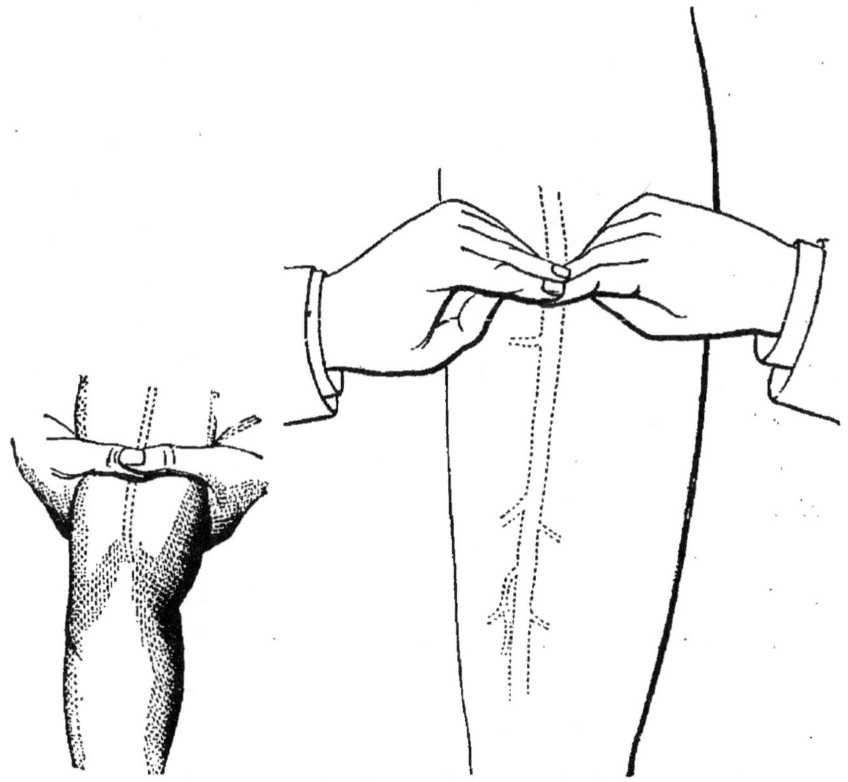

Fig. 64. — Compression
de l'artère principale du bras.

Fig. 65. — Compression de l'artère
principale de la cuisse.

L'hémorrhagie des vaisseaux capillaires, en général peu considérable, se fait *en nappe* et le plus souvent s'arrête d'elle-même.

Dès qu'une hémorrhagie a lieu, il faut laver la plaie avec l'*eau arnico-phéniquée*, puis faire des applications de

11.

compresses imbibées de cette même eau glacée et maintenues en place à l'aide d'un bandage légèrement compressif ; ordonner le repos.

A défaut d'eau arnico-phéniquée, on appliquera des morceaux d'amadou superposés l'un sur l'autre, et l'on fera des lotions d'eau vinaigrée ou alcoolisée.

Si ces moyens restaient sans résultat, on ferait des applications de perchlorure de fer, sur un tampon de charpie phéniquée, aidées de la compression méthodique.

Il est bien entendu que ces moyens n'ont chance de succès qu'autant que le calibre du vaisseau sectionné sera de petite dimension ; autrement, il faudrait en faire ligature.

Brûlures. — Les brûlures sont produites par l'exagération du calorique sur nos tissus.

Dupuytren a divisé les brûlures en six degrés :

1er *degré :* rougeur vive, plus ou moins étendue, disparaissant sous l'impression du doigt ; douleur très intense, *n'intéressant que l'épiderme,* qui se détache quelquefois après la guérison.

2e *degré :* l'épiderme est complètement désorganisé ; il se soulève, forme des *phlyctènes* remplies de sérosité citrine.

3e *degré :* une partie du derme se trouve attaqué ; il se forme des plaques jaunâtres sur la peau ; la douleur est très vive ; les brûlures au premier et au second degré accompagnent toujours cette forme.

4e *degré :* destruction du derme dans toute son

épaisseur; la peau est dure, insensible, convertie en escarre jaunâtre autour de laquelle on voit un grand nombre de phlyctènes remplies de sérosité; au bout de neuf à dix jours, les parties brûlées se détachent et tombent.

5e *degré* : même aspect que le précédent, mais la plaie est plus profonde, les escarres si considérables qu'il faut faire l'amputation.

6e *degré* : carbonisation de toute l'épaisseur des parties molles.

Les symptômes généraux sont surtout en rapport avec l'étendue des brûlures et des douleurs qu'elles occasionnent; le principal et le plus constant de tous est une gastro-entérite plus ou moins intense.

Dans le pansement des brûlures, on veillera à ne pas *déchirer les phlyctènes;* il faudra au contraire respecter cet épiderme, destiné à protéger la plaie contre le contact de l'air, qui est le principal agent de la douleur quelquefois horrible supportée par les patients.

Voici le traitement que nous conseillons comme le meilleur, et quel que soit le degré de la brûlure :

Faire un mélange en parties égales :

D'huile d'amandes douces,

D'eau de chaux,

De glyco-phénique arniqué,

que l'on bat en mayonnaise et que l'on applique sur toute l'étendue de la brûlure et des parties environnantes; on enveloppe le tout d'une épaisse couche de ouate phéniquée, qui sera laissée en place, *sans y toucher*, pendant deux ou trois jours, surtout si la brû-lure n'est pas très étendue, et s'il n'y a pas d'écoulement de sérosité sur ses bords ; dans le cas contraire, les pansements seront plus rapprochés ; mais il sera toujours indispensable de *laisser à demeure* la couche de ouate directement appliquée sur la peau, pour ne pas enlever l'épiderme qui y adhère le plus souvent.

Les accidents généraux pourront être combattus efficacement par l'usage des préparations suivantes :

1° Arsenicum album 1ʳᵉ trit..............	0 ᵍʳ, 15
Eau simple..........................	125　00
2° Calc. carb. 3ᵉ trit..................	0　25
Eau simple..........................	125　00

dont on prendra alternativement une cuiller à bouche toutes les deux heures.

Si les brûlures sont produites par des caustiques chimiques, il faut éloigner l'eau de tous les pansements, enlever à l'aide de la ouate ce qui reste de caustique et procéder comme plus haut.

Les brûlures de la bouche et de la gorge surviennent surtout après l'ingestion de liquides ou d'aliments trop chauds ; il en résulte un gonflement et une douleur intenses ; on fera gargariser avec :

Teinture d'arnica.....................	10 grammes.
Glyco-phénique au 10ᵉ................	10　—
Eau	300　—

Engelures. — Les *engelures* sont produites par l'action du froid; elles constituent pour certains enfants une véritable infirmité.

Elles sont, comme on le sait, caractérisées par un gonflement des doigts, qui deviennent rouges et sont le siège d'une démangeaison violente.

Elles sont en général le signe d'une constitution lymphatique ou scrofuleuse.

Pour en empêcher le retour, il faut modifier la constitution des enfants :

1º Par un régime tonique,

2º Par l'usage de l'huile de foie de morue à la dose de une cuiller à dessert par jour,

3º Par les préparations suivantes :

1º Sulfur 3e *dil* .... 8 gouttes.
Eau .... 125 grammes.
2º Pulsatille 1re *dil* .... 8 gouttes.
Eau .... 125 grammes.

Une cuiller à bouche du nº 1 le matin,
Une cuiller à bouche du nº 2 le soir.
Une démangeaison opiniâtre réclame :

Staphysagria 3e *dil* .... 8 gouttes.
Eau .... 125 grammes.

Une cuiller à bouche trois fois par jour; s'il y a des crevasses et des douleurs :

1º Arsenicum 3e trit .... 1 gramme.
Eau .... 125 grammes.

                2° Cantharides 3ᵉ dil...............   8 gouttes.
                Eau...........................   125 grammes.

Une cuiller à bouche matin et soir.

Il est quelquefois utile d'employer, pour calmer les douleurs et aider à la cicatrisation, l'un des deux moyens suivants :

Pommade :

                Coldcream.....................   15 grammes.
                Cantharides Tm................   15 gouttes.

ou :

                Glyco-phénique ....   10 grammes.
                Huile d'amandes douces.........   5   —

en application sur les parties atteintes recouvertes d'une bande de toile.

Piqûres d'insectes, morsures d'animaux. —Un grand nombre d'insectes sont pourvus d'appareils sécréteurs d'un venin qu'ils déposent au fond des piqûres qu'ils font ; les cousins, les guêpes, les abeilles, les scorpions, quelques espèces d'araignée, etc., sont dans ce cas.

Leur piqûre détermine de la rougeur, du gonflement, de la douleur, ainsi qu'une démangeaison plus ou moins vive.

Dès que l'on s'apercevra que l'on a été piqué, on lavera les parties atteintes avec de l'ammoniaque ou du glyco-phénique, soit pur soit étendu d'eau, et, si l'on ne possède pas sous la main l'un de ces deux produits, on se servira de jus de citron et de vinaigre.

La *morsure de la vipère* est sans contredit la plus grave de toutes celles qui peuvent survenir. Trois espèces de vipère sont à redouter en Europe (fig. 66) :

La vipère commune, qui a le dessus de la tête granuleux dépourvu de plaque ;

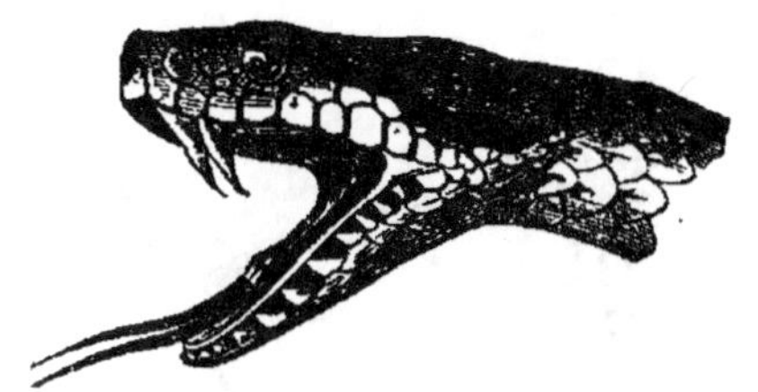

Fig. 66. — Tête de vipère.

La vipère péliade ou petite vipère, qui possède sur tout le dos une ligne foncée brune ou noire ; on la rencontre dans les fôrets de Senar et de Fontainebleau ;

La vipère ammodyte, dont le museau est allongé en forme de pointe molle et écailleuse.

En France, la morsure de la vipère est rarement mortelle, mais n'en détermine pas moins des accidents sérieux, qui chez les enfants peuvent devenir très graves.

En général, la morsure de la vipère est peu apparente : elle consiste en deux petites écorchures entourées de rougeur ; les parties environnantes enflent peu à peu, se couvrent souvent de tâches livides et sont le siège d'une douleur très intense.

Puis les symptômes généraux s'accentuent rapidement ; le blessé éprouve un malaise étrange, de la faiblesse, de la fièvre, des nausées et des vomissements, une sueur froide abondante, des syncopes, et souvent du délire.

Dès que l'on s'est aperçu de la morsure, qui le plus souvent a son siège aux pieds, à la jambe ou aux mains, il faut :

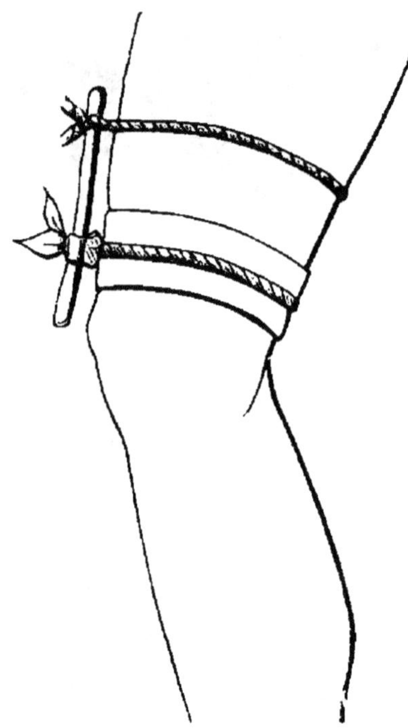

Fig. 67. — Compression permanente établie au-dessus du genou.

1° Empêcher le venin de s'introduire dans l'économie, et pour cela faire de suite une ligature au-dessus de la partie blessée, avec un mouchoir, une cravate, une corde, en un mot ce que l'on trouve sous la main (fig. 67), après avoir fait saigner la plaie, que l'on élargit le plus que l'on peut par une petite incision, au besoin par l'application de ventouses sèches.

2° Neutraliser le venin : pour cela cautériser profondément les petites plaies avec un fer rouge ou de l'ammoniaque pure, de l'acide nitrique, du nitrate d'argent; on laissera de toute façon sur les plaies des compresses imbibées d'ammoniaque, et l'on placera le membre blessé dans une attitude de repos absolu.

3° Combattre les effets du venin, en couchant le malade dans un lit bien chaud; on lui administrera du vin chaud, du xérès, puis toutes les demi-heures une cuiller à dessert de la préparation suivante :

Ammoniaque	2 grammes.	
Eau simple.....................	20	—
Xérès	30	—

Rage. — Chaque année, les journaux enregistrent un nombre considérable d'accidents produits par le virus rabique.

Nos édiles ont à ce sujet de sérieuses mesures à prendre : nous, médecins, nous n'avons qu'à indiquer les moyens de se préserver et de guérir.

Le virus rabique est quelquefois très long à manifester sa présence; c'est en général quarante à cinquante jours après la morsure que se manifestent les premiers symptômes : ce sont de la céphalalgie, de la tristesse, de l'agitation, des nausées, des douleurs au siège de la blessure, dont la cicatrice s'ouvre quelquefois, des hallucinations, des envies irrésistibles de mordre, du délire, de la suffocation, de la constriction à la gorge, de la dilatation des pupilles; puis les yeux sont injectés, hagards, et brillent d'un éclat insolite.

Il faut avoir vu tous ces symptômes terribles et effrayants pour s'en faire une idée.

Bien des traitements ont été prescrits contre cette terrible maladie, qui le plus souvent résiste aux efforts de l'art; c'est ainsi que l'on a successivement essayé les sudorifiques, la belladone, l'opium, la jusquiame, le bromure de potassium, le chloroforme, etc.; quelquefois on a réussi, mais on est toujours en droit de se demander pourquoi l'on ne réussit pas toujours, le virus rabique étant toujours identique à lui-même.

Il nous a paru utile de publier à cette place l'extrait d'un rapport au ministre de l'agriculture et du commerce, qui contient non seulement le meilleur traitement à suivre en cas de morsure, mais qui indique encore les caractères auxquels on reconnaît la rage.

1° *Soins à donner à une personne qui vient de subir la morsure d'un chien enragé ou suspect.*

Doit être considéré comme suspect :

1° Tout chien *connu* qui, contrairement à son caractère et à ses habitudes, est devenu agressif et mord, sans motif qui explique cette action, les personnes qu'il trouve à la portée de ses dents.

Dans ce cas, le chien doit être considéré comme d'autant plus suspect que les personnes qu'il a mordues lui étaient plus familières.

2° Tout chien qui, dans l'intérieur des maisons, s'attaque aux personnes étrangères sans y être excité soit par son rôle de gardien, soit par une agression volontaire ou involontaire.

3° Tout chien divaguant qui, sans aucune excitation, s'attaque aux personnes qu'il rencontre sur son passage dans les rues, sur les routes, dans les campagnes.

4° Tout chien inconnu, trouvé errant, qui devient tout à coup agressif pour les personnes qui l'ont accueilli dans leur demeure.

La cautérisation étant jusqu'ici l'unique moyen connu de prophylaxie de la rage, la seule chance de salut qui soit offerte aux personnes mordues consiste dans la *cautérisation* la plus prompte et la plus complète des plaies virulentes.

De tous les caustiques, le meilleur est le fer rouge, et la cautérisation est d'autant moins douloureuse que le fer est plus fortement chauffé. A défaut de fer rouge, on pourra se servir du caustique de Vienne ou de l'acide sulfurique.

Pendant que le fer chauffe, ou en l'absence de caustique, il sera utile de *comprimer*, au-dessus de la blessure, à l'aide d'un lien fortement serré, le membre mordu, en même temps que l'on cherchera, avec les doigts, à *exprimer* du dedans au dehors les liquides contenus dans la plaie.

On aidera cette expression par un *lavage* continu fait avec un liquide quelconque.

Si la partie mordue est à la portée de la bouche, le blessé devra faire lui-même la *succion* immédiatement.

La succion n'offre d'ailleurs aucun danger, si la personne qui la pratique n'est affectée d'aucune écorchure soit aux lèvres, soit dans la bouche.

Le public doit être mis en garde contre de prétendus spécifiques vantés par les charlatans.

Il n'existe pas actuellement de préservatif contre la rage en dehors de la cautérisation profonde et immédiate des plaies virulentes.

2° Conduite à tenir lorsqu'un animal vient d'être mordu par un chien enragé ou suspect.

Non seulement tout chien enragé ou suspect doit être immédiatement abattu, mais encore tout animal mordu, chien ou chat, par un chien enragé ou suspect, doit également être immédiatement abattu.

En cas d'accident grave ou de mort d'homme, le propriétaire du chien enragé pourra être poursuivi d'office, sans préjudice des dommages-intérêts qui peuvent être réclamés par les familles (art. 319, 320, 459 du Code pénal, et art. 1385 du Code civil).

Il est important de conserver les cadavres des chiens et de les faire transporter à une Ecole vétérinaire ou chez un vétérinaire, afin que l'autopsie permette de constater les altérations caractéristiques de la rage.

3° Caractères distinctifs de la rage du chien à ses différentes périodes.

I. La rage du chien ne se caractérise pas par des

accès de fureur dans les premiers jours de sa manifestation. Au contraire, c'est une maladie tout d'abord d'apparence bénigne ; mais, dès ses débuts, la bave est *virulente*, c'est-à-dire qu'elle renferme le germe inoculable, et le chien est alors bien plus dangereux par les caresses de sa langue qu'il ne peut l'être par ses morsures, car il n'a encore aucune tendance à mordre.

II. Au début de la rage, le chien change d'humeur ; il devient triste, sombre et taciturne, recherche la solitude et se retire dans les recoins les plus obscurs. Mais il ne peut rester longtemps en place : il est inquiet et agité, va et vient, se couche et se relève, rôde, flaire, cherche, gratte avec ses pattes de devant. Ses mouvements, ses attitudes et ses gestes semblent indiquer que, par moments, il voit des fantômes, car il mord dans l'air, s'élance et hurle comme s'il s'attaquait à des ennemis réels.

III. Son regard est changé ; il exprime une tristesse et quelque chose de farouche.

IV. Mais, dans cet état, le chien n'est encore nullement agressif pour l'homme ; son caractère est ce qu'il était avant. Il se montre docile et soumis pour son maître, à la voix duquel il obéit, en donnant quelques signes de gaieté qui ramènent un instant sa physionomie à son expression habituelle.

V. Au lieu de tendances agressives, ce sont souvent des tendances contraires qui se manifestent dans la première période de la rage. Le sentiment affectueux envers ses maîtres et les familiers de la maison s'exagère chez le chien enragé, et il l'exprime par les mouvements répétés de sa langue, avec laquelle il est avide de caresser les mains ou les visages qu'il peut atteindre.

VI. Ce sentiment, très développé et très tenace chez le chien, le domine assez pour que, dans un très grand nombre de cas, il respecte ses maîtres, même dans le paroxysme de la rage, et pour que ceux-ci, d'autre part, conservent sur lui un très grand empire, même lorsque ses instincts féroces ont commencé à se manifester et qu'il s'y abandonne.

VII. Le chien enragé n'a pas horreur de l'eau; au contraire, il en est avide. Tant qu'il peut en boire, il satisfait sa soif toujours ardente; et, quand le spasme de son gosier l'empêche de déglutir (avaler), il plonge le museau tout entier dans le vase, et il mord, pour ainsi dire, le liquide qu'il ne peut plus avaler.

Le chien enragé n'est donc pas *hydrophobe*;

L'*hydrophobie* n'est donc pas un signe de la rage du chien.

VIII. Le chien enragé ne refuse pas sa nourriture dans la première période de sa maladie; souvent même, il la mange avec plus de voracité que d'habitude.

IX. Lorsque le besoin de mordre, qui est un des caractères essentiels de la rage à une certaine période de son développement, commence à se manifester, l'animal le satisfait d'abord sur des corps inertes; il ronge le bois des portes et des meubles, déchire les étoffes, les tapis, les chaussures, broie sous ses dents la paille, le foin, les crins, la laine, mange la terre, la fiente des animaux et la sienne même, etc., et accumule dans son estomac des débris de tous les corps sur lesquels ses dents ont porté.

X. L'abondance de la bave n'est pas un signe constant de la rage chez le chien. Tantôt la gueule est humide et tantôt elle est sèche. Avant la période des accès, la sécrétion de la salive est normale ; elle s'exagère pendant cette période et se tarit à la fin de la maladie.

XI. Le chien enragé exprime souvent la sensation douloureuse que lui fait éprouver le spasme (convulsion) de son gosier, en faisant avec ses pattes de devant, de chaque côté des joues, les gestes propres au chien dans la gorge duquel un os est arrêté.

XII. Dans une variété particulière de la rage canine que l'on appelle la *rage-mue*, la mâchoire inférieure paralysée reste écartée de la supérieure, et la gueule demeure béante et sèche, avec une teinte rouge brunâtre de la muqueuse qui la tapisse.

XIII. Dans quelques cas, le chien enragé vomit du sang.

XIV. La voix du chien enragé change toujours de timbre, et toujours son aboiement s'exécute suivant un mode différent de son mode habituel.

Il est rauque, voilé, et se transforme en un hurlement saccadé.

Dans la variété de rage appelée *rage-mue*, ce symptôme important fait défaut. La maladie reçoit son nom du mutisme absolu des malades : *rage-mue* ou *muette.*

XV. La sensibilité est très émoussée dans le chien enragé. Quand on le frappe, qu'on le brûle ou qu'on le blesse, il ne fait entendre ni les plaintes, ni les cris par lesquels les animaux de son espèce expriment leurs souffrances ou même simplement leurs craintes.

Il y a des cas où le chien enragé se fait à lui-même des blessures profondes avec ses dents et assouvit sa rage sur son propre corps, sans chercher encore à nuire aux personnes qui lui sont familières.

XVI. Le chien enragé est toujours très violemment impressionné et irrité par la vue d'un animal de son espèce. Dès qu'il se trouve en sa présence ou qu'il entend ses aboiements, sa fureur rabique se manifeste si elle était encore latente (cachée), se développe et s'exalte si elle était déjà déclarée, et il se lance vers lui pour le déchirer de ses dents.

La présence du chien produit la même impression sur les animaux des autres espèces, quand ils sont sous le coup de la rage; en sorte qu'il est vrai de dire que le chien fait l'office d'un agent réactif, à l'aide duquel on peut presque toujours, avec une très grande sûreté, déceler la rage encore cachée dans un animal qui la couve.

XVII. Le chien enragé fuit souvent le toit domestique, au moment où, par les progrès de sa maladie, les instincts féroces se développent en lui et commencent à le dominer; et, après un, deux ou trois jours de pérégrinations, pendant lesquels il a cherché à satisfaire sa rage sur tous les êtres vivants qu'il a pu rencontrer, il revient souvent mourir chez ses maîtres.

XVIII. Lorsque la rage est arrivée à sa période furieuse, elle se caractérise par l'expression de férocité qu'elle donne à la physionomie de l'animal qui en est atteint et par des envies de mordre qu'il assouvit toutes les fois que l'occasion s'en présente; mais c'est toujours contre son semblable qu'il diriges ses attaques, de préférence à tout autre animal.

XIX. Les fureurs rabiques se manifestent par des accès dans les intervalles desquels l'animal épuisé tombe dans un état relatif de calme, qui peut faire illusion sur la nature de sa maladie.

XX. Les chiens bien portants semblent doués de la faculté de deviner l'état rabique d'un animal de leur espèce, et, au lieu de lutter contre lui, ils cherchent à se dérober à ses atteintes par la fuite.

XXI. Le chien enragé libre s'attaque d'abord, avec une très grande énergie, à tous les êtres vivants qu'il rencontre, mais toujours de préférence au chien plutôt qu'aux autres animaux, et de préférence à ceux-ci plutôt qu'à l'homme. Puis, lorsqu'il est épuisé par ses fureurs et par ses luttes, il marche devant lui d'une allure vacillante, très reconnaissable à sa queue pendante, à sa tête inclinée vers le sol, à ses yeux égarés et à sa gueule béante, d'où s'échappe une langue bleuâtre et souillée de poussière. Dans cet état, il n'a plus de grandes tendances agressives, mais il mord encore tous ceux, hommes ou bêtes, qui se trouvent à la portée de ses dents.

XXII. Le chien enragé qui meurt de sa mort naturelle succombe à la paralysie et à l'asphyxie.

Jusqu'au dernier moment, l'instinct de mordre le domine, et il faut le redouter même lorsque l'épuisement semble l'avoir transformé en corps inerte.

XXIII. A l'autopsie d'un chien enragé, on rencontre, d'une manière presque constante, dans son estomac, un mélange de corps disparates, tels que du foin, de la paille, des crins, de la laine, des lambeaux d'étoffes, des morceaux de cuir, des débris de cordes, des étoupes, des excréments, de la terre, des feuilles, du gazon, des pierres : toutes substances qui, par leur présence et leur assemblage, ont une grande valeur probative de l'existence de l'état rabique sur l'animal où on les constate.

Pustule maligne. — La *pustule maligne*, produite par la piqûre d'une mouche venimeuse, est caractérisée tout d'abord par de la démangeaison et l'apparition d'un epetite vésicule noirâtre qui se déchire facilement.

Au bout de deux ou trois jours environ, il se forme dans cette vésicule un tubercule dur, de couleur foncée, noirâtre, autour duquel viennent se grouper d'autres vésicules remplies d'une sérosité rougeâtre; c'est alors que le gonflement et la douleur augmentent, et qu'apparaissent des accidents inflammatoires accompagnés de symptômes généraux adynamiques et ataxiques.

Dès le début, le traitement doit être très actif.

Il consistera à faire sur la pustule une incision cruciale, dans laquelle on versera une cuiller à café du mélange suivant :

        Ammoniaque...................... 15 grammes.
        Glyco-phénique .... 15 —

On laissera à demeure dans la plaie un plumasseau de charpie imbibé du même mélange, et on le renouvellera toutes les deux heures, en ayant soin de recouvrir la plaie et ses environs de la même préparation; on donnera à l'intérieur, toutes les deux heures, une cuiller à bouche de la potion suivante :

        Arsenicum 1ʳᵉ trit................... 0 ᵍʳ, 05
        Eau 125   00

On conseillera aussi avec avantage les préparations de *Lachesis 3ᵉ et 6ᵉ dil.*

On soutiendra les forces du malade par une bonne nourriture, du vin, des grogs, du vin de Bordeaux-Souverain soit pur, soit étendu d'eau.

Entorses. — L'*entorse* du pied reconnaît pour cause une distension avec ou sans déchirure des téguments de l'articulation du pied avec les os de la jambe.

La douleur qu'elle fait éprouver est telle, qu'on lui a donné le nom de *douleur syncopale.*

Elle est produite par une chute, un faux mouvement, un faux pas.

Aussitôt après l'accident, il y a de la tuméfaction, les ecchymoses ne se montrent que plus tard, et les mouvements articulaires sont impossibles.

C'est dans ce cas que la pratique du *massage métho-dique* donne des résultats merveilleux et guérit quelfois en quelques heures des entorses qui auraient demandé plusieurs jours de repos et de soins; mais c'est un moyen très douloureux, et bien des personnes ne s'y soumettent pas facilement; il faut alors recourir aux topiques.

On commencera par plonger sa jambe dans un baquet d'eau aussi froide que possible, pendant deux ou trois heures (moyen encore douloureux), puis on fera un *bandage en étrier* autour des malléoles, avec des compresses trempées dans le mélange suivant :

Teinture d'arnica	5o	grammes.
Eau blanche	100	—
Eau-de-vie camphrée	100	—

Il est souvent indispensable d'enfermer l'articulation dans un bandage dextriné laissé en place pendant une quinzaine de jours et quelquefois plus.

A l'intérieur on donnera une cuiller à bouche de la potion, trois fois par jour :

Rhus toxicod 3ᵉ dil	8	gouttes.
Eau	125	grammes.

Tour de reins. — Il est produit par la déchirure de quelques fibres musculaires de la région lombaire et occasionne des douleurs assez vives, surtout pendant les mouvements; il est par conséquent une gêne pour tous les mouvements du tronc, et peut passer à l'état chronique, en prenant le caractère rhumatismal.

On y remédie par l'application de *ventouses sèches* et du liniment suivant :

Laudanum	20 gouttes.
Teinture d'arnica...................	2 grammes.
Glycérine	25 —

Furoncles, clous. — Ils débutent par une rougeur, une sensibilité de la peau, qui ne tarde pas à se soulever sous forme de petite tumeur très douloureuse, ayant un point saillant qui blanchit et qui, vers le 15e jour, donne issue à de la sérosité, puis à du pus, et enfin à une matière spéciale que Nélaton a démontrée être de nature pseudo-membraneuse et qu'il a appelée *bourbillon*.

Ces phénomènes s'accompagnent de fièvre, d'inappétence, de céphalalgie, etc.

Il est fort difficile de faire avorter les furoncles qui, sans cause connue, se développent quelquefois chez le même individu en nombre considérable; on a cependant conseillé de frictionner la place douloureuse avec la *teinture d'arnica*.

12.

Une fois l'évolution commencée, on donnera :

    1° Arnica 3ᵉ dil........................   8 gouttes.
       Eau................................ 125 grammes.
    2° Belladona 3ᵉ dil...................   8 gouttes.
       Eau................................ 125 grammes.

Alterner ces deux potions à la dose d'une cuiller à bouche toutes les trois heures ; on continuera ainsi jusqu'au moment où le furoncle sera moins dur, plus blanc à son sommet, auquel cas on donnera :

        Hepar sulfuris 3ᵉ trit..............   1 gramme.
        Eau.............................. 125   —

quatre cuillers par jour.

Puis quand le furoncle sera ouvert, on hâtera la sortie du bourbillon en donnant de la même façon :

        Mercurius 3ᵉ trit..................   1 gramme.
        Eau.............................. 125   —

L'usage des cataplasmes de mie de pain ou de fécule a aussi son utilité.

Panaris. — Le *panaris* est constitué par l'inflammation phlegmoneuse de l'extrémité des doigts.

Selon qu'il est superficiel ou profond, qu'il offre plus ou moins de gravité, il prend les noms de *tourniole* et de *mal blanc.*

1° Le *panaris superficiel*, qui constitue la *tourniole*, le *mal blanc*, est caractérisé par de la démangeaison, de la douleur, de la rougeur et du gonflement ; puis apparaît une *petite phlyctène,* qui perce souvent seule et donne issue à du pus.

Dans ces cas simples, le traitement consistera en bains émollients locaux, de son ou de mauves, en cataplasmes de mie de pain, à tenir la main plus élevée que le coude, à ouvrir la phlyctène, et à donner une cuiller à bouche toutes les trois heures de la potion :

> Mercurius solub. 3ᵉ trit............ 1 gramme.
> Eau simple.................... . 125 —

2° Le *panaris sous-cutané* se trouve situé tout à fait sous la peau; il est plus douloureux que le précédent, offre les mêmes symptômes avec une intensité plus grande.

Le pus s'écoule quelquefois par de petits pertuis nombreux qui s'ouvrent seuls; dans cette forme, il y a déjà quelques symptômes généraux, tels que fièvre, inappétence, céphalalgie, etc.

On procédera comme précédemment avec des bains, des cataplasmes; on fera ensuite des frictions avec la pommade :

> Cold-cream .... 15 grammes.
> Mercurius corrosivus 1ʳᵉ trit...... 1 —

Puis on alternera les deux potions suivantes à la dose de une cuiller à bouche toutes les deux ou trois heures, suivant l'intensité des symptômes :

> 1° Aconit 1ʳᵉ dil.................. 10 gouttes.
> Eau........................... 125 grammes.
> 2° Mercurius corrosivus 1ʳᵉ trit..... 0 ᵍʳ, 05
> Eau ....:......... .. 125 00

On modérera l'alimentation.

3° Le *panaris profond* est celui qui s'étend à la gaine des tendons; les symptômes sont caractérisés par une plus grande intensité; la douleur est *térébrante;* mais ce sont les symptômes généraux qui s'accusent d'une façon toute spéciale : fièvre, soif, inappétence, insomnie, quelquefois accidents cérébraux; le plus souvent, il y a nécrose de la dernière phalange et par suite difformité du doigt.

On fera une application de la pommade avec :

Axonge.............................. 15 grammes.
Chloro-iodo-mercurique. (*Substance.*)   0,50

en application, deux fois par jour.

Alterner les deux potions suivantes, à la dose de une cuiller à bouche toutes les deux ou trois heures :

1° Chloro-iodo-mercurique 1re trit..   0^{gr},50
   Eau simple..................... 125   00
2° Myristica sebifera 1re............   10 gouttes.
   Eau simple..................... 125 grammes.

Ce dernier médicament a surtout été préconisé par le Dr Mure pour les cas où la douleur est atroce.

Hernies. — Les *hernies* sont des accidents très communs chez les enfants; elles sont de plusieurs sortes, mais de beaucoup les plus communes, ce sont : les hernies ombilicales et les hernies inguinales.

Les hernies ombilicales apparaissent très souvent, quelques jours après la naissance, soit parce que le cordon a été coupé trop court, soit parce que l'enfant indocile pousse des cris presque continuels.

La hernie ombilicale est en général constituée par une anse de l'intestin qui sort à travers l'anneau fibreux qui constitue le nombril.

Elle se reconnaît facilement : au niveau de l'ombilic apparaît une petite tumeur molle, réductible, qui augmente de volume pendant les cris, de forme cylindro-conique, et complètement indolente.

Il faut d'abord la *réduire*, c'est-à-dire faire rentrer l'intestin dans l'abdomen, et la maintenir en y appliquant une petite pelote de ouate ou de liège, que l'on fixe à l'aide d'une bande de toile, roulée autour du corps de l'enfant.

Dès que l'enfant pourra le supporter, on fera adapter un petit bandage ombilical, que l'on aura soin de renouveler souvent, pour qu'il ne gêne en rien l'accroissement de volume du corps.

La *hernie inguinale* est celle qui se fait dans l'aine et qui le plus souvent *tombe* dans le *scrotum*, surtout quand elle est volumineuse.

Elle est constituée par l'intestin ou son enveloppe, ou par les deux à la fois.

Elle se présente sous la forme d'une tumeur plus ou moins volumineuse, dans le pli de l'aine, augmentant par les efforts de toux, de parole, disparaissant par la pression, le plus souvent indolente, sans changement de couleur à la peau.

Elle est produite par un effort, un saut, une marche forcée.

L'accident le plus redoutable de la hernie est son *étranglement*, c'est-à-dire l'impossibilité de rentrer dans l'abdomen la partie de l'intestin qui est sortie et qui, se trouvant resserrée, *étranglée*, par les fibres de l'anneau où il est passé, ne tarde pas à s'enflammer, à se gangréner, et détermine des accidents tellement graves, que la plupart du temps ils occasionnent la mort; aussi, sous aucun prétexte, ne doit-on quitter son bandage, sauf la nuit.

De même que pour la hernie ombilicale, il faudra rentrer la tumeur et la contenir à l'aide de bandages appropriés exactement appliqués.

Comme médicaments internes, on donnera :

1° Nux vomica 3e dil................	10	gouttes.
Eau simple.....................	125	grammes.
2° Sulfur acidum 6e dil............	10	gouttes.
Eau simple	125	grammes.

une cuiller à bouche matin et soir pendant huit jours, puis repos de huit jours, et recommencer ainsi de suite, sans se décourager; car, si la cure de la hernie est possible, il faut savoir qu'elle réclame beaucoup de temps.

Ongle incarné. — Il est produit par un des bords de l'ongle comprimé, qui pénètre plus ou moins profondément dans les chairs, en déterminant un bourrelet charnu, qui tôt ou tard s'ulcère.

La douleur, quelquefois très intense, est augmentée par la marche. C'est en général le gros orteil qui se trouve le plus souvent atteint.

La première indication à remplir est d'empêcher toute compression sur la partie externe du gros orteil, et pour cela : porter des chaussures en étoffe très larges ; la seconde est de râper peu à peu l'ongle, surtout en son milieu avec un morceau de verre, de façon à l'amincir le plus possible ; la troisième, de soulever l'ongle avec la charpie pour l'empêcher de prendre une direction vicieuse, ou de placer sous son bord une petite lamelle de plomb.

Il faudrait aussi faire de fréquentes onctions (matin et soir) avec l'eau arniquée et marcher le moins possible.

Il est rare avec ces différents moyens pris au début de ne pas enrayer complètement cette difformité, qui devient non seulement une vraie infirmité, mais qui nécessite, quand elle a pris une grande intensité, l'arrachement de l'ongle et la cautérisation énergique du bourrelet ulcéré.

Torticolis. — On désigne sous ce nom le rhumatisme des muscles du cou, et plus spécialement du muscle *sterno-cléido-mastoïdien*. Très fréquent chez les enfants, il est la plupart du temps dû à l'action directe du froid ; quelquefois aussi, il tient à une fausse position prolongée.

C'est une affection souvent très douloureuse et qu'exaspère le moindre mouvement de la tête, qui est inclinée plus ou moins fortement d'un côté ou de l'autre. En général, sa durée n'est que de quelques jours, mais il n'est pas rare de la voir passer à l'état chronique chez les enfants lymphatiques et débiles, et alors elle devient une maladie très difficile à guérir, qui nécessite souvent l'intervention chirurgicale.

Comme topiques externes on emploiera : les onctions d'huile d'amandes douces, de glycérine arniquée, et d'huile de jusquiame si les douleurs et la contracture sont très violentes.

Les meilleurs médicaments à y opposer sont :

Si le torticolis est survenu par suite de l'exposition à l'humidité :

> Dulcamara 3ᵉ dil................ 10 gouttes.
> Eau simple..................... 125 grammes.

quatre cuillerées par jour.

S'il est survenu par le froid :

> Aconit 1ʳᵉ dil................... 10 gouttes.
> Eau simple..................... 125 grammes.

quatre cuillerées par jour.

Enfin contre la forme spasmodique, la contracture :

> Belladone Tm.................. 10 gouttes.
> Eau simple..................... 125 grammes.

trois cuillerées par jour.

On emploiera aussi avec succès le massage méthodique.

Aphtes. — Maladie caractérisée par de petits ulcères superficiels qui se développent sur la langue et sur toute la muqueuse buccale.

Ces petits ulcères, quelquefois très nombreux, produisent, outre de la douleur et de la salivation, l'impossibilité de mastiquer les aliments, et déterminent parfois un peu de fièvre. Ils sont le plus souvent l'indication d'une irritation du tube digestif et sont fréquents chez les enfants.

Le traitement de ces petits accidents, souvent très douloureux, consistera à les toucher plusieurs fois par jour avec un pinceau chargé du mélange suivant :

Borax...............................	5 grammes.
Glycérine...........................	10 grammes.

puis à prescrire trois cuillerées à bouche par jour de la potion suivante :

Mercurius corrosivus 3ᵉ trit........	0 ᵍʳ, 50
Eau simple.........................	125 00

Si l'enfant peut se gargariser, on le fera faire avec le gargarisme au citron.

Adénite. — On donne le nom d'*adénite* à l'inflammation des glandes et des ganglions ; elle peut être aiguë ou chronique.

Dans le premier cas, la glande enflammée est

rouge, douloureuse, plus ou moins tuméfiée et se termine souvent par la suppuration.

Une des plus fréquentes est l'engorgement des ganglions du cou, qui apparaît sur les parties latérales sous forme d'une série de petites tumeurs superficielles, mobiles, et qui, lorsqu'elles suppurent, laissent des traces indélébiles très désagréables.

Dans le second cas, c'est-à-dire dans l'adénite chronique, les tumeurs sont souvent très nombreuses, dures, roulant sous le doigt, sans changement de couleur à la peau, restant stationnaires pendant un temps fort long. Quelquefois, sous l'influence du froid, de l'humidité, de fatigues excessives, la peau devient rougeâtre, la tumeur se ramollit, devient fluctuante, s'ouvre et donne passage à du pus rempli de flocons albumineux.

Ce sont surtout les enfants scrofuleux et lymphatiques qui sont pris de ces engorgements, qui font souvent le désespoir des parents et des pauvres petits malades.

Dans les deux cas, il faut modifier la constitution par le régime et le genre de vie; fortifier avec des viandes grillées et rôties, du poisson de mer, du vin; par un séjour à la campagne, aux bains de mer, aux eaux sulfureuses d'Aix, de Luchon, etc.; par l'habitation dans un lieu sec et aéré; par des bains salés de Pennès, l'huile de foie de morue, l'eau ferrée aux repas.

Les applications externes n'ont pas grande valeur; on pourra essayer cependant :

            Glycérine....................... 3o grammes.
            Phytolacca decandra Tm........ 5   —

en onctions sur les glandes tous les soirs.

Comme médicaments modificateurs internes, on alternera les deux potions suivantes à la dose de une cuillerée à bouche toutes les trois heures (4 par jour).

    1° Belladona 1ʳᵉ dil................. 8 gouttes.
       Eau........................... 125 grammes.
    2° Mercurius solub. 3ᵉ trit.......... 1   —
       Eau........................... 125   —

Lorsque la suppuration est imminente, on donnera :

    Hepar sulf. 3ᵉ trit................. 1 gramme.
    Eau........................... 125   —

une cuillerée à bouche quatre fois par jour.

La période chronique trouvera surtout ses indications lorsque les glandes sont très indurées, dans :

Pommade :

    Axonge........................ 3o grammes.
    Iodure de potassium............ 5   —

en onctions le soir et :

Potion :

    Iodure de potassium............ 0 ᵍʳ, 5o
    Eau........................... 15o   oo

une cuillerée matin et soir.

Continuer pendant un mois; s'il n'y a pas de changement, on donnera alors :

    1º Phytolacca decandra 1re dil.......   10 gouttes.
       Eau ....   125 grammes.
    2º Dulcamara 3e dil ....   10 gouttes.
       Eau...................................   125 grammes.

Alterner ces deux potions à la dose de trois cuillerées à bouche par jour, un jour l'une un jour l'autre.

Continuer pendant un mois, et revenir à la précédente prescription.

On pourra encore consulter avec fruit le bi-iodure de mercure :

       Bi-iodure de mercure 3e trit......   1 gramme.
       Eau simple.....................   125   —

une cuillerée à bouche matin et soir.

Chute des cheveux. — C'est là une véritable infirmité pour bien des gens, chez lesquels elle est une cause continuelle de refroidissements successifs.

Or, il faut bien le reconnaître, il est souvent impossible de faire repousser les cheveux, témoin le grand nombre de pommades, d'extraits, etc., qui encombrent la quatrième page des journaux.

Il est bien évident que, si le bulbe pileux est détruit, la pousse des cheveux est impossible; mais, s'il n'y a qu'un simple arrêt, qu'un ralentissement dans la croissance, on peut l'activer à l'aide de divers moyens que nous indiquerons; enfin, si la chute reconnaît pour cause une maladie du cuir chevelu, on peut encore l'empêcher en la guérissant.

Les cheveux trop secs ne se *nourrissent pas* et cassent facilement; on y remédie par l'application de pommades, d'huiles légèrement aromatisées, en ayant toujours soin de tenir la tête dans la plus stricte propreté; pour cela, il sera bon toutes les semaines de la laver avec le mélange suivant :

Sous-carbonate de soude..........	5	grammes.
Alcool.............................	90	—
Eau de Cologne	200	—
Eau ordinaire.....................	250	—

Si la chute des cheveux tient à une maladie du cuir chevelu, *pityriasis*, *eczéma*, etc., on procédera au traitement de ces maladies comme nous le verrons en nous occupant des maladies de la peau. Enfin dans la calvitie précoce, quand la vitalité du bulbe s'éteint peu à peu, il faut l'exciter par la pommade suivante, appliquée directement tous les soirs en onctions sur le cuir chevelu :

Huile de ricin	30	grammes.
Rhum.............................	15	—
Teinture de cantharides	10	gouttes.
Moelle de bœuf...................	30	grammes.

et tous les matins par des lotions avec :

Esprit d'ammoniaque aromatique.	30	grammes.
Glycérine.	8	—
Teinture d'arnica.................	20	—
Eau distillée de romarin..........	160	—

La chute des cheveux reconnaît encore pour causes :

La faiblesse de la constitution, soit naturelle, soit consécutive à une maladie grave;

Les maladies diverses constitutionnelles;

L'accouchement et l'allaitement.

Dans le premier cas, outre les moyens indiqués, il faudra fortifier la constitution par les ressources ordinaires : fer, régime tonique, bains de mer, etc.; dans le second, traiter les maladies, causes de la calvitie.

Enfin, après l'accouchement et pendant l'allaitement, beaucoup de femmes, en raison de l'état anémique où elles se trouvent, perdent leurs cheveux.

Pour y remédier elles devront :

1° Faire des frictions chaque jour avec les préparations que nous avons indiquées;

2° Laisser leurs cheveux à l'air, c'est-à-dire tombant naturellement sur les épaules, ou simplement nattés ;

3° Avoir un régime reconstituant, tonique;

4° Suivre le traitement interne suivant :

Prendre trois cuillers à bouche par jour de la potion suivante :

> Sulfur 6e dil...................... 10 gouttes.
> Eau simple...................... 125 grammes.

Ce médicament terminé, on prendra une cuiller à bouche :

Le matin :

> Lycopodium 3e dil.............. 10 gouttes.
> Eau simple...................... 125 grammes.

Le soir :

Calc. carb. 3e trit................ 1 gramme.
Eau simple..................... 125 —

On continuera ainsi pendant un mois.

Tonnerre. Accidents produits par la foudre. — Chaque année, la foudre produit un certain nombre de victimes, et tout le monde connaît, pour l'avoir ressenti au moins une fois, l'état de malaise qui précède l'apparition d'un orage.

Il n'est pas prudent, pendant un orage, de faire le fanfaron, de s'exposer, quand il est manifeste que personne n'est indemne de l'explosion, personne ne pouvant prédire où la foudre doit tomber, c'est-à-dire en quel endroit se fera la combinaison des deux électricités, combinaison qui se produit avec des phénomènes de bruit (tonnerre) et de lumière (éclair).

Il est facile de calculer à quelle distance se trouve l'orage.

On sait en effet que le *coup de tonnerre* a lieu en même temps que l'*éclair,* et que, si nous n'entendons le premier que quelque temps après avoir vu le second, c'est que la lumière a une vitesse énorme comparée à celle du bruit; la lumière parcourt environ 77 000 lieues par seconde, et le bruit 340 mètres seulement; or c'est justement sur l'espace de temps compris entre l'apparition de l'éclair et la détonation qu'est basée la distance de l'orage.

Si par exemple l'on compte 5 secondes entre l'éclair et la détonation, l'orage sera éloigné de 340 multipliés par 5, c'est-à-dire de 1700 mètres.

Il y a toujours des précautions à prendre pendant les orages :

1º Il faut éviter, si l'on est surpris en pleine campagne, de chercher un abri sous un arbre ; les points élevés attirent de préférence la foudre.

2º Il faut, dans les maisons, supprimer les courants d'air, fermer avec soin les portes et les fenêtres.

Les accidents produits par la foudre sont bizarres et terribles tout à la fois ; ils se manifestent de trois manières différentes :

1º Par des lésions de tissus,

2º Par de la commotion cérébro-spinale,

3º Par de l'asphyxie.

Les *lésions de tissus* consistent en perforation du crâne, en désorganisation de la substance cérébrale et en brûlures de toute sorte et plus ou moins profondes.

La *commotion* ne laisse après elle aucune trace de lésion ; l'homme ou l'animal frappé perd en un instant, sans même avoir eu le temps d'avoir peur, tout sentiment, et est jeté à terre sans avoir rien vu ; si la commotion est légère, l'individu se relève, étonné de ce qui vient de lui arriver, ressentant seulement du mal de tête, quelques douleurs de meurtrissure par tout le corps ; mais, si la commotion frappe la tête ou le tronc, elle est mortelle, car la décharge électrique donne immédiatement la mort en produisant une paralysie générale. La commotion sur un membre seul produit une paralysie temporaire qui disparaît d'elle-même.

Par asphyxie, la mort peut n'être qu'apparente, et cela a lieu quand il y a eu suffocation et que l'on trouve le *fulminé* raide, le visage enflé et violacé, les doigts contractés, etc.; or c'est dans ce cas surtout qu'il faut se hâter de lui donner des soins, de le déshabiller, de lui insuffler de l'air dans les poumons, d'employer pour cela la méthode de Sylvester, de faire des frictions sur tout le corps, et quelquefois même de pratiquer une saignée et d'administrer un lavement salé.

On pourra donner tous les quarts d'heure, deux gouttes de *nux vomica 3ᵉ dilution* sur la langue.

Si, après ces accidents qui mettent la vie en danger, il restait une affection des yeux, une paralysie du nerf optique (ce qui n'est pas rare), on aurait recours à :

```
Phosphore 6e dil..................   5 gouttes.
Eau simple........................   125 grammes.
```

Trois cuillers par jour.

Verrues-poireaux. — Ce sont des excroissances plus ou moins dures, lisses ou fendillées, d'un volume en général peu considérable, d'une couleur un peu grisâtre, qui apparaissent surtout aux mains et qui prennent naissance dans le *chorion*. En général, les poireaux ont un pédicule, les verrues n'en ont pas.

Ces productions calleuses, dont la grosseur est très variable, sont quelquefois très nombreuses, et, bien que la plupart du temps elles ne soient ni douloureuses ni gênantes, leur présence n'en est pas moins d'un aspect désagréable, rendant disgracieuses, informes les plus jolies mains, ce qui fait que l'on désire s'en débarrasser le plus rapidement possible.

Elles sont souvent la conséquence d'un principe âcre du sang, la *sycose*, qui rend quelquefois leur disparition plus longue et plus difficile.

Pour s'en guérir il ne suffit donc pas de les faire disparaître par des moyens externes, des applications de toute sorte, il faut à l'aide d'un traitement médical sérieux, continu, guérir ce vice du sang, qui est cause de leur production.

Pour cela, on prendra et on continuera pendant longtemps, les médicaments suivants :

Si les verrues sont charnues et adhérentes :

    1° Causticum 3e dil.....................   8 gouttes.
    Eau simple........................ 125 grammes.

Une cuiller à bouche le matin.

    2° Nit. acid. 3e dil. ....   8 gouttes.
    Eau simple....................... 135 grammes.

Une cuiller à bouche le soir.

Si au contraire les verrues sont pédiculées (poireaux) :

1° Lycopodium 6e dil................ 10 gouttes.
   Eau simple....................... 125 grammes.
2° Thuya 3e dil.................... 10 gouttes.
   Eau simple .... 125 grammes.

Pris de la même manière.

Mais ici les moyens externes ne sont pas à dédaigner et aident à l'action interne des médicaments ; c'est ainsi que l'on pourra toucher plusieurs fois par jour les excroissances avec la teinture même de *thuya occidentalis* ; avec le suc frais du *chelidonium majus*, ou avec la teinture de la même plante, avec l'*acide sulfurique* ou l'*acide nitrique* que l'on appliquera à l'aide d'un petit pinceau, etc.

Cors aux pieds. — Les *cors* aux pieds sont toujours produits par des chaussures trop étroites.

Ils sont constitués par un épaississement de l'épiderme qui se développe couche sur couche, durcit et comprime les parties molles situées au-dessous de lui, en déterminant souvent une douleur très violente.

Ils constituent quelquefois une véritable infirmité, empêchent la marche, ou bien s'ulcèrent et déterminent des accidents plus ou moins sérieux. Un grand nombre de recettes ont été proposées ; il faut se méfier de tous ces prétendus remèdes infaillibles qui sont souvent le point de départ d'une inflammation ou d'une ulcération ; ce qu'il y a de mieux à faire, c'est :

1° De porter des chaussures très larges, en étoffe si possible ;

2° De ramollir les cors par un bain de pieds, de les couper avec une lame de canif, d'y passer une couche de glycérine arniquée ou de jus de citron.

Renouveler cette pratique tous les deux jours.

3° La variété de cors aux pieds appelée *œil de perdrix* est très douloureuse en raison de son siège situé sur la face latérale des orteils ; il faut le soir les enduire de la préparation suivante :

Glycérine........................	15 grammes.
Teinture d'arnica.................	10 —
Glyco-phénique.................	5 —

et entourer le doigt d'un morceau de toile fine.

Un moyen populaire que nous croyons devoir indiquer parce qu'il nous a été donné d'en constater souvent les heureux effets consiste en une macération de feuilles de muguet sauvage grossièrement haché dans du vinaigre et appliqué matin et soir à l'aide d'un fin morceau de toile imprégné du liquide.

Varices. — Les *varices* sont le résultat de la dilatation d'une ou de plusieurs veines.

Elles se rencontrent de préférence chez les personnes qui marchent beaucoup ou qui restent longtemps debout.

Elles ne sont pas rares non plus chez les femmes enceintes.

Le plus souvent, elles sont indolentes, mais quelquefois aussi elles sont le siège de vives douleurs et produisent une inflammation toujours sérieuse : la *phlébite.*

D'autres fois aussi, elles s'ouvrent et donnent lieu à une hémorrhagie, à laquelle succède souvent un ulcère variqueux qui gagne parfois toute la jambe.

Le *traitement local* consistera dans le repos absolu, si possible; dans la *compression* des veines à l'aide d'un bas lacé ou d'un bas en tissu caoutchouté serrant modérément la jambe et le pied et s'étendant depuis la naissance des orteils jusqu'au-dessous de la rotule, car ce sont le plus souvent les veines de la jambe qui sont atteintes; matin et soir, on fera une lotion avec l'eau arniquée.

Le *traitement général* modificateur consistera dans la potion suivante, que l'on prendra trois fois par jour, à la dose de une cuiller à bouche :

>   Hamamelis 1re dil....................   10 gouttes.
>   Eau simple..........................   125 grammes.

L'*ulcère* qui suit la rupture d'une varice réclame :

>   1° Pulsatilla 1re dil...............   10 gouttes.
>   Eau simple.......................   125 grammes.
>   2° Mercurius corr. 1re trit.. ....   0 gr, 10
>   Eau simple.......................   125   00

en alternant ces deux potions à la dose de trois cuillerées à bouche par jour, un jour l'une, un jour l'autre. C'est surtout dans ce cas que le *repos absolu* du membre est indispensable : on le maintiendra élevé, sur un plan légèrement incliné, puis on l'entourera avec des bandes trempées dans le liquide suivant :

```
Dextrine...................................125 grammes.
Eau bouillante.........................  1000      —
```

Ne pas exercer de pression, et renouveler le pansement tous les quatre à cinq jours au plus.

A la suite d'une chute, d'un coup, d'un effort, les varices peuvent s'ouvrir; il en résulte une hémorrhagie sérieuse.

Dès que l'accident aura eu lieu, on appliquera le doigt sur la plaie, puis on mettra des compresses trempées dans l'eau arnico-phéniquée qui seront maintenues par plusieurs tours de bande; repos absolu.

Phlébite. — La phlébite est constituée par l'inflammation des veines.

La *phlegmatia alba dolens* qui survient quelquefois chez les nouvelles accouchées est une phlébite des veines du bassin et du membre inférieur.

La veine enflammée est dure, saillante, très sensible à la pression, d'une couleur rouge foncé; le membre est gonflé, douloureux; il se produit un œdème souvent considérable. Si la veine vient à suppurer (*phléb. suppurante*), la maladie acquiert une gravité exceptionnelle, en raison des abcès, des fusées suppurantes qui se forment et constituent un véritable empoisonnement.

Les médicaments à donner dans les *cas simples*
sont :

1° Hamamelis 1re dil................. 10 gouttes.
  Eau simple..................... 125 grammes.
2° Pulsatilla 1re dil................. 10 gouttes.
  Eau simple..................... 125 grammes.

dont on fera prendre une cuiller à bouche toutes les
trois heures, en alternant.

Contre la forme suppurative :

1° Pulsatilla 1re dil................. 15 gouttes.
  Eau simple..................... 125 grammes.
2° Merc. corros. 3e trit. 0 gr,95
  Eau simple..................... 125   00

Alterner une cuiller à bouche toutes les trois
heures.

Badigeonnage avec le *collodion élastique.*

Contre l'*infection purulente* qui survient quelquefois,
on fera usage de la *teinture mère d'aconit* à la dose de
5 gouttes, quatre fois par jour, et de l'*arséniate de quinine* soit à la 1re *trit.*, à la dose de 25 *centigrammes,*
quatre fois par jour, soit en granules au millième dont
on prendrait quatre granules, trois fois dans la journée.
Il sera souvent utile d'alterner ces deux puissants
médicaments.

Hémorrhoïdes. — Les *hémorrhoïdes* sont constituées par les varices des veines du rectum; elles déterminent des accidents généraux tels que : malaise,

lassitude, gastralgie, constipation, douleurs lombaires, qui influent souvent sur le caractère et déterminent une véritable hypochondrie. Les symptômes locaux sont aussi très accusés : tumeurs violacées au pourtour de l'anus, avec douleur lancinante quelquefois très intense ; ces tumeurs donnent le plus souvent lieu à une hémorrhagie d'un sang vermeil, qui s'écoule soit par jet, soit avec les matières fécales (hém. fluentes); d'autres fois, il y a simple congestion, puis affaissement sans écoulement (hém. sèches).

Lorsqu'elles se trouvent situées au-dessus du sphincter anal, elles constituent la variété d'*hémorrhoïdes internes*.

Les hémorrhoïdes sont très communes chez les femmes enceintes.

Elles servent aussi quelquefois de dérivatif naturel à des maladies graves du foie et du cœur, en permettant une déplétion de ces organes.

Quand elles ne sont pas *fluentes*, c'est-à-dire qu'elles ne saignent pas, elles sont alors turgescentes, douloureuses, donnant lieu à des douleurs lancinantes qui rendent la marche pénible. On emploiera alors des lotions et des lavements à l'eau froide, des applications de :

```
Glycérine.........................    30 grammes.
Chélidonium majus Tm ...........      2    —
Belladone Tm.....................     2    —
```

en application matin et soir à l'aide d'un petit pinceau.

Puis comme médicament interne :

```
Nux vom. 1ʳᵉ dil................. 10 gouttes.
Eau simple.... ................. 125 grammes.
```

à la dose de trois cuillers par jour.

Si la congestion était très forte, les douleurs *intolé-rables*, lancinantes, on prescrirait :

```
Capsicum annuum 3ᵉ dil......... 10 gouttes.
Eau simple..................... 125 grammes.
```

en alternant avec le médicament précédent, une cuiller de chaque, deux fois par jour.

Si les hémorrhoïdes étaient *fluentes*, il faudrait être très sobre des applications locales et ne les employer qu'en cas de vraie *hémorrhagie;* dans ce dernier cas, il faudrait avoir recours aux applications d'eau vinaigrée, de perchlorure de fer, de teinture d'arnica, au tamponnement rectal par la juxtaposition de morceaux d'amadou superposés l'un sur l'autre, aux lavements froids, etc.

Les personnes atteintes d'hémorrhoïdes devront avoir un régime sévère, éviter les mets épicés, les alcools, les repas trop succulents. Elles devront faire de l'exercice, surtout après les repas, ne pas se servir de siège rembourré, prendre des bains généraux tièdes, et surtout éviter la constipation.

Commotion, chutes. — La *commotion* cérébrale est la conséquence d'un ébranlement intérieur qui survient à la suite d'un coup, d'une chute, quelquefois d'une émotion trop vive, et qui détermine des accidents spéciaux, tels que : mal de tête, vertige, oppression, hallucination, douleur de poitrine, toux, et quelquefois crachements de sang, syncopes, etc.

Le remède à opposer immédiatement est l'*arnica*. On fera des applications sur le front et la tête de compresses imbibées d'*eau arniquée*, et l'on donnera toutes les heures *deux gouttes* d'arnica dans une cuiller d'eau.

Les *chutes* sont particulièrement graves chez les femmes enceintes, parce qu'elles déterminent facilement des fausses couches.

Aussitôt après l'accident, il faut faire coucher la malade, donner une potion à l'*arnica*, ordonner un repos absolu, jusqu'à ce que toute crainte ait disparu.

Le *faux pas* n'est qu'une variété de l'entorse et réclame le même traitement.

Les *efforts* qui surviennent après avoir levé ou porté un poids trop lourd, et qui sont toujours la conséquence d'un tiraillement ou d'une déchirure des fibres musculaires ou des tendons, réclament à l'intérieur, ou à l'extérieur, les préparations de *rhus toxicod.*, de *bryonia* et d'arnica.

Si ce sont les tendons, on prescrira :

Rhus 1ʳᵉ dil...................... 10 gouttes.
Eau simple...................... 125 grammes.

Trois cuillers par jour. Puis lotions et compresses imbibées du mélange ci-dessous :

Rhus teinture mère.............. 5o gouttes.
Eau .... 6o grammes.
Glycérine...................... 6o   —

Si au contraire ce sont les muscles, on prescrira :

1° Bryonia 1re dil.................. 10 gouttes.
   Eau simple..................... 125 grammes.
2° Arnica 3e dil................... 10 gouttes.
   Eau simple.......... .... 125 grammes.

et un liniment composé :

Glycérine...................... 4o grammes.
Arnica T. m.................... 4   —
Bryonia T. m.................. 4   —

Fractures. — Notre intention n'est pas d'indiquer le traitement des fractures; les cas de ce genre sont en général trop graves et sont du ressort du médecin seul.

Mais il y a certaines précautions qu'il faut connaître, certains soins que chacun est appelé à donner au moment de l'accident.

D'abord, on reconnaît une fracture à l'*incapacité* du membre fracturé, c'est-à-dire à l'impossibilité où il est de se mouvoir, à son raccourcissement, à la douleur, à la crépitation. Dès que l'accident a eu lieu, il faut placer le blessé dans son lit, maintenir le membre dans une immobilité absolue, et appliquer sur la partie douloureuse (fig. 68) des compresses d'eau arniquée

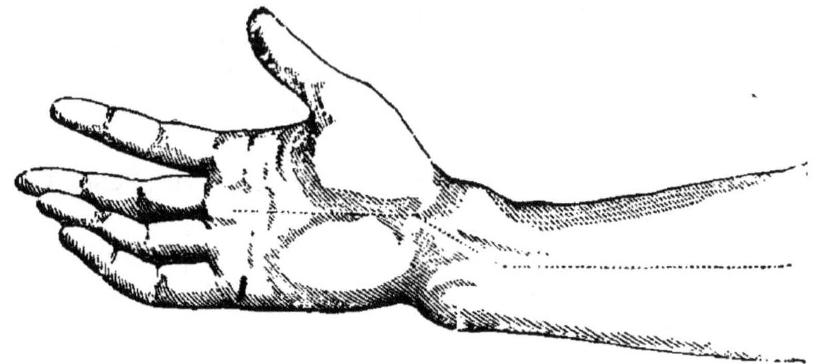

Fig. 68. — Déformation de l'avant-bras à la suite d'une fracture.

ou des compresses d'eau blanche et d'alcool camphré; puis à l'intérieur on donnera une cuiller à bouche toutes les heures de 25 *gouttes* de *teinture d'arnica* dans 125 grammes d'eau (fig. 69).

Si l'accident arrive loin du domicile du blessé, il faut le plus rapidement possible l'y transporter sur un brancard porté par quatre hommes qui auront soin d'éviter tout mouvement trop brusque pouvant déterminer un contre-coup dans la partie atteinte (fig. 70, fig. 71).

Les *fractures de côte* ne réclament pour appareil qu'une serviette (bandage de corps) fortement serrée autour du thorax; repos absolu.

Les *fractures de la clavicule* sont fréquentes chez les enfants. Le meilleur des appareils consiste dans l'*écharpe ordinaire* (voir *Bandage*).

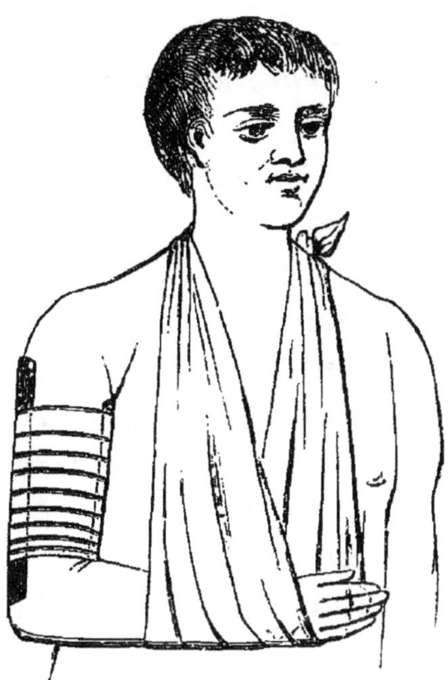

Fig. 69. — Fracture de l'humérus. Appareil formé par une attelle et une bande roulée.

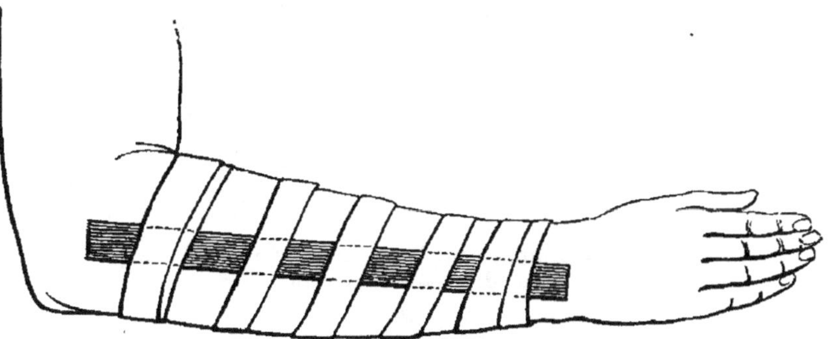

Fig. 70. — Fracture de l'avant-bras. Appareil formé de deux attelles et d'une bande roulée.

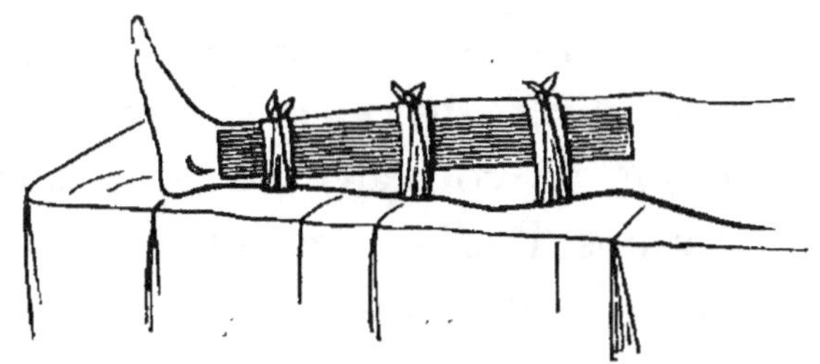

Fig. 71. — Fracture de la jambe. Appareil provisoire.

Vers le vingt-cinquième ou trentième jour, pour les fractures simples de la jambe et du bras, le blessé est délivré de son appareil et exerce son membre en lui communiquant quelques mouvements en tous sens.

Luxations. — Les *luxations* diffèrent des fractures, en ce que les os sont seulement déplacés, sans être brisés.

Elles sont *très douloureuses* et se reconnaissent aussi à la suppression des mouvements, au gonflement, à la déformation du membre, mais il n'y a pas de *crépitation*, ce qui les distingue des fractures (fig. 72).

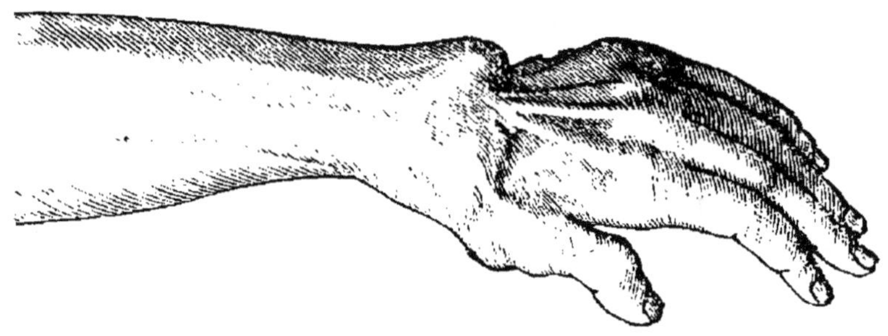

Fig. 72. — Déformation produite par la luxation du poignet
(Vidal de Cassis, *Pathologie*).

Il faudra se hâter d'appeler le chirurgien, parce que la réduction s'opère d'autant plus facilement qu'elle est plus rapprochée du moment de l'accident ; nous ne parlerons pas des divers procédés mis en usage, nous nous contenterons de constater que très souvent, à la suite des luxations, il existe des douleurs qui persistent longtemps après et contre lesquelles on fera des lotions avec :

Rhus toxicod. T. m................ 5 grammes.
Bryonia T. m...................... 5 —
Glycérine......................... 50 —

Puis on prendra matin et soir une cuiller à bouche :

Rhus 3e dil....................... 10 gouttes.
Eau simple........................ 125 grammes.

Cependant il existe une luxation moins rare qu'on ne le pense et que chacun peut remettre séance tenante : c'est celle de la mâchoire inférieure, qui survient soit après un bâillement prolongé, soit par un trop grand effort d'extension des muscles de cette région.

Les deux condyles du maxillaire, puissamment tirés en bas et en avant, sortent de leur cavité, au-devant de laquelle ils se placent, et ne peuvent plus y rentrer.

Dans ce cas, il faut agir de suite, et procéder de la manière suivante :

L'opérateur enveloppera ses deux pouces d'une bande de toile et les appliquera sur le bord libre des dents de la mâchoire inférieure, aussi profondément que possible, pendant que les autres doigts saisiront le menton pour s'en faire un point d'appui : il exercera alors une forte traction sur toute la mâchoire inférieure, qu'il portera en bas et en avant, puis il la lâchera brusquement en lui imprimant un léger mouvement de recul; il est rare que ce procédé bien appliqué n'amène pas la réduction de la luxation, mais il réclame de la force.

Ulcères. — On donne le nom d'*ulcères* à des solutions de continuité à la surface de la peau et des muqueuses, provenant soit d'une cause interne, soit d'une plaie dont la réunion a trop tardé à se faire.

Il y a plusieurs sortes d'ulcères :

1° Les *ulcères inflammatoires*, caractérisés par une surface rouge brun, à bords tuméfiés, à fond parsemé d'inégalités laissant sourdre un liquide séro-purulent ;

2° Les *ulcères calleux* qui sont de longue durée, présentent un pourtour induré, avec épaississement du tissu cellulaire sous-cutané ;

3° Les *ulcères variqueux*, caractérisés par la présence de varices sur le membre atteint, ont en général un fond rempli de végétations fongueuses et saignantes ; leur couleur est violacée, la suppuration fétide, abondante ; ils ont beaucoup de rapports avec les *ulcères fongueux ;*

4° Les *ulcères atoniques*, qui sont pâles, décolorés, à bords mous et décollés.

Il faut bien que l'on sache qu'il n'y a pas de guérison possible sans un *repos absolu ;* il faut donc se condamner à rester sur son fauteuil, la jambe placée sur un plan incliné, de façon à faciliter le retour du sang veineux.

Le traitement des ulcères est local et général.

Le *traitement local* consiste en applications de cataplasmes de fécule, renouvelés plusieurs fois par jour jusqu'à disparition de l'inflammation, puis dans l'emploi du liniment suivant :

        Calendula T. m................... 4 grammes.
        Glycérine neutre.......... .... 3o   —

appliqué à l'aide d'un pinceau de blaireau.

Si le calendula ne produit aucun résultat satisfaisant, on emploiera :

        Bichromate de potasse........... o ^{gr}, 5o
        Alcool........................... 5   oo
        Eau ordinaire................... 3oo   oo

On recouvrira complètement l'ulcère de compresses imbibées de ce mélange.

Il est utile souvent de modifier la surface des ulcères fongueux et atoniques avec une solution de vin aromatique, ou de nitrate d'argent au dixième.

Les ulcères de mauvaise nature, à forme phagédénique, seront traités par des lotions et applications de :

        Hydrastis canadensis T. m........ 4 grammes.
        Eau ordinaire............... ..... 15o   —

Ou bien :

        Acide phénique cristallisé........ 15 grammes.
        Glycérine........................ 3o   —
        Eau ordinaire................... 200   —

La teinture de *pæonia officinalis*, qui a été préconisée dans ces derniers temps, nous a semblé convenir surtout à la *fissure anale.*

Dans certains cas très rebelles, on s'est très bien trouvé d'appliquer des compresses trempées dans :

    Dextrine........................... 125 grammes.
    Eau bouillante.................... 1 litre.

et de ne renouveler le pansement que tous les quatre à cinq jours.

Le *traitement général* consistera dans l'emploi successif de : *sulfur, arsenicum, hydrastis, kali bichrom. silicea,* que l'on prendra chacun pendant huit jours de suite, matin et soir.

Les ulcères demandent souvent un temps très long pour se cicatriser; il faut donc ne pas perdre courage et continuer avec persévérance régime et traitement.

Les *ulcérations de la gorge* qui ont leur siège sur la muqueuse du pharynx, sur les amygdales et la luette réclament de préférence :

    Kali bichrom. 3e trit.............. 1 gramme.
    Eau simple........................ 125   —

trois cuillers par jour.

On pourra aussi les toucher avec un pinceau trempé dans les teintures d'*hydrastis*, de *calendula,* ou dans la solution de *bichromate de potasse.*

Les *ulcérations des gencives* cèdent à :

    Staphysagria 3e dil............... 10 gouttes.
    Eau.............................. 125 grammes.

et à une légère cautérisation avec le suc du citron, ou bien à :

> Acide muriatique 3e dil............ 10 gouttes.
> Eau .... 125 grammes.

Ces deux médicaments se prennent à la dose de une cuiller à bouche trois fois par jour.

Odontalgie (maux de dents). — Ils tiennent à plusieurs causes :

1° A la carie de la dent,

2° A une névralgie faciale,

3° A une action sympathique de l'estomac ou de la matrice, comme chez les femmes enceintes.

Dans le premier cas, il faut, avant toute chose, soustraire le nerf malade au contact de l'air et des aliments, et pour cela faire plomber la dent; l'art dentaire aujourd'hui est arrivé à un merveilleux résultat.

Si malgré cela la douleur persistait, on donnerait :

> 1° Mercurius 3e trit................. 1 gramme.
> Eau........................... 125 —
> 2° Kreosote 3e dil................. 8 gouttes.
> Eau........................... 125 grammes.

en alternant par cuillerée à bouche toutes les deux ou trois heures, suivant les cas.

Dans le second cas, il faudra traiter la névralgie faciale.

Enfin, dans l'odontalgie des femmes enceintes, on

donnera d'abord *kreosote* 3ᵉ et *staphysagria* 3ᵉ, puis, s'il n'y a pas de résultat, *sepia* 3ᵉ et *magnes. carb.* 3ᵉ, pris de la même façon.

Du reste, quelques indications spéciales réclament de préférence tel ou tel médicament; ainsi s'il y a aggravation par l'air froid, on donnera : *mercurius, hyosciamus* ou *staphysagria ;* s'il y a aggravation le matin : *bryonia, nux ; ignatia, mercurius* et *phosph. acidum.*

La *fluxion* qui accompagne souvent les maux de dents est caractérisée par un gonflement plus ou moins intense de la joue du côté malade ; on donnera dans ce cas *belladone* et *mercurius alternés*, et l'on fera gargariser souvent avec de l'eau de mauve tiède, additionnée de 10 à 15 gouttes de glycophénique.

Corps étrangers. — *Larynx et trachée artère.* — Il arrive souvent que des corps étrangers, tels que : pièces de monnaie, épingles, fragments d'os, haricots, etc., viennent se loger dans le larynx ou passent dans la trachée.

On comprend facilement tout le danger qui ressort d'un pareil accident, puisque ces corps peuvent obstruer plus ou moins complètement l'entrée de l'air et amener rapidement la mort par asphyxie.

Aussi doit-on surveiller avec soin les enfants, qui ont la mauvaise habitude de porter tout ce qu'ils touchent à leur bouche.

Les symptômes varient suivant la grosseur et la nature des objets : en général, il y a de la toux, une respiration

sifflante, gênée, anxieuse, accompagnée d'un sentiment de douleur au point où le corps s'est arrêté; de
plus, la déglutition est pénible, quelquefois impossible.

Que faire devant un pareil accident?

On examinera rapidement le fond de la gorge; si
l'on voit le corps étranger, essayer de l'extraire à l'aide
de petites pinces; dans le cas contraire, introduire le
doigt au fond de la bouche pour provoquer un vomissement; si la réussite n'a pas lieu, il faut donner un
vomitif:

Emétique...................... 0^{gr},05 à 0^{gr},10
Eau .... 60 gram.

En trois fois.

Enfin il faudra se hâter d'appeler un médecin, qui
extraiera l'objet soit par les voies naturelles, soit par
l'opération de la trachéotomie.

Pharynx et œsophage. — Les accidents produits par les
corps étrangers qui se logent dans le pharynx et l'œsophage n'offrent pas le caractère de gravité de ceux du
larynx, car le danger n'est pas immédiat, et un plus
grand nombre de tentatives peuvent être entreprises.

La nature de ces corps est aussi très variable: ce
sont en général des os, des arêtes de poisson, de petits
jouets d'enfants, tels que billes, grelots de hochet,
sifflets, embouchure de trompettes, noyaux, pièces de
monnaie, etc., etc. Les symptômes consistent principalement en douleur, et difficulté de déglutition.

Il est souvent possible d'apercevoir les objets qui sont venus s'implanter dans le pharynx ; on peut alors les extraire à l'aide d'une pince, ou les repousser doucement à l'aide d'une éponge fixée à une baleine quand ils sont de nature à pouvoir être introduits dans l'estomac.

On essaiera aussi, quand ces moyens auront échoué, de faire vomir soit en introduisant les doigts dans le fond de la gorge, soit en donnant un vomitif comme plus haut.

Estomac, intestins. — Si les corps introduits dans l'estomac, sont sans aspérités, peu volumineux, ils suivent le tube digestif sans produire d'accident; mais, s'ils sont tranchants, pointus, ils peuvent déchirer, perforer les intestins et amener une péritonite consécutive des plus graves.

Les ouvrières avalent souvent les aiguilles qu'elles ont la mauvaise habitude de tenir à la bouche, et, il faut bien le reconnaître, cet accident ne paraît pas avoir des suites bien graves, car presque toujours elles finissent par traverser les tissus et viennent se loger sous la peau, après avoir parcouru un trajet plus ou moins long.

Les noyaux de cerises que certaines personnes et surtout les enfants mangent malgré les avis contraires, sont souvent le point de départ de *tumeurs stercorales* pouvant occasionner les plus graves accidents.

Les noyaux de pêche entre autres, très incisifs, très

piquants, sont particulièrement dangereux et ont été la cause il y a quelques années de la mort du fils adoré de l'un de nos plus grands et plus sympathiques écrivains.

Aussitôt l'accident connu, il faut gorger le patient de panade épaisse, de fragments de pommes de terre cuites, de bouillies; s'il se manifeste des coliques, des tranchées, il sera utile d'administrer un léger purgatif, un verre d'eau d'Huniadj-Janos, par exemple.

Oreilles. — Les corps étrangers du conduit auditif externe sont très communs.

Les enfants en effet, par étourderie, y logent souvent des corps tels que des haricots, des noyaux, des petits cailloux, des fragments de bois, etc. Quelquefois ce sont de petits insectes vivants qui y pénètrent.

Les symptômes sont en général insignifiants, les douleurs souvent nulles, lorsque le corps étranger est de petit volume.

Il n'est pas rare que le corps étranger détermine une inflammation, qui alors n'est pas sans danger pour le sens de l'ouïe.

Il faudra tout d'abord examiner le conduit auditif, afin de reconnaître la nature de l'objet qui s'y trouve; puis on procédera de la manière suivante :

Si l'objet est susceptible de fondre, de se dissoudre, on versera dans l'oreille de l'eau tiède ou du lait;

Si c'est un corps dur, on l'extraiera à l'aide d'une pince;

Si ce sont des insectes, on versera de l'huile tiède, et on les extraiera par le même procédé; dans ce dernier cas, il faut agir rapidement, car certains petits insectes sont armés de stylets qui peuvent parfaitement perforer la membrane du tympan.

Fosses nasales. — Faire aussi des injections d'eau tiède, et opérer l'extraction à l'aide d'une pince.

Yeux. — Les corps étrangers des yeux se présentent fréquemment; ce sont souvent des insectes, des poussières de toutes sortes, entraînés par un coup de vent, des parcelles métalliques qui se logent dans la cornée.

Il faut d'abord retourner ou plutôt écarter les paupières, et voir si l'on aperçoit le corps du délit, qui s'enlève facilement avec la pointe d'un pinceau très doux trempé dans l'eau, d'une barbe de plume ou d'un petit tortillon de papier. Si une parcelle métallique, comme un morceau de capsule, et le cas se présente souvent chez les enfants, vient se loger soit dans la cornée, soit dans la sclérotique, il faut l'enlever avec beaucoup de soin et de prudence, soit à l'aide d'un morceau d'aimant, soit à l'aide d'une petite pince, et laver ensuite les yeux avec de l'eau arniquée.

Sous la peau. — Ce sont en général des morceaux de bois, des aiguilles qui y pénètrent et ne laissent pas que de déterminer une gêne et une inflammation quelquefois intenses. Il est presque toujours utile de ramollir les parties à l'aide d'un cataplasme; puis, si l'on ne peut

retirer le corps par son ouverture d'entrée, il faut
l'agrandir par une petite incision qui permettra de prendre avec une pince l'une des extrémités de l'objet.

**Seins. Gerçures, crevasses, engorgement, ab-
cès.** — Les seins ou mamelles, destinés à la sécrétion
du lait, sont d'une extrême sensibilité.

Placés en avant de la poitrine, d'une dimension variable, ils se trouvent, par le fait seul de leur situation,
plus exposés que les autres parties du corps; aussi re-
çoivent-ils des contusions nombreuses qui sont fort
douloureuses, mais qui heureusement n'ont pas toujours le cachet de gravité qu'elles font redouter.

Les *gerçures* et les *crevasses* du mamelon apparaissent
presque toujours au début de l'allaitement et sont constituées par de petites fissures occasionnées et par la
poussée du lait, et par la succion de l'enfant.

Ce sont des accidents extrêmement douloureux, qui
déterminent chez certaines femmes un état nerveux
tel qu'il leur faut cesser l'allaitement.

On y remédiera en faisant plusieurs fois par jour
des lotions avec l'eau phénico-arniquée ou le vin aromatique.

Si, malgré cela, les douleurs augmentent, il faudra
toucher chaque gerçure ou crevasse avec un pinceau
trempé dans la teinture de *calendula* ou celle d'*hydrastis;* puis on recouvrira le mamelon d'un bout de sein
en caoutchouc ou en baudruche, ce qui permettra à la
succion de se faire avec moins de douleur.

Les *engorgements du sein* se montrent de préférence chez les femmes dont le lait n'est passé que d'une façon incomplète; dans ce cas, le sein devient dur, gonflé, douloureux; la peau est tendue, luisante, et l'on ne tarde pas à percevoir la sensation d'une tumeur molle (tumeur laiteuse), qui s'ouvre souvent au dehors, donnant issue à un liquide plus ou moins crémeux.

Si cette tumeur s'est formée pendant la lactation, il faut *sevrer l'enfant* ou le changer de nourrice, faire passer le lait au plus tôt, par des purgatifs répétés à l'huile de ricin, 20 grammes tous les deux jours dans une émulsion d'amandes; par des applications sur le sein malade de larges feuilles de ouate, puis à l'intérieur :

```
1° Phytolacca decandra 1re dil.......    10 gouttes.
   Eau simple.......................   125 grammes.
2° Bryonia 1re dil..................     10 gouttes.
   Eau simple.......................   125 grammes.
```

dont on alternera une cuiller à bouche toutes les trois heures, le jour seulement.

Phosphorus et *belladona*, *hepar* et *silicea* méritent aussi d'être consultés.

Les *abcès*, les *phlegmons* se montrent surtout chez les femmes qui ne nourrissent pas; ils siègent soit dans le tissu même de la glande mammaire, soit dans le tissu cellulaire qui l'enveloppe ou la sépare des parois thoraciques.

Ils provoquent une fièvre intense, sont très douloureux et donnent lieu à une suppuration abondante.

On appliquera des cataplasmes de farine de lin fréquemment renouvelés, puis on administrera toutes les trois heures, alternativement, une cuiller à bouche :

1° Belladona 1re dil..................... 10 gouttes.
   Eau simple........................ 125 grammes.
2° Hydrarg. solub. 3e trit............. 0^{gr},50
   Eau simple........................ 125   00

on pourra encore consulter : *rhus toxicod*, *phosphorus*, *hepar*, *pulsatilla*.

La période inflammatoire et suppurative terminée, il reste souvent dans l'intérieur de la glande des nodosités qui peuvent être le point de départ de nouveaux abcès ; on ferait alors soir et matin l'application de la pommade suivante :

Axonge fraîche.................... 15 grammes.
Iodure de potassium.............. 2   —

L'enfant doit être sevré, si l'abcès atteint le tissu même de la glande ; dans le cas contraire, il peut continuer à teter.

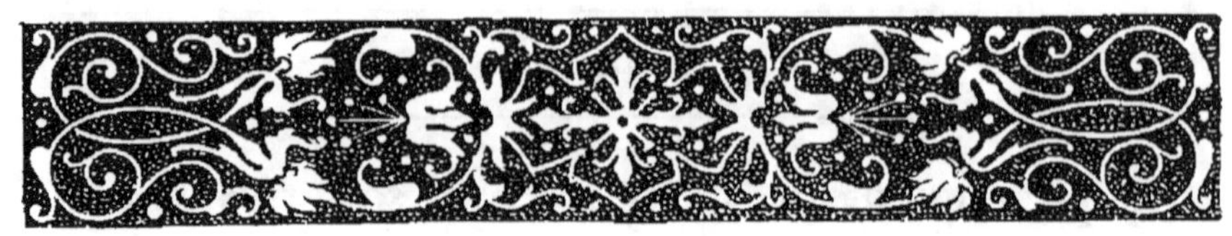

ONZIÈME PARTIE

HYGIÈNE DE LA GROSSESSE ET MALADIES DE LA FEMME ENCEINTE

ENDANT la grossesse, l'attention de la femme doit porter :

1° Sur ses vêtements,

2° Sur sa nourriture,

3° Sur ses pratiques hygiéniques.

1° Les vêtements seront confectionnés de façon à ne gêner en rien le développement de l'abdomen et des seins, et seront suffisamment chauds pour la garantir parfaitement du froid.

Les corsets garnis de baleines trop rigides seront sévèrement proscrits et remplacés par des ceintures-cuirasses qui soutiendront le ventre et qui, munies d'œillères en élastique, pourront suivre son mouvement d'extension, lequel dans quelques cas est si considérable que l'emploi d'une ceinture hypogastrique devient indispensable.

2° Le régime devra être substantiel, sans être échauffant : il se composera de viandes, de préférence rôties ou grillées, de légumes frais, de fruits mûrs, de bon vin rouge. On aura soin d'éviter les excitants, les alcooliques.

L'usage du café, si on en a l'habitude, peut être toléré en petite quantité toutefois. Les digestions souvent pénibles seront améliorées par l'usage de l'eau de Vichy.

Au commencement de la grossesse, il y a souvent des dégoûts et des envies inexplicables; il faut autant que possible refuser de donner ces mets quelquefois excentriques réclamés par quelques femmes, ainsi que ceux fortement épicés, dont quelques-unes raffolent.

3° L'habitude des grands bains sera conservée; on les prendra de vingt-cinq à trente minutes et de 28 à 32 degrés *maximun;* les bains de son, de Pennès peuvent être pris ainsi sans inconvénient; on s'abstiendra toutefois des bains de pieds.

Les promenades au grand air auront leur utilité, en régularisant les fonctions de circulation et de respiration.

Les promenades en voiture ne se feront qu'avec prudence, et dans une voiture bien suspendue, afin d'éviter toute secousse pouvant avoir un retentissement fâcheux sur l'utérus.

C'est aussi pour cette raison que les trains de grande vitesse, sur les chemins de fer, sont fort dangereux.

Il est bien entendu que la danse, l'équitation, en un mot tous les exercices violents seront absolument laissés de côté.

Au point de vue moral, la femme enceinte devra vivre à l'abri des passions, dans un calme intellectuel absolu; il sera toujours prudent de la soustraire aux grandes crises de chagrin, comme aux accès de joie.

Si la femme se propose de nourrir son enfant, elle aura quelques soins particuliers à prendre.

Elle veillera à ce que dans ses vêtements rien ne s'oppose à l'entier développement des seins; si les mamelons sont jugés trop courts, elle devra les *former*, les faire saillir davantage, soit en les soustrayant à toute compression de la part des vêtements au moyen de bouts de sein en cuir bouilli ou en caoutchouc, soit en les faisant sucer par une personne de son entourage.

Si la peau qui recouvre les mamelons paraît délicate et par suite devoir se fendiller facilement et produire les gerçures et les excoriations si douloureuses dont nous avons déjà parlé, il faudra la fortifier par des lotions d'eau arniquée, de vin aromatique ou un glycérolé de tannin :

Glycérine......................	10 grammes.
Tannin......................	1 —

dont on recouvrira le mamelon à l'aide d'un petit pinceau de blaireau.

Maladies de la grossesse. — Les indispositions et les maladies de la femme enceinte sont nombreuses et réclament des soins tout spéciaux.

Les *nausées* et les *vomissements*, si communs chez certaines femmes au début de la grossesse, sont très pénibles et quelquefois assez violents pour compromettre la vie de la mère et par suite celle de l'enfant.

Ces accidents disparaissent en général naturellement après le quatrième mois de la grossesse; mais quelquefois aussi ils persistent et deviennent de plus en plus inquiétants.

Les moyens *hygiéniques* mis en usage sont nombreux : glace aux repas, boissons frappées et surtout vin de Champagne, utile en raison de son acide carbonique; kirsch après le repas, infusions de menthe, de feuilles d'oranger, etc.

Les moyens *thérapeutiques* consisteront à prendre avant chaque repas *cinq granules de quassine* à un demi-milligramme chacun, et une cuiller à bouche trois fois par jour :

```
Kresotum 3ᵉ dil.................. 10 gouttes.
Eau simple...................... 125 grammes.
```

On pourra encore consulter *sepia*, *ipeca* et *nux* 1ʳᵉ, surtout lorsque l'estomac, devenu très irritable, ne peut plus conserver les aliments.

Les *douleurs en urinant* réclament :

```
1° Pulsatilla 1ʳᵉ dil. ................ 10 gouttes.
   Eau simple...................... 125 grammes.
```

    2° Cantharides 3ᵉ dil................ 10 gouttes.
    Eau simple..................... 125 grammes.

Alterner une cuiller quatre fois par jour.

L'*incontinence d'urine* : nux vom. et belladona.

Les *maux de dents* : kreosotum et staphysagria, puis sepia et pulsatilla, pris toujours quatre fois par jour en alternant.

La *céphalalgie* : bryonia, bellad., glonoïne.

Les *syncopes* : belladona, hyosciamus, ignatia et cocculus.

L'*insomnie* : aconit, s'il y a de la fièvre; dans le cas contraire, chamomilla, pulsatilla.

Les *crampes* : veratrum, chamomilla et cuprum.

Si pendant la grossesse la femme fait une chute, on doit redouter une *fausse couche*.

Il faudra faire immédiatement coucher la malade dans un lit un peu dur, placé dans une chambre aérée, fraîche, en administrant toutes les heures une cuillerée à bouche d'eau arniquée.

Il sera souvent utile de donner un lavement froid avec 6 à 8 gouttes de laudanum, afin d'engourdir l'utérus et d'enrayer ses contractions.

Si les douleurs et l'hémorrhagie indiquent que la fausse couche est imminente, on donnera :

    Secale 3ᵉ trit.................... 1 gramme.
    Eau simple................... 125 —

une cuiller à bouche toutes les heures.

Si cependant la menace de fausse couche reconnaissait pour cause une émotion, une frayeur ou toute autre agitation nerveuse, on donnerait alors :

Chamomilla 6ᵉ dil. . . . . 5 gouttes.
Eau simple . . . . 125 grammes.

une cuiller toutes les deux heures.

Chez les femmes qui ont un tempérament sanguin, pléthorique, on donnera de préférence :

Sepia 6ᵉ dil. . . . . 8 gouttes.
Eau . . . . 125 grammes.

uiller à bouche toutes les trois heures.

On fera aussi des applications de compresses froides sur le ventre et les cuisses.

Dans tous les cas, la malade sera mise à la diète, et ne prendra qu'un peu de bouillon froid.

La *constipation* est encore une des infirmités de la grossesse, surtout dans les derniers mois, où l'accumulation des matières fécales dans le gros intestin peut gêner le développement de l'utérus; il est donc prudent de faire un usage journalier du clysopompe : les lavements d'eau de son ou de mauve, huileux ou miellés sont les meilleurs.

Comme médicaments : *nux, sepia* et surtout *collinsonia canadensis* à la 1ʳᵉ dilution.

La *diarrhée* est plus rare que la constipation; elle a

lieu surtout dans les premiers mois; comme elle prédispose à l'avortement, il faut la combattre dès son apparition.

La malade sera mise à la diète et prendra dans la journée quelques tasses d'eau de riz ou d'eau albumineuse gommée et tiède; des lavements d'amidon; puis :

    1° Calcarea carb. 6ᵉ dil. ....   5 gouttes.
       Eau .... 125 grammes.
    2° Phosph. acid. 6ᵉ dil. ....   5 gouttes.
       Eau .... 125 grammes.

sont les meilleurs médicaments à prendre, en les alternant par cuillerées à bouche toutes les trois heures.

Les *varices* et les *hémorrhoïdes* tourmentent beaucoup les femmes enceintes (voir leur traitement).

Quelques femmes sont souvent torturées, l'expression n'est pas trop forte, par une démangeaison, un prurit vulvaire, qui va jusqu'à déterminer des crises nerveuses des plus graves.

On y remédiera par des lotions de :

    Sublimé........................   2 grammes.
    Alcool.........................   50   —

une *cuillerée à café* dans un litre d'eau très chaude pour lotions matin et soir.

Si, après quelques jours, il n'y a pas d'amélioration, il faudra faire une légère cautérisation avec le nitrate d'argent en solution au 10ᵉ.

L'*Eclampsie* est assurément la maladie la plus grave des femmes enceintes et coïncide presque toujours avec la présence dans les urines d'une certaine quantité d'albumine.

Elle est caractérisée par des accès convulsifs avec contorsion des membres, dyspnée, puis, après quelques secondes d'accès, repos complet, reprise des symptômes et abolition complète des facultés sensorielles et de l'intelligence.

Il est assez rare du reste que ces crises atteignent les femmes qui ont eu plusieurs enfants.

Pour prévenir les accès, il faut soumettre la femme à un régime tonique, lui ordonner les grands bains, les promenades au grand air; recommander d'éviter la constipation, les émotions trop vives de toute nature.

Pendant l'accès, on donnera tous les quarts d'heure cinq gouttes de :

Belladona 1re dil................ 4 grammes.

dans une demi-cuiller à café d'eau froide, ou bien de la même façon :

Hydrocian. acid. 3e dil. .... 4 grammes.

que l'on fera toujours mieux d'alterner avec le médicament précédent.

Les inhalations de chloroforme sont un excellent adjuvant, comme médicament temporaire en attendant la délivrance.

La *leucorrhée* (flueurs blanches), souvent très abondante, n'offre aucune gravité ; il faut cependant y rémédier, car elle gêne considérablement les malades. On prescrira soir et matin des *lotions* avec :

```
Glyco-phénique .................   25 grammes.
Eau de Cologne ..................  100     —
Eau ordinaire ...................  100     —
```

puis, tous les trois jours, une injection avec le même mélange étendu du double d'eau ordinaire (être toujours très sobre d'injection).

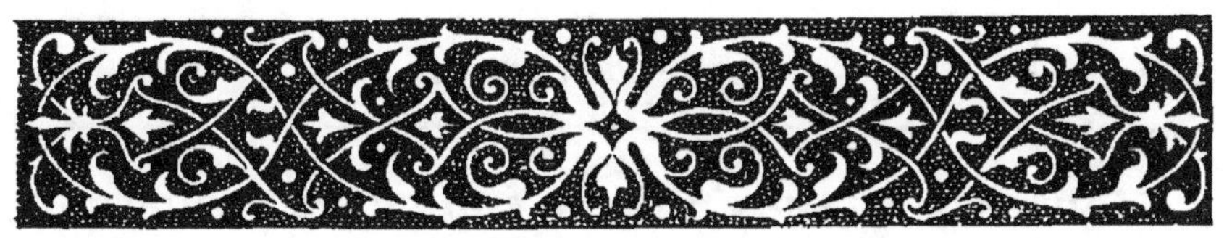

DOUZIÈME PARTIE

MALADIES DIVERSES DU RESSORT DE LA MÉDECINE

FIÈVRES

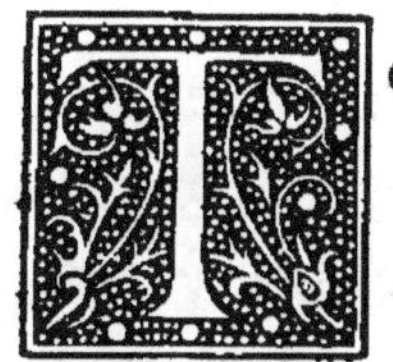OUTES les maladies débutent par un trouble des fonctions vitales, dont la conséquence est un symptôme particulier : la *fièvre*.

Celle-ci se caractérise par l'augmentation de la chaleur, qui, de 36 à 37 degrés à l'état normal, peut monter jusqu'à 40 et même 41 degrés, par l'activité de la circulation, par de la céphalalgie, de la soif, etc., etc.

Il n'y a pas de maladie sérieuse sans fièvre; aussi, dès que l'on se sent sous cette influence, est-il rationnel de prendre le médicament le plus antidote à cet état. Or *l'aconit* remplit toutes les conditions désirables; il sera donc toujours prudent, en attendant l'arrivée du médecin, d'en commencer l'usage :

<pre>
Aconit 1re dil .... 15 gouttes.
Eau simple........................ 125 grammes.
</pre>

toutes les heures une cuillerée à bouche.

Fièvres continues. Fièvre éphémère (synoque). — La fièvre éphémère est la plus commune de toutes les fièvres continues, et aussi la plus simple, n'offrant par elle-même aucune gravité, et se rencontrant souvent chez les enfants, pendant leur croissance.

Elle est caractérisée par un mouvement fébrile continu, s'augmentant souvent dans la soirée, débutant par des frissons, de la céphalalgie, de la courbature, de la sécheresse de la bouche avec une soif intense; il n'est pas rare de constater des épistaxis, quelquefois du délire.

Les urines laissent déposer par le refroidissement une quantité notable d'urates alcalins, rouges, foncés.

Il existe aussi souvent des vésicules d'herpès aux lèvres.

La durée de cette fièvre est très variable et peut aller de trois à huit et dix jours, suivant les cas et les constitutions.

On ordonnera le repos au lit, la diète; comme médicaments, les principaux sont :

<pre>
Aconit 1re dil....................   5 gouttes.
Eau .... 125 grammes.
</pre>

une cuiller à bouche toutes les trois heures, qui le plus souvent est suffisant pour couvrir tous les symptômes et amener la guérison; si cependant il ne suffisait pas, on donnerait :

<pre>
Arsenicum 3e trit.................   0 gr, 10
Eau 125   00
</pre>

pris de la même façon.

Les Américains emploient dans ce cas le *baptisia tinctoria,* qu'ils regardent comme spécifique ; nous n'avons pas remarqué qu'il ait plus d'efficacité que l'aconit.

Fièvre typhoïde. — La fièvre typhoïde, assurément la plus grave de toutes les fièvres continues, est caractérisée par trois périodes bien distinctes, sujettes chacune à des complications qui, la plupart du temps, en font une maladie redoutable.

C'est ce qu'on appelle une fièvre endémique, c'est-à-dire se montrant presque toujours dans les grands centres, là où il y a une grande agglomération d'individus : elle atteint de préférence les personnes de quinze à trente ans, sans cependant épargner complètement celles au-dessus ou au-dessous de cet âge.

Mais, outre l'agglomération, il faut encore citer comme causes productrices : les chagrins, le mauvais régime, les excès de toute sorte, une habitation insalubre, etc.

C'est aussi une maladie contagieuse, souvent épidémique, mais qui en général n'attaque pas deux fois le même individu.

La *première période,* ou période d'invasion, est caractérisée par des prodromes tout particuliers : au début, le malade est apathique et se plaint sans cesse d'un mal de tête intolérable ; il a des vertiges, des nausées, des bourdonnements d'oreilles et des saignements de nez.

Puis les nuits sont agitées; il y a des rêvasseries, des cauchemars qui fatiguent le malade; il se plaint de ce que son sommeil ne le repose pas; la peau est chaude, la bouche mauvaise, pâteuse, la langue recouverte d'un enduit jaune blanchâtre; le ventre devient sensible, surtout dans la fosse iliaque droite, où existe un gargouillement très facile à constater par la pression; la diarrhée est l'état habituel, quoique la constipation ne soit pas rare. Le pouls est plein, large, fréquent.

A la fin de cette première période, l'hébétude du début se change en stupeur; quelques râles sibilants se montrent dans les bronches. Cette période dure environ huit jours, après lesquels les symptômes de la seconde période font leur apparition.

La *seconde période* est caractérisée par l'augmentation de tous les symptômes signalés déjà, auxquels viennent s'adjoindre sur l'abdomen et la poitrine de petites taches rosées lenticulaires, ainsi que des vésicules transparentes (*sudamina*); la soif et la stupeur augmentent; le malade est toujours endormi; c'est à grand'peine que l'on peut le sortir de la somnolence où il est pour en arracher quelques paroles incohérentes; les nuits sont agitées; l'état fébrile et la chaleur subissent un accroissement notable; le thermomètre placé dans l'aisselle atteint 40 à 41 degrés centigrades, ce qui est toujours d'un mauvais présage; le pouls varie de 100 à 125 pulsations; puis apparaît une diarrhée souvent involontaire d'un liquide jaunâtre, fétide, mélangé quelquefois d'une quantité plus ou moins considérable de sang, provenant d'une hémorrhagie intestinale ; les râles de bronchite signalés au début s'accentuent et s'accompagnent d'une toux très fatigante.

Du côté du cerveau, on constate un état congestif, qui produit du délire ; il y a du soubresaut des tendons.

Le ventre est gonflé, tendu, sonore à la percussion par l'accumulation de gaz (*météorisme*) ; la langue est sèche, raccornie, fendillée, recouverte d'un enduit noirâtre, qui s'étend aux gencives et aux lèvres ; des eschares gangréneuses se montrent dans les cas les plus graves sur tous les points qui supportent la pression du corps.

La *troisième période* commence à des époques variables, vers le vingtième jour environ ; si la guérison doit avoir lieu, tous les symptômes, et principalement la chaleur, diminuent peu à peu d'intensité ; la bouche s'humecte ; la langue, qui était dure, devient molle, humide ; la toux et la diarrhée cessent, la respiration devient plus libre, la somnolence et la stupeur disparaissent, l'appétit revient et souvent d'une façon féroce, l'embonpoint et les forces reviennent aussi peu à peu ; si au contraire la terminaison doit être funeste, la chaleur reste stationnaire, le pouls devient filiforme, fréquent (130 à 140), irrégulier, intermittent ; le coma reste de plus en plus profond, la langue et les dents demeurent noires, la respiration est anxieuse ; des ecchymoses et des abcès multiples existent sur divers points du corps ; des hémorrhagies abondantes se répètent plusieurs fois, etc.

Complications. — Les principales complications de la fièvre typhoïde sont :

Le *délire*, avec des convulsions et des accidents tétaniques ;

Le *coma*, qui est profond et plonge le malade dans un état de prostration dont rien ne peut le sortir ;

La *bronchite* avec la congestion des poumons ;

Les *hémorrhagies* intestinales, provenant des ulcérations de l'intestin, qui peuvent déterminer une perforation produisant une péritonite rapidement mortelle.

Les *épistaxis*, souvent très abondantes ;

Les *abcès* multiples, les phlegmons des membres indiquent un état purulent grave qui survient à la fin de la maladie ;

L'*œdème de la glotte* et l'apparition de plaques diphthéritiques dans le fond de la gorge, etc.

La *forme ataxique*, caractérisée par la prédominance des phénomènes nerveux : le délire et les convulsions, est la plus grave ;

La *forme adynamique*, la plus fréquente, est constituée par un affaiblissement considérable des forces, une stupeur et une hébétude plus grandes que dans les autres formes.

La *forme inflammatoire* se montre surtout dans l'âge

adulte, elle a pour caractères la force du pouls, la céphalalgie, les épistaxis ; au second septenaire, elle se transforme souvent en une des deux autres formes.

Cette maladie, qui dure de cinquante à soixante jours, laisse après elle des traces qui ne sont effacées qu'avec le temps : ainsi, les cheveux tombent plus ou moins complètement, les facultés intellectuelles sont lentes à revenir, et souvent la mémoire est perdue à tout jamais ; quelquefois encore, ce sont des paralysies partielles, avec atrophie musculaire, qui réclament un traitement suivi et énergique.

Traitement prophylactique. — On peut souvent éviter cette grave maladie par des moyens hygiéniques bien compris.

En général, les enfants sont surmenés dans leurs études ; c'est là pour eux une cause d'épuisement, auquel vient s'ajouter le danger de l'encombrement dans des salles souvent mal aérées.

Il faut donc éviter l'encombrement, ventiler et aérer les appartements, changer de linge tous les jours, prendre des bains fortifiants aux sels de Pennès, et, si la maladie a un caractère épidémique, prendre chaque matin à jeun 0,05 *centigrammes* d'arsenicum 3me trituration dissous dans une cuiller d'eau ; faire la toilette du matin avec l'eau additionnée soit avec le glyco-phénique, soit avec le vinaigre antiseptique de Pennès ; éviter l'humidité, le refroidissement ; ne boire que de l'eau parfaitement pure, ou mieux faire usage d'eaux minérales naturelles, telles que les eaux de Saint-Galmier, de Condillac, de Bussang, etc.

Traitement curatif. — Dès le début, afin de diminuer autant que possible la fièvre et la chaleur, on prescrira :

<pre>
Aconit 1re dil.....................   10 gouttes.
Eau simple.....................   125 grammes.
</pre>

Une cuiller à bouche toutes les deux heures.

Mais ce médicament ne devra pas être continué trop longtemps, car il n'a par lui-même aucune action sur l'élément typhoïde, véritable fermentation qui se passe au sein de l'organisme et dont le médicament capital, la *dominante* est l'*arsenic*.

L'*arsenic* formera donc la base du traitement de toutes les périodes de la fièvre typhoïde et sera alterné avec les médicaments qui répondront le mieux à l'ensemble des symptômes formant les complications de la maladie.

Traitement des complications. — *Accidents abdominaux.* — Ils sont caractérisés par le *météorisme* et le *ballonnement* du ventre, qui est dur, douloureux à la pression, surtout dans la fosse iliaque droite, et qui réclamera :

<pre>
Acid. muriat. 3e dil...............   10 gouttes.
Eau simple.....................   125 grammes.
</pre>

Alterné avec *arsenic*. 3me *trit.* à la dose de une cuillerée à bouche toutes les trois heures.

Si la *diarrhée* est fétide, abondante, on donnera des lavements d'amidon et :

                Mercurius corros. 3ᵉ trit.........   1 gramme.
                Eau simple 125   —

Alterné avec *arsenic.* 3ᵐᶜ *trit.* à la dose de une cuiller à bouche toutes les trois heures.

On pourra encore consulter : *Iodium. phosphacid., calcarea,* etc.

Accidents thoraciques. — Ce sont :

La *bronchite* contre laquelle on prescrira :

                Bryonia 3ᵉ dil..................   10 gouttes.
                Eau simple................... 125 grammes.

ou bien :

                Kali bichrom. 3ᵉ trit.............   1 gramme.
                Eau simple................... 125   —

surtout si les petites bronches sont engagées.

La *congestion pulmonaire,* qui réclamera :

                Phosphorus 3ᵉ dil..............   10 gouttes.
                Eau simple................... 125 grammes.

Ces médicaments seront alternés avec *arsenic.* 3ᵐᵉ *trit.* et administrés à la dose de une cuiller à bouche toutes les trois heures.

L'application de ventouses sèches sur les parois thoraciques a souvent rapidement calmé la dyspnée.

Accidents cérébraux. — Le *délire* réclame de préférence :

> Belladone 1re dil................ 10 gouttes.
> Eau simple....................... 125 grammes.

ou bien :

> Hyosciamus 1re dil............... 10 gouttes.
> Eau simple .... 125 grammes.

Le *coma* :

> Opium 6e dil..................... 10 gouttes.
> Eau simple....................... 125 grammes.

Hémorrhagies. — S'il survient des *épistaxis*, on les arrêtera par les moyens préconisés plus loin ; si ce sont des *hémorrhagies intestinales*, on prescrira :

> Thérébenthina 3me dil............ 10 gouttes.
> Eau simple....................... 125 grammes.

ou bien :

> Perchlorure de fer............... 15 gouttes.
> Eau simple....................... 125 grammes.

Une cuiller à bouche toutes les deux heures alternée avec *arsenic.* 3me.

Boissons glacées, et même glace râpée avec du sucre, à prendre par petites cuillerées ; compresses froides sur le ventre.

Contre l'adynamie :

> China Tm......................... 25 gouttes.
> Eau simple....................... 125 grammes.

Soins hygiéniques. — Ils jouent un grand rôle dans le traitement de la fièvre typhoïde ; sans eux, sans leur application continue, pas de guérison possible.

On évitera la formation des eschares en faisant coucher le malade sur un matelas hydrostatique, en faisant plusieurs fois par jour des lotions d'eau phénico-arniquée sur tous les points du corps où s'exerce une pression quelconque.

Le malade changera de lit matin et soir, de façon qu'il ne passe pas le jour dans les mêmes draps que ceux où il a séjourné la nuit ; les draps seront du reste renouvelés tous les jours.

Matin et soir, la bouche, les lèvres, les gencives, les dents seront nettoyées et débarrassées des fuliginosités qui s'y attachent.

Les mains, la figure, les oreilles, l'anus même seront lavés chaque jour avec un linge trempé dans l'eau suivante :

Eau	250 grammes.
Eau de Cologne	50 —
Acide phénique	5 —

Si des eschares se forment, on les saupoudrera d'une pincée de la poudre suivante :

> *Poudre de charbon,*
> *Poudre de quinquina,*

par parties égales, et on recouvrira d'un petit morceau de taffetas à l'arnica.

Dans les cas de *perforation intestinale*, il faut immobiliser le malade le plus complètement possible, par l'emploi de l'opium à haute dose et l'application d'une couche de collodion élastique sur l'abdomen.

C'est à tort que certaines personnes laissent les malades à une diète absolu ; diète aussi contraire que peut l'être un excès de nourriture.

Il faut au contraire, à moins d'indications spéciales, nourrir le malade de façon à soutenir ses forces et lui permettre de résister à une maladie qui, plus que toute autre déprime son économie ; aussi devra-t-on lui faire prendre quelques cuillerées à bouche de bouillon de poule, de l'eau vineuse préparée avec le vin Souverain ou le vin de Bordeaux vieux ; on emploiera de préférence une eau minérale naturelle légère : Saint-Alban, Saint-Galmier, Schwalheim, etc.

Si le thermomètre accuse toujours une haute température chez le malade, que les réactions médicamenteuses soient lentes à s'opérer ou ne se fassent pas du tout, il est utile de modifier l'action cutanée par des lotions rapides, froides, sur tout le corps, faites avec une éponge imbibée du mélange suivant :

Eau ordinaire......................	250 grammes.
Eau de Cologne........	50 —
Acide phénique...................	5 —

La convalescence est toujours longue et réclame les plus grandes précautions, car aucune maladie ne prête plus aux rechutes, qui toutes proviennent la plupart du temps d'un excès ou d'un écart de régime.

L'air de la campagne, les bains de mer seront nécessaires pour faire disparaître les traces de cette grave maladie.

Fièvres intermittentes. — Les fièvres intermittentes sont caractérisées par des accès revenant à des intervalles réguliers laissant entre eux une période de calme plus ou moins complète.

Ces accès sont constitués par des phénomènes successifs, donnant lieu à des périodes très distinctes :

1° Période de froid (frisson) ;

2° Période de chaleur (fièvre, agitation) ;

3° Période de sueur (transpiration, anéantissement).

Dans la *première période*, le froid est en général très intense, la peau se décolore et un frisson général agite tout le corps ; le pouls est alors petit, accéléré, la respiration anxieuse, la bouche sèche, la soif vive, toutes les sécrétions diminuées ; la durée de cette période est de une heure environ et fait place à la *seconde période* ou *de chaleur ;* le pouls est alors dur, plus fréquent, la respiration plus libre ; la face devient rouge, turgescente ; il survient un mal de tête violent, de la somnolence et quelquefois du délire ; cette seconde période dure de deux à quatre heures. La *troisième période* ou *de sueur* est la période de déclin ; tous les symptômes diminuent ; une transpiration abondante, qui dure de deux à quatre heures, apparaît et s'accompagne d'un état d'anéantissement, pendant lequel le malade s'endort souvent d'un sommeil réparateur ; le pouls devient plus souple, plus lent, la respiration plus régulière; puis survient en général l'émission d'une urine abondante qui laisse déposer par le refroidissement un sédiment rougeâtre.

Cette dernière période terminée, le calme se rétablit, et souvent le malade ne se ressent de rien, si ce n'est d'un peu de lassitude. Cet état de bien-être relatif persiste jusqu'au retour du prochain accès.

Ces accès reviennent à des périodes déterminées :

La *fièvre quotidienne* revient tous les jours à des heure. fixes.

La *fièvre tierce* revient de deux jours l'un.

La *fièvre quarte* revient après deux jours d'intervalle. Etc., etc.

Mais les accès ne sont pas toujours aussi réguliers, et la fièvre peut prendre un caractère *pernicieux*.

Alors les périodes sont moins tranchées ou présentent des caractères d'intensité anormale, accompagnés souvent de symptômes indépendants de la maladie : diarrhée, vomissements, coliques, ictère, délire, coma, etc., et tous ces symptômes prennent quelquefois une telle violence qu'il est souvent impossible de les arrêter; aussi ne doit-on jamais rester sous le coup d'accès intermittents.

Dans certaines contrées, comme dans la Sologne, les Dombes, la Bresse, les Landes, la fièvre intermit-

tente est *endémique,* c'est-à-dire qu'elle existe continuellement, reconnaissant pour cause les miasmes qui
s'échappent des eaux stagnantes des marais, que peu à
peu l'on tend heureusement à dessécher et à utiliser.

Les fièvres intermittentes, quand elles ne sont pas
arrêtées dès le début et qu'elles persistent malgré une
médication active, laissent toujours un *état cachectique,*
consistant dans une altération du sang, qui perd de
ses propriétés reconstituantes, par suite de la diminution des globules sanguins; dans un gonflement plus
ou moins considérable de la rate; dans une décolora-
tion de la peau, qui prend une teinte jaune, terreuse,
et enfin dans des hydropisies, conséquence d'un état
anémique grave.

Ici, deux indications se présentent :

1° Traitement préventif et hygiénique ;

2° Traitement curatif et médical.

Comme hygiène, il faut :

Eviter de se refroidir, et ne jamais s'exposer aux
brouillards du matin et à la fraîcheur du soir;

Eviter de boire de l'eau du pays et la remplacer par
des eaux naturelles, telles que celles dont nous avons
déjà parlé;

Ne pas sortir à jeun, et prendre le matin un verre
à Bordeaux de vin de quinquina;

Avoir une nourriture substantielle; ne pas manger
trop de fruits;

Eviter tous les excès;

Se servir pour la toilette de glycophénique étendu d'eau avec laquelle on fera des affusions sur tout le corps.

Comme traitement *médical* et *curatif*, il est hors de doute que la *quinine* soit le meilleur des fébrifuges, surtout si les accès sont franchement intermittents.

Les deux sels de quinine à employer sont le *sulfate de quinine* et l'*arséniate de quinine*.

Le *sulfate de quinine* se donnera immédiatement après l'accès, à la dose de *un gramme* pour les adultes et de 10,. 20 et 40 centigrammes pour les enfants, soit dans du café noir, soit dans de la confiture.

L'*arséniate de quinine* se donnera à la dose de *un gramme* de la *première dilution centésimale* chez les adultes, et de 10 centigrammes à 50 centigrammes chez les enfants, ou bien en granules au millième dont on prescrira 12 par jour chez les adultes et de 4 à 8 chez les enfants, de préférence quand il y a prédominance des symptômes : soif, oppression, augmentation de la sueur, grande faiblesse avec vomissements et nausées.

S'il survenait des accidents nerveux, on alternerait la quinine avec les granules au millième d'*hydro-ferrocyanate de quinine*, qui est aussi un anti-fébrile très puissant et dont on prendrait les mêmes doses.

Dans les cas très graves, où l'estomac ne peut rien supporter et où il est urgent d'agir rapidement, on administrera un lavement avec :

Sulfate de quinine................ 1 gramme.
Extrait de quinquina .... 3 —
Eau .... 150 —

pour un lavement à faire garder.

Pour les enfants, on donnera la moitié ou le quart de la dose suivant les âges.

Toutes les fièvres ne cèdent pas toujours à l'action de la quinine, et nous voyons chaque jour des malheureux qui ont absorbé des doses énormes de ce médicament sans aucun résultat pour leurs accès, mais au grand détriment de leur constitution. Lorsque la quinine doit produire un résultat favorable, il est rare que l'effet ne se manifeste pas rapidement.

En cas d'insuccès, on aura recours à : *cedron*, *pulsatilla*, *plumbum*, *nux vom.*, etc.

La *cachexie paludéenne* sera traitée par les granules au millième d'*arséniate de fer* à la dose de 10 à 12 par jour, par le vin de quinquina, surtout celui de *quassia kina*, par un régime tonique et par le changement d'air.

En effet la première condition sera toujours de quitter la localité, pour n'y revenir qu'autant que la constitution aura été complètement modifiée et n'aura plus rien à craindre.

Fièvres éruptives. — Ce sont la roséole, la rougeole, la scarlatine, la varicelle et la variole.

La *roséole* est une maladie assez commune dans l'enfance et ne présentant aucune gravité : elle débute par un malaise général accompagné de fièvre et, au bout de deux à trois jours, par l'apparition de petites taches rosées sur la poitrine, l'abdomen, les membres, qui persistent pendant quatre jours environ, pour disparaître sans desquamation et sans laisser de trace.

Le traitement, très simple, consistera en repos à la chambre, diète, et en l'administration de :

1° Aconit 1re dil......................	10 gouttes.
Eau	125 grammes.
2° Belladona 1re dil................	10 gouttes.
Eau	125 grammes.

donnés alternativement à la dose de une cuiller à bouche toutes les trois heures.

Rougeole. — La rougeole, à laquelle peu d'enfants échappent, est caractérisée par une éruption de petites plaques rouges inégalement disséminées sur tout le corps et accompagnée d'une inflammation des muqueuses bronchique et conjonctivale.

Au début, les petits malades éprouvent des frissons, un malaise général, du larmoiement des yeux, des éternuments, de l'abattement, quelques nausées, puis du troisième au quatrième jour apparaissent des taches rouges irrégulières, saillantes, disparaissant sous la pression du doigt ; à ce moment augmentent les symptômes du côté des yeux et des bronches : les yeux sont rouges, injectés, ne peuvent supporter la lumière ; la toux devient fréquente, la langue sale, la soif vive ; la fièvre est à son maximum, bien que la chaleur ne dépasse pas 39 degrés; épistaxis, diarrhée. Vers le dixième jour, les taches s'affaissent, pâlissent; la desquamation commence, avec la diminution des principaux symptômes.

Quand la rougeole suit son cours normal, elle n'offre pas de gravité, traitée convenablement avec les préceptes de l'hygiène; mais il n'en est pas toujours ainsi, et souvent elle se complique de symptômes très graves, tels que la pneumonie, les ophthalmies purulentes, les gangrènes buccales et génitales, surtout chez les petites filles; on ne saurait donc traiter trop sérieusement cette maladie, que l'on est trop enclin à regarder comme bénigne et dont cependant les complications sont toujours redoutables quand elles se manifestent.

Le médicament principal, *fondamental* de la rougeole est la *pulsatille* :

Pulsatilla 1re dil. .... 10 gouttes.
Eau .... 125 grammes.

que l'on donnera à la dose de une cuiller à bouche toutes les trois heures, et qui la plupart du temps suffira à enrayer la maladie et à empêcher les complications; si cependant celles-ci se montraient, on donnerait en alternant avec le médicament principal :

Contre l'inflammation des yeux :

Euphrasia 1re dil.................. 5 gouttes.
Eau simple....................... 125 grammes.

Contre la bronchite :

Bryonia 1re dil. .... 5 gouttes.
Eau simple....................... 125 grammes.

Contre le délire, qui arrive bien rarement :

  Belladona 1ʳᵉ dil................... 10 gouttes.
  Eau simple...................... 125 grammes.

Contre la disparition brusque de l'éruption :

  Hellebore 6ᵉ dil................... 5 gouttes.
  Eau simple...................... 125 grammes.

Contre l'état gangréneux :

  Lachesis 6ᵉ dil................... 5 gouttes.
  Eau simple...................... 125 grammes.

Contre les hémorrhagies :

  Arnica 6ᵉ dil................... 5 gouttes.
  Eau .... 125 grammes.

Si l'épistaxis est abondante, il ne faut pas hésiter à faire le tamponnement des fosses nasales avec le perchlorure de fer ou l'amadou.

Le séjour au lit est indispensable tant que l'éruption laisse des traces, et le malade gardera la chambre jusqu'après le 25ᵉ jour; on ne saurait apporter trop d'attention à ces détails, quand on songe que le moindre refroidissement peut être la cause d'accidents redoutables.

La diète au début est de rigueur; l'eau d'orge et le lait pour boisson sont préférables à toutes les autres tisanes.

Scarlatine. — La scarlatine doit toujours être considérée comme une maladie grave, en raison des accidents, des complications qui peuvent apparaître d'un moment à l'autre et que rien le plus souvent ne pouvait faire prévoir.

La maladie débute par un abattement général, des maux de tête, des épistaxis, des nausées, un mal de gorge très intense, quelquefois du délire, mais toujours un frisson intense qui caractérise bien le début de la maladie.

C'est seulement *deux jours* après ce frisson initial qu'apparaît l'éruption, caractérisée par une couleur uniforme *rouge framboisé* de toute la surface de la peau : gonflement des amygdales, recouvertes souvent de plaques blanchâtres pultacées avec engorgement des ganglions sous-maxillaires.

Le pouls est très élevé, et la température atteint souvent jusqu'à 41 degrés.

L'éruption dure de quatre à cinq jours et disparaît avec les symptômes qui l'accompagnaient. Cette desquamation se fait par plaques; la peau s'enlève par lambeaux; cet état peut durer vingt à trente jours, pendant lesquels le malade change littéralement de peau.

Les complications de la scarlatine sont nombreuses :

1° L'*angine* prend quelquefois le caractère de la diphthérite, c'est une des plus graves (c'est la forme angineuse d'Huxham).

16.

2° La *méningite* est une des plus fréquentes.

3° L'*anasarque*, qui survient surtout pendant la desquamation, est occasionnée la plupart du temps par un refroidissement et se complique de :

4° L'*albuminurie*.

5° Les *douleurs rhumatismales*, qui se montrent surtout aux mains et qui sont probablement encore dues à l'impression du froid.

6° L'*éruption de furoncles* et l'*apparition d'abcès* et même de *phlegmons diffus* qui ont le plus souvent leur siège au cou.

7° La *surdité*, grave en ce sens que, chez les très jeunes enfants, elle peut produire la suppression du langage et les rendre muets.

La scarlatine affecte encore une forme maligne caractérisée par des hémorrhagies abondantes, par des taches ecchymotiques sur la peau, par la gangrène de la bouche, de la vulve, ou bien encore par un véritable empoisonnement diphthéritique.

Si la rougeole a trouvé son principal médicament dans la *pulsatille*, la scarlatine trouve le sien dans la *belladone*, que l'on donnera dès le début, comme *dominante* du traitement :

> Belladona 1re dil.................. 10 gouttes.
> Eau simple...................... 125 grammes.

une cuiller à bouche toutes les trois heures; on continuera ainsi, s'il ne survient pas de complications; dans ce dernier cas on alternerait les médicaments suivants, comme *symptomatiques* :

Contre l'angine pultacée intense :

```
Mercurius corros. 1re trit...........    0 gr, 50
Eau simple...........................  125   00
```

Contre la méningite :

```
1° Stramonium 3e dil...............    10 gouttes.
   Eau simple.......................  125 grammes.

2° Hyosciamus 3e dil...............    10 gouttes.
   Eau simple.......................  125 grammes.
```

Contre l'anasarque (ascite) :

```
Helleborus 3e dil...............    10 gouttes.
Eau simple.......................  125 grammes.
```

Ou pourra encore, pour cette complication, consulter : *apis, cantharis, arsenicum.*

Contre l'albuminurie :

```
Phosp. acid. 6e dil.. .............    5 gouttes.
Eau simple.......................  125 grammes.
```

On bien encore : *terebenthina, arsenicum, cantha-s*, etc.

Contre les douleurs rhumatismales :

```
Bryonia 3e dil.....................    5 gouttes.
Eau simple.......................  125 grammes.
```

et ensuite : *rhus, cimicifuga*, etc.

Contre la surdité :

<pre>
Sulfur 6e dil.....................   5 gouttes.
Eau simple....................... 125 grammes.
</pre>

puis : *china, solubilis* et *silicea.*

Contre l'éruption de furoncles :

<pre>
Arnica 6e dil....................   5 gouttes.
Eau simple .... 125 grammes.
</pre>

puis : *Bellad., sulfur, calc. carbonica.*

Contre la forme maligne, la belladone reste impuissante ; il faudra recourir au plus tôt à :

<pre>
1° Lachesis 6e dil...............   10 gouttes.
   Eau simple.................... 125 grammes.
2° Cuprum aceticum 3e trit.......   1 gramme.
   Eau simple.................... 125 grammes.
</pre>

alternant ces deux préparations toutes les deux heures une cuiller à bouche.

La pathogénésie américaine nous donne, comme spécifique de la scarlatine maligne, le suc de l'*ailanthus glandulosa*, et nous avons été à même d'en juger le bon effet, surtout quand l'éruption est sombre et ecchymotique ; le premier phénomène de ce médicament serait de modifier totalement la nature de l'éruption et de ramener ainsi la maladie à son cours naturel.

Pendant les épidémies de scarlatine, il est utile de

donner, comme préservatif, la *belladone* à la dose de
10 gouttes de teinture mère dans un litre d'eau, dont
on prend une cuiller à bouche matin et soir ; il en sera
de même pour les personnes qui habitent auprès des
malades ou qui les soignent.

Variole. — La variole est une fièvre éruptive, caractérisée par l'éruption sur tout le corps de pustules
ombiliquées.

Elle met ordinairement six à huit jours à se déclarer
et débute alors par un frisson intense, des *douleurs
lombaires intolérables*, de la fièvre, des vomissements,
de la céphalalgie, une constipation opiniâtre ; habituellement, quatre jours après le frisson initial apparaissent
les pustules, qui se montrent d'abord à la face, sous
forme de petites taches rougeâtres, qui envahissent
successivement le cou, les membres et le tronc, ainsi
que les muqueuses de la bouche, du pharynx et du larynx, s'étendant jusqu'aux bronches ; à ce moment, la
fièvre, qui était très intense, diminue, ainsi que la température ; vers le quatrième jour de l'éruption, les pustules s'ombiliquent, la peau se tuméfie, et vers le huitième jour commence la suppuration, avec retour de
la fièvre (fièvre secondaire), gonflement considérable
de la face et des extrémités, avec difficultés d'avaler et
de respirer, salivation abondante, quelquefois délire et
diarrhée intense. Cette fièvre de suppuration dure ainsi
quatre jours et fait place à la période de dessiccation,
qui commence ainsi vers le treizième jour de la ma-

ladie ; alors les pustules se crèvent, se vident et laissent suinter une matière épaisse jaune foncé, formant une véritable croûte qui tombe pour se renouveler et laisser après elle ces petites cavités qui défigurent le plus gracieux visage ; la fièvre et la chaleur diminuent, ainsi que la tuméfaction du visage et des extrémités ; peu à peu aussi tous les autres symptômes s'amendent, disparaissent, et la convalescence s'établit.

La variole se complique souvent de symptômes très graves : 1° de délire, 2° d'adynamie, 3° d'angine et de laryngite varioleuses, 4° d'abcès sous-cutanés et de phlébites produits par une véritable pyohémie, 5° d'ophtalmies, 6° d'hémorrhagies, 7° de paralysies, etc.

La variole est dite *discrète* quand l'éruption n'est pas très abondante, et *confluente* quand les papules sont rapprochées au point de ne former qu'un seul tout et que les symptômes présentent un degré d'intensité plus marqué.

La *variole hémorrhagique*, la plus grave de toutes, est caractérisée par l'hémorrhagie des différentes muqueuses, apparaissant du cinquième au septième jour, en même temps que les pustules se remplissent d'un sang noirâtre et que des taches sanguines se montrent dans les endroits de la peau non recouverts de pustules.

La variole, à quelque degré qu'elle appartienne, est une maladie épidémique, contagieuse grave, et la contagion s'opère surtout pendant la période de dessiccation.

Il est donc sage et prudent de se faire vacciner au moins tous les dix ans, si l'on veut être à l'abri de ce redoutable fléau.

Pendant la maladie, il faut placer le patient dans une chambre vaste, aérée, ne pas trop le couvrir, et exiger qu'il se lève tous les jours, si toutefois ses forces le lui permettent; il faut aussi le nourrir, lui faire boire de l'eau vineuse, des grogs à l'eau-de-vie.

De même que la rougeole et la scarlatine, la variole a son médicament dominant dans l'usage du *variolum :*

            Variolum 1ʳᵉ dil.................... 10 gouttes.
            Eau simple............. .... 125 grammes.

que l'on donnera dès le début, à la dose de une cuiller à bouche toutes les deux heures.

A l'époque de l'éruption, on alternera avec :

            Tartarus emet. 3ᵉ trit................ 0 ᵍʳ, 25
            Eau simple....................... 125   00

Pendant la suppuration et la salivation, on alternera avec :

            Mercurius cor. 3ᵉ trit............. 1 gramme.
            Eau simple..................... 125   —

Pendant la dessiccation, on donnera toutes les trois heures une cuiller à bouche de :

            Acide phénique 1ʳᵉ dil............. 20 gouttes.
            Eau simple...................... 125 grammes.

Pendant la convalescence, même prescription, et grands bains avec :

<pre>
Glycérine .... 100 grammes.
Acide phénique....................   10   —
</pre>

La variole hémorrhagique réclame :

<pre>
Lachesis 6ᵉ dil...................   5 gouttes.
Eau simple.......................   125 grammes.
</pre>

ou :

<pre>
Acide phénique 1ʳᵉ dil............   30 gouttes.
Eau simple......................   125 grammes.
</pre>

ou bien :

<pre>
Perchlorure de fer...............   10 gouttes.
Eau simple......................   135 grammes.
</pre>

Contre le délire, on donnera :

<pre>
Belladone 1ʳᵉ dil................   10 gouttes.
Eau simple......................   125 grammes.
</pre>

Contre l'adynamie :

<pre>
China Tm........................   30 gouttes.
Eau simple......................   125 grammes.
</pre>

Contre l'angine et la laryngite, des gargarismes de :

<pre>
Acide phénique. ....   1 gramme.
Borate de soude   5   —
Eau..............................   200   —
</pre>

Contre les abcès sous-cutanés :

        Silicea 6ᵉ dil...................   5 gouttes.
        Eau simple...................   125 grammes.

Contre les phlébites :

        Hamamelis 1ʳᵉ dil..............   10 gouttes.
        Eau simple...................   125 grammes.

Contre les ophthalmies, des collyres avec :

        Borate de soude................   1 gramme.
        Eau distillée..................   100   —

ou bien :

        Nitrate d'argent ....   0 ^{gr},05
        Eau distillée..................   30   00

Contre les hémorrhagies :

        Perchlorure de fer ....   10 gouttes.
        Eau simple ....   125 grammes.

Contre la paralysie :

        Phosph. acid. 6ᵉ dil...........   10 gouttes.
        Eau simple...................   125 grammes.

La *varioloïde* ne diffère de la variole que par la période de suppuration, qui est plus ou moins intense, mais qui présente cependant la plupart des autres symptômes, et cela à un degré excessif très souvent.

Le traitement sera le même que celui de la variole.

MALADIES DES CENTRES NERVEUX

Méningite. — Cette maladie, toujours très grave, caractérisée par l'inflammation des *méninges* (*enveloppes du cerveau*), présente quatre formes distinctes :

1º La méningite simple ou essentielle;

2º La méningite symptomatique;

3º La méningite tuberculeuse ;

4º La méningite cérébro-spinale.

La *méningite essentielle*, assez rare, s'annonce par un mal de tête violent, des vomissements le plus souvent bilieux et fréquents, une langue sèche, une constipation opiniâtre, avec ventre douloureux à la pression et souvent rétracté, resserrement ou dilatation des pupilles avec photophobie (horreur de la lumière) et troubles de la vue.

Le fond de l'œil, examiné à l'ophthalmoscope, laisse découvrir une congestion péripapillaire, avec dilatation des veines rétiniennes et déformation de la papille (Bouchut).

Le pouls est petit, dur, fréquent; la face, congestionnée, exprime la souffrance, et les malades poussent par intervalle de petits cris plaintifs tout à fait caractéristiques.

Puis survient le délire, qui alterne avec des instants de somnolence, de coma. Ce délire est le plus souvent très violent, les malades cherchent à sortir de leur lit, à frapper, à mordre ceux qui les entourent; c'est alors qu'apparaissent les mouvements convulsifs et les soubresauts des tendons.

Il n'est pas rare de voir la maladie parcourir ces différentes phases en cinq à six jours et se terminer d'une manière fatale; mais en général les symptômes se succèdent pendant douze à quinze jours, et ce n'est qu'à cette époque que l'on peut savoir à peu près quelle sera l'issue de la maladie.

La *méningite symptomatique*, soit de la fièvre typhoïde, soit d'un rhumatisme articulaire, quoique moins grave, offre cependant les mêmes symptômes sérieux à combattre.

La *méningite tuberculeuse* est souvent confondue avec la méningite simple, elle est, il faut bien le reconnaître, au-dessus des ressources de l'art jusqu'à présent.

Ses symptômes sont identiques à ceux de la méningite essentielle; peut-être les vomissements bilieux sont-ils plus fréquents; le diagnostic n'en est réellement certain qu'autant que l'on peut constater des granulations tuberculeuses dans un autre organe et qu'elle ne survienne chez des enfants issus de tuberculeux.

Les chutes sur la tête, l'insolation, les commotions morales, les excès de toute sorte, sont autant de causes pour la production de la maladie, à moins qu'elle ne se développe secondairement dans le cours d'autres affections, comme cela se voit dans le rhumatisme articulaire, la pneumonie, etc.

La *méningite cérébro-spinale* est le plus souvent liée à une maladie de la moelle épinière ou à une lésion des vertèbres (mal de Pott). Elle se rencontre quelquefois sous forme épidémique, et elle est caractérisée par une douleur intense sur tout le trajet de la colonne vertébrale, exaspérée par le mouvement, tremblement des muscles, convulsions, paralysies, stupeur, vomissements, constipation ou diarrhée, etc.

Le *traitement de la méningite simple essentielle* est le suivant. Au début :

Aconit 1re dil......................	10 gouttes.
Eau simple........................	125 grammes.

une cuiller toutes les heures.

Pendant la *période de délire :*

1° Belladona 3e dil..................	20 gouttes.
Eau simple........................	125 grammes.
2° Hyosciamus 3e dil................	20 gouttes.
Eau simple........................	125 grammes.

alterner une cuiller à bouche toutes les deux heures.

Pendant la *période de coma :*

1° Opium 6e dil................	5 gouttes.
Eau simple........................	125 grammes.
2° Bryonia 6e dil.................	5 gouttes.
Eau simple.........................	125 grammes.

ou bien *stramonium* si la pupille est dilatée.

On pourra encore consulter : *apis mellif.*, *gelseminum*, *kali bromidium*, *kali hydriodicum*, dont les bons effets ont été vantés à doses massives, et le *zincum*, contre l'épanchement consécutif.

La *méningite symptomatique* réclamera le même traitement, tout en prescrivant la *dominante* de la maladie, comme nous l'avons indiqué pour les fièvres.

Bien que la *méningite tuberculeuse* soit sans guérison possible, il ne faut pas rester inactif, ne serait-ce que pour apporter quelque soulagement aux malades.

Les médicaments qui ont paru avoir le plus de chance de succès, sont : *digitalis*, *helleborus*, *iodium*, *conium*, *veratrum*, *zincum*, et *calcarea carbonica.*

Dans les différentes formes de la maladie, il ne faut pas oublier que les révulsifs cutanés ont aussi fourni d'excellents résultats; or il ne faut rien négliger, de tous les moyens qui sont en notre pouvoir, contre cette grave et terrible maladie.

C'est ainsi que la tête a été rasée et couverte soit d'un *vésicatoire*, soit d'une *couche d'huile de croton tiglium*, soit d'une *pommade stibiée;* que des sinapismes ont été appliqués aux mollets, que les jambes et les pieds ont été enveloppés dans des feuilles de ouate saupoudrée de farine de moutarde ou du mélange suivant :

Oxyde de calcium.....................
Chlorhydrate d'ammoniaque......... } ãã 60 gr.

et recouverts de taffetas gommé en forme de bottes. Lavements salés.

En tout cas, la chambre doit être aérée, le cou dégagé, la tête élevée sur un oreiller de crin ou de paille d'avoine; le silence doit être fait autour du malade, et une légère obscurité doit régner dans la chambre.

Le traitement de la méningite cérébro-spinale sera le même que le précédent dans la forme aiguë; dans la forme chronique, on aura recours *au sulfate et à l'arséniate de strychine* 1re *trituration à la dose de 5 centigrammes de chacun par jour, à l'hydrothérapie, etc.*

Apoplexie (hémorrhagie cérébrale). — Le premier degré de cette maladie est la *congestion cérébrale*, qui est caractérisée par une accumulation de sang dans le cerveau sans rupture ni lésions d'aucune sorte; il présente comme symptômes : des éblouissements avec bouffée de chaleur au visage qui est rouge, congestionné; puis il y a de l'hébétude, de la perte de connaissance et quelquefois résolution complète des membres.

Le pouls est plein, dur.

S'il y a eu rupture d'un vaisseau, et par conséquent épanchement sanguin, c'est alors le second degré, c'est-à-dire *l'hémorrhagie cerébrale, l'apoplexie.* Tous les symptômes précédents se manifestent, mais avec un degré d'intensité plus marqué; de plus, il y a paralysie complète du mouvement, de l'hémiplégie, de la paralysie de la face, avec déviation de la pointe de la langue du côté paralysé, puis souvent paralysie du rectum, de la vessie; troubles des sens, convulsions et contractures des muscles.

Aussitôt que l'attaque a eu lieu, il faut porter le malade sur son lit, le placer la tête élevée et la recouvrir de compresses d'eau glacée et vinaigrée; dénouer la ceinture, desserrer le col de chemise, placer des sinapismes aux mollets, administrer un lavement purgatif ou salé, et donner tous les quarts d'heure cinq gouttes d'*aconit* 1re dil. dans un peu d'eau.

Si au bout de trois à quatre heures maximum le malade ne recouvre pas sa connaissance, il est à craindre que la simple *congestion* ne soit transformée en véritable *hémorrhagie cérébrale*, et, alors, on emploiera des moyens plus actifs : lavement purgatif, *mouches de Milan* derrière chaque oreille, sinapismes à la base du cou en arrière et aux mollets, puis on alternera tous les quarts d'heure , dans une cuiller à café d'eau froide, cinq gouttes de :

Gelseminum 1re dil.............. 4 grammes.
Belladona 1re dil............... 4 —

On pourra encore consulter : *arnica, glonoïne,* etc.

Quand on a eu une ou plusieurs attaques, il faut toujours s'attendre à une nouvelle crise; aussi est-il prudent de tout mettre en œuvre pour la conjurer; on y arrivera :

1° *Par l'hygiène :* le régime devra être sobre, on mangera lentement et peu à la fois; on fera de l'exercice sans se fatiguer; on séjournera à la campagne si cela est possible, et on évitera les travaux intellectuels, les chagrins, les plaisirs trop vifs, les excès de tout genre;

2° *Par le traitement médical*, qui consistera à éviter la constipation par l'emploi de l'eau minérale laxative d'Huniadi-Janos, par les grands bains aux sels de Pennès; puis, aussitôt que surviendront les premiers symptômes précurseurs de la crise : maux de tête, vertiges, surdité, manque de mémoire, assoupissement, etc., on prendra alternativement :

<pre>
    1° Belladona 1re dil................   10 gouttes.
       Eau simple................... ...   125 grammes.
    2° Aconit 3e dil....................   10 gouttes.
       Eau simple............... ....   125 grammes.
</pre>

une cuiller toutes les trois heures.

Ce premier accès passé, on suivra le traitement suivant pour en empêcher autant que possible le retour. Pendant huit jours tous les matins, trois granules, au demi-milligramme d'*arséniate de strychnine*, huit jours de repos, puis pendant huit jours dix gouttes matin et soir de :

<pre>
    Gelseminum 1re dil. ....   4 grammes.
</pre>

dans une cuiller à bouche d'eau.

La paralysie, la faiblesse musculaire, les contractures et raideurs des membres qui persistent longtemps après seront combattues par l'usage du *massage*, des *frictions excitantes à l'arnica* ou *au baume de Fioraventi*, des *grands bains aux sels de Pennès*, des *eaux minérales d'Aulus, de Balaruc, de Plombières, etc.*

De plus, les médicaments qui pourront amener quelque modification appréciable sont : *causticum*, *plumbum*, *cocculus* et le *sulfate de strychnine* à la dose de quatre granules de un demi-milligramme chacun, par jour.

Il ne faut user dans ces cas qu'avec beaucoup de prudence de l'électricité et de l'hydrothérapie.

Hydrocéphalie. — Je ne veux m'occuper ici que de l'hydrocéphalie chronique particulière à la première enfance et qui donne à ceux qui en sont atteints cet aspect bizarre d'une tête volumineuse et d'une face petite, étiolée, tout à fait caractéristique.

Cette maladie, qui est caractérisée par un épanchement plus ou moins considérable soit dans la cavité de l'arachnoïde, soit dans les cavités des ventricules, a en général une marche très lente. Cet épanchement peut du reste s'être produit pendant la vie intra-utérine, ou survenir peu de temps après la naissance.

Les enfants prédisposés à cette maladie ont en naissant les yeux saillants, la tête plus volumineuse qu'à l'état ordinaire, une grande prédisposition au sommeil.

Puis peu à peu la tête prend un développement considérable; le front, bombé, proémine en avant, tandis que la face prend la forme d'un triangle dont le sommet est vers le menton.

L'état de somnolence est presque continuel; l'œil

est fixe, la pupille dilatée, et chaque fois qu'on veut procéder à un mouvement, les enfants poussent de petits cris plaintifs témoignant combien est douloureux pour eux tout changement de position.

Les fonctions de digestion sont souvent troublées par de la diarrhée, des vomissements; en général cependant l'appétit est *féroce*.

Il existe des convulsions et des paralysies partielles.

L'hydrocéphalie peut quelquefois s'arrêter, et alors l'enfant vivre pendant plusieurs années; son intelligence subit même un certain degré de développement [1].

Quoi qu'on en ait dit, la médecine n'est pas impuissante à guérir cette maladie.

La façon la plus efficace est de donner les médicaments à doses tout à fait infinitésimales et éloignées.

Les deux principaux sont : *sulfur* et *calcarea carbonica* :

```
1° Sulfur 30e dil.................    5 gouttes.
   Eau simple.....................  125 grammes.
2° Calc. carbonica 30e dil........    5 gouttes.
   Eau simple.....................  125 grammes.
```

une cuiller à bouche du n° 1 le matin, du n° 2 le soir.

Continuer ainsi pendant des mois et même des

1. Cuvier était hydrocéphale pendant son enfance.

années, en ayant soin de laisser chaque quinze jours un intervalle de cinq jours sans rien donner.

Comme médicaments intercurrents, on prescrira : *iodium, arsenicum, helleborus* et *veratrum*.

La vie des enfants menacés d'hydrocéphalie devra être très calme; on leur évitera les travaux intellectuels précoces, les émotions de toute sorte, joie ou punition, les exercices violents; on prescrira le séjour à la campagne, et on les fera participer sans fatigue aux travaux des champs.

Convulsions. — Nous ne parlerons ici que des convulsions propres à l'enfance, laissant, pour être traitées à leur heure, les convulsions symptomatiques de la chorée et de l'épilepsie.

Elles constituent toujours une maladie très grave.

Le plus souvent, c'est avant la fin de la première dentition qu'apparaissent ces convulsions, c'est-à-dire dans les deux premières années après la naissance, convulsions qui sont, à juste titre, une épouvante pour les mères.

La constitution des enfants y prête beaucoup; ceux qui ont beaucoup d'embonpoint, la tête volumineuse, le cou court, y sont bien plus prédisposés.

Les causes des convulsions sont aussi diverses qu'imprévues; les plus communes sont : la *dentition difficile,* la *présence de vers,* la *mauvaise qualité du lait de la nourrice,* les *aliments malsains ou trop abondants, une forte émotion,* etc.

Les convulsions apparaissent rarement d'emblée, elles sont toujours annoncées par des phénomènes précurseurs : en général, les enfants sont plus ou moins agités, ils n'ont pas de sommeil, leurs yeux restent ouverts, fixes ou ne se ferment qu'à moitié ; la respiration est souvent inégale, l'enfant jette de petits cris plaintifs ; quelquefois il vomit ; presque toujours il est constipé ; c'est ce que dans le peuple on appelle des *convulsions internes*. Cet état peut durer plus ou moins longtemps, puis s'apaiser, sans qu'éclatent les véritables convulsions.

Quand celles-ci apparaissent, elles peuvent être générales ou partielles, c'est-à-dire qu'elles peuvent n'affecter qu'une partie du corps, ou le corps tout entier ; elles viennent par accès, par crises, qui durent de quelques minutes à plusieurs heures, pendant lesquelles les enfants se contorsionnent de toute façon ; ils vomissent et salivent souvent beaucoup ; les yeux se *convulsent*, la respiration s'embarrasse, la tête est ramenée en arrière, le corps se raidit, et tous les symptômes d'une suffocation imminente apparaissent.

Cette affection n'a pas de durée déterminée ; une première période de convulsion ne met pas à l'abri de convulsions nouvelles.

Quelques enfants, chez lesquels les crises ont été très intenses, restent paralysés ou présentent une atrophie musculaire générale, mais le plus souvent partielle.

Quand un enfant a des convulsions, il faut avant tout

le débarrasser des vêtements qui pourraient le gêner, le coucher sur un lit, la tête élevée reposant sur un oreiller un peu dur; le placer dans une chambre aérée; lui appliquer des sinapismes aux mollets, et administrer un lavement avec l'huile de ricin; on placera aussi sur son front des compresses d'eau vinaigrée, et on lui fera respirer quelques gouttes de chloroforme projetées sur un mouchoir.

Inutile de lui donner à boire; l'arrière-gorge, qui participe de la convulsion générale, se contracte, ne laisse pas descendre le liquide, qui devient alors une cause de gêne et d'étranglement.

A l'intérieur, on donnera : *belladona* 3e, une à deux gouttes, tous les quarts d'heure, dans un quart de cuiller à café d'eau pure.

Une fois la crise terminée, il faut rechercher quelle en est la cause : si elle tient à l'alimentation, à la nourrice, on changera l'une et l'autre; si c'est à la dentition difficile, on examinera les mâchoires, et on n'hésitera pas à inciser les gencives, si l'on reconnaît que les dents soient prêtes à percer; ce moyen ne sera pas toujours bien efficace, car la gencive, assez mince par elle-même, ne paraît pas être le seul obstacle à la sortie de la dent, qui dépend surtout d'un travail de la nature, lequel a sa réaction sur tout l'organisme: si la cause réside dans la présence de vers, on donnera des vermifuges, et on soignera cette maladie, comme nous le verrons plus loin.

Enfin les convulsions peuvent survenir à la suite de la rétrocession d'une affection cutanée : croûtes de lait, rougeole, etc., et alors il faut par tous les moyens possibles ramener l'éruption à la peau, soit par des frictions excitantes, soit, ce qui est préférable, par un bain sinapisé : 100 grammes de farine de moutarde pour un petit bain d'enfant.

Les enfants très nerveux, d'un tempérament très impressionnable sont plus que tous les autres sujets aux convulsions.

Il suffit souvent de les effrayer par une punition ou une réprimande trop forte, de leur raconter une histoire quelque peu effrayante, de les surexciter par une récompense trop accentuée pour déterminer chez eux un accès qui peut avoir les conséquences les plus graves.

Qui ne connaît la fièvre des joujoux qui survient chez certains enfants à l'époque du premier jour de l'an !

Il faudra donc apporter une grande réserve dans les réprimandes comme dans les plaisirs qui s'adresseront aux enfants, les calmer toujours, et ne rien faire, ne rien dire pour surexciter leur jeune imagination, déjà trop prompte à s'exalter.

Syncope. — La *syncope*, faiblesse, évanouissement, est l'état d'une personne qui *se trouve mal*.

Elle consiste dans un arrêt subit et momentané des mouvements du cœur, avec perte de sentiment.

Le visage est pâle, décoloré, la peau froide, glacée ; le pouls est insensible, et la respiration irrégulière.

A la première atteinte, ouvrir les fenêtres ou transporter le malade dans un endroit frais et aéré, desserrer ses vêtements et le coucher tout de son long sur le sol, lui projeter au visage des gouttes d'eau froide avec la main, faire respirer de l'ammoniaque, des sels anglais, de l'éther, frapper fortement dans les mains, frictionner les tempes, le front avec l'eau de Cologne, ainsi que les membres, avec des flanelles chaudes ; en cas d'insuccès, placer la *tête en bas*, afin de faire affluer le sang au cerveau.

Tics convulsifs. — Les enfants ont souvent des gestes bizarres, des mouvements ou de la tête, ou des membres, des contractions des muscles du visage auxquels on a donné le nom de *tics* et qui persistent souvent pendant très longtemps.

L'électricité paraît réussir à merveille dans ces différents cas ; on donnera en outre :

> Arséniate de strychnine 1re trit... 0 gr, 05
> Saccharum lactis................ 15 gram.

pour trente paquets, à prendre un matin et soir, dissous dans une cuiller à bouche d'eau.

Epilepsie. — L'*épilepsie* est une névrose caractérisée par des attaques revenant à des intervalles plus ou moins longs, pouvant se produire cinq, six, dix fois et plus dans la même journée, comme pouvant n'apparaître que tous les mois et même toutes les années.

Ces attaques sont toujours accompagnées d'un affaiblissement des facultés intellectuelles ; elles paraissent dépendre, d'après des expériences récentes, d'une excitation plus ou moins complète du bulbe cérébrale ; or cette surexcitation anormale peut être produite par des causes bien différentes : entre autres la masturbation, l'abus des boissons alcooliques, les fortes émotions, peur, chagrin ou joie.

Quel que soit le mode d'invasion, les attaques se déclarent d'une manière brusque, et les phénomènes que l'on a signalés sous le nom d'*aura epileptica* : tristesse, céphalalgie, agitation, sensation spéciale, douloureuse dans un point quelconque du corps, etc., sont beaucoup plus rares qu'on ne le pense ; en général, les malades, pris brusquement, poussent un cri, tombent, et l'attaque commence dans toute son horreur ; la figure se contracte, les yeux se convulsent, les mâchoires s'entrechoquent de façon à blesser et même à couper la langue si l'on n'y apporte pas un obstacle, la bouche se tord, et il s'en échappe une écume mêlée de sang.

Les membres, contournés en dedans, sont agités de secousses violentes ; *ils sont raides ;* les poings sont fermés ; le tronc est renversé soit en avant soit en arrière ; la respiration est ralentie ; la face est injectée.

Ces symptômes alarmants se calment en géneral assez rapidement ; la respiration se rétablit, et la face reprend son aspect normal; le malade reste assoupi et le plus souvent s'endort d'un sommeil lourd et pénible.

L'épilepsie paraît malheureusement être héréditaire; aussi, dès sa naissance, l'enfant ayant dans ses ascendants même éloignés des membres atteints de cette redoutable affection devra-t-il être soumis à un régime préventif des plus sévères?

On sera très exigeant sur le choix de la nourrice; on surveillera avec soin l'évolution dentaire, les moindres accidents nerveux seront traités scrupuleusement.

Quand l'enfant grandira, l'on surveillera son hygiène; il devra habiter la campagne le plus possible, se livrer aux travaux champêtres, ne commencer que fort tard ses études classiques.

Le traitement de cette maladie est très complexe.

Si elle reconnaît pour cause déterminante la présence de vers dans le tube digestif, il faudra de suite les faire disparaître par un traitement convenable.

Le *traitement prophylactique*, lorsque les crises n'ont pas encore fait leur apparition et qu'il n'y a que présomption, consistera dans l'administration d'une seule dose de *sulfur*, de *phosphore*, de *belladona*, d'*arsenicum*, à la 6me *dilution*, donnée tous les huit jours, de façon que chaque médicament revienne tous les mois. Une fois les crises bien caractérisées, on donnera successivement, pendant dix jours chacun, les médicaments suivants :

1° **Arséniate** de strychnine 1ʳᵉ trit....   1 gramme.
  Saccharum lactis................   20   —

à diviser en vingt paquets, à prendre un matin et soir dissous dans une cuiller à bouche d'eau.

2° **Belladona** 1ʳᵉ dil.................   20 gouttes.
  Eau simple....................   200 grammes.

à prendre par cuiller à bouche matin et soir.

3° **Cuprum aceticum** 3ᵉ trit.........   2 grammes.
  Saccharum lactis...............   20   —

pour vingt paquets, à prendre un matin et soir.

4° **Ignatia amara** 1ʳᵉ dil...........   10 gouttes.
  Eau simple....................   200 grammes.

une cuiller à bouche matin et soir.

5° **Calc. carb.** 6ᵉ dil...............   20 gouttes.
  Eau simple....................   200 grammes.

à prendre une cuiller à bouche matin et soir.

Chaque médicament sera pris pendant dix jours de suite; puis on laissera un intervalle de dix jours, pendant lesquels le malade ne prendra aucun médicament, et l'on renouvellera le même traitement.

Pendant les accès, il faudra coucher le malade, ou du moins le laisser étendu horizontalement, surveiller les contorsions de la bouche, empêcher la langue d'être blessée par les dents.

En général, on ne peut pas grand'chose pour l'accès lui-même; on pourra toujours essayer, s'il se prolongeait trop, les *inhalations d'éther et de chloroforme*, ou de *nitrite d'amyle* à la dose de dix à douze gouttes; mais c'est là un médicament fort dangereux. La teinture de *glonoïne* en olfaction a aussi donné quelques résultats satisfaisants, de même que l'*acide hydrocyanique* et la *cicuta virosa.*

Le nombre des épileptiques s'élève en France seulement au chiffre énorme de quarante mille!

C'est surtout en observant dans les mariages les lois d'une sage hygiène que l'on parviendra à diminuer le nombre des malheureux atteints de cette horrible maladie.

Un épileptique ne devra jamais se marier.

Les degrés de parenté trop rapprochés, tels que cousins germains, oncle et nièce, tante et neveu, doivent toujours être un obstacle au mariage.

Hystérie. — C'est une maladie propre à la femme, caractérisée par des phénomènes divers du côté des centres nerveux, par des spasmes, etc., et la sensation d'une boule qui monte vers la gorge.

Au début de la maladie, le caractère et l'humeur de la malade subissent un changement notable; elle devient maussade, irascible, d'une grande susceptibilité; l'appétit se trouble ainsi que le sommeil : il survient des palpitations, de l'oppression; puis apparaît le signe caractéristique de la maladie, la constriction de la gorge avec sensation d'une boule qui remonterait de la poitrine à la gorge.

Au bout d'un temps plus ou moins long, surviennent les véritables crises hystériques : elles consistent en frissons, spasmes, frémissements dans tous les membres, suffocation, éclats de rire, cris, paroles incohérentes, perte de connaissance, état extatique, yeux convulsés, accès de larmes, etc., qui le plus souvent mettent fin à la crise.

Pendant toute la durée de la crise, durée très variable du reste, les malades sont raidies par la contracture des membres, le cou est tendu, la tête projetée en arrière, le corps agité de secousses convulsives.

Après la crise, les malades sont anéanties, brisées.

Le médicament principal de cette affection est l'*ignatia amara*, qu'il faudra continuer longtemps à la dose de dix à quinze gouttes par jour, à des dilutions variées de la 1re à la 6me.

Pendant les accès, on desserrera les vêtements, on préviendra les chutes et les coups en étendant la malade par terre, on lui fera respirer de l'air frais, des sels anglais, de l'éther, et on administrera *si possible* une cuiller de la potion suivante :

> Moschus 1re dil..................... 25 gouttes.
> Eau simple........................ 100 grammes.

Chorée (danse de Saint-Guy). — La *chorée* est une maladie convulsive, propre à l'enfance, soit pendant la seconde dentition, soit à l'époque de la puberté, attaquant plus particulièrement les filles et caractérisée par des mouvements involontaires, par un défaut d'harmonie dans la coordination des mouvements.

Il arrive un moment où le désordre des muscles est tel, que les enfants ne peuvent rester une minute en repos, qu'ils portent sans cesse leurs bras à droite ou à gauche, sans pouvoir atteindre la place où ils désirent poser leurs mains; qu'ils courent quand ils veulent marcher en décrivant des courbes, des zigzags qu'ils ne peuvent maîtriser, ce qui a fait donner à cet état le nom de *folie musculaire.*

A cela viennent se joindre des troubles intellectuels et souvent des hallucinations qui compliquent toujours la situation.

Ce n'est pas une maladie grave, bien qu'elle laisse souvent après elle un état d'épuisement et de langueur.

La chorée peut être produite par la présence de vers, par une peur, par la chlorose; d'autres fois, elle débute sans cause appréciable : c'est la forme idiopathique.

1° Si la présence des vers est bien constatée, il faudra administrer un vermifuge, car le mieux sera de débarrasser mécaniquement le tube intestinal des entozoaires qu'il contient, et le plus rapidement possible; puis contre les symptômes qui pourraient persister on donnera :

    1° Cina 3e dil...................... 10 gouttes.
    Eau simple...................... 125 grammes.

        2º Spigelia 3ᵉ dil...... ....   10 gouttes.
        Eau simple......................   125 grammes.

Alterner ces deux potions à la dose d'une cuiller à bouche quatre fois par jour.

2º Si la chorée a pour cause un état anémique ou chlorotique, le *fer* tiendra la première place, et l'on donnera soit le fer réduit par l'hydrogène, soit l'arséniate de fer en granules.

        Fer réduit.....................   1 gramme

pour vingt paquets, deux par jour.

Ou : *arséniate de fer en granules au millième,* cinq avant les repas.

3º Si elle dépend d'une diathèse rhumatismale, on ajoutera au traitement ci-dessus :

        Actæa racemosa 3ᵉ dil...........   20 gouttes.
        Eau simple......................   125 grammes.

4º Enfin si la chorée se manifeste sans cause appréciable, plusieurs médicaments seront indiqués ; on débutera par :

        Zincum 3ᵉ trit...................   1 gramme.
        Eau simple......................   125   —

alterné avec :

        Stramonium 3ᵉ dil...............   20 gouttes.
        Eau simple......................   125 grammes.

que l'on continuera pendant une semaine. Si l'état ne s'est pas amélioré, on donnera de la même façon : *nux vom.* 3ᵉ et *tarentula* 3ᵉ.

Les exercices du corps, la gymnastique, l'hydrothérapie, le changement d'air, les bains de mer apportent souvent des changements favorables et rapides dans l'état des malades.

De plus, nous avons montré, dans notre thèse inaugurale, l'heureuse influence du massage méthodique sur cette affection, lequel fait souvent disparaître rapidement les mouvements involontaires, alors que d'autres médications avaient échoué.

Névralgies. — Les névralgies sont des maladies très douloureuses, caractérisées par une augmentation de la sensibilité des nerfs.

Les principales sont :

L'*hémicrânie*, qui constitue la *migraine* proprement dite, s'accompagne de nausées, de vomissements, de vertiges, et revient souvent par accès périodiques.

Les principaux médicaments sont :

```
1º Belladona 3e dil................  10 gouttes.
   Eau simple....................  125 grammes.
2º Iris versicolor 3e dil.........  10 gouttes.
   Eau simple....................  125 grammes.
```

et dans les cas chroniques : *sepia, ars., thuya, etc.*

Si les accès étaient franchement intermittents, il faudrait avoir recours au *sulfate* ou à l'*arséniate de qui-*

nine. La migraine reconnaît aussi souvent pour cause un état anémique plus ou moins prononcé ; dans ce cas, il faut, outre les médicaments prescrits, faire intervenir le *fer réduit* ou l'*arseniate de fer*.

Les migraines provenant de digestions difficiles seront traitées en même temps que l'état des voies digestives.

Le *tic douloureux* ou *névralgie faciale* occupe une partie quelconque de la face, sur les trajets et ramifications si nombreuses du nerf trijumeau.

La simple impression du froid, une dent gâtée, le plus petit courant d'air suffisent pour déterminer une crise souvent des plus violentes et qui arrache des cris à l'homme le plus dur au mal.

La face en effet s'anime, l'œil s'injecte, devient larmoyant ; des élancements intermittents font pousser des cris de douleur, élancements s'étendant à l'oreille, aux dents et jusqu'à la nuque : le nez est sec, le moindre contact sur la partie affectée est insupportable.

Les deux principaux médicaments sont :

1º Arsenicum 3e trit................	1 gramme.
Eau simple.................	125 grammes.
2º Belladona 1ʳᵉ dil................	10 gouttes.
Eau simple.................	125 grammes.

Alterner ces deux potions à la dose de une cuiller à bouche toutes les deux heures. On pourra encore consulter : *verbascum T. m.*, *mezereum*, *mercurius* et *platina*.

La névralgie qui survient après l'ingestion de substances glacées ayant arrêté la digestion, réclame : *Arsenicum* 3ᵉ et *kali bichromicum* 3ᵉ.

Celle qui est liée à une affection hépatique sera calmée par : *chelidon. majus* et *nux vomica à la* 3ᵉ *dilution.*.

La diathèse rhumatismale s'accompagne souvent de névralgie faciale; on prescrira alors : *actæa racemosa* 1ʳᵉ et *colocynthis* 3ᵉ.

Si elle est liée à une diathèse goutteuse : *colchicum* 1ʳᵉ et *phosphore* 3ᵉ.

Enfin, si la névralgie reconnaît pour cause une intoxication du miasme palustre, il faudra recourir à l'emploi du sulfate ou de l'arséniate de quinine :

> Sulfate de quinine............... 1 gramme.

ou granules au millième d'*arséniate de quinine,* douze par jour.

La *névralgie sciatique* occupe tout le nerf sciatique à la partie postérieure de la cuisse. Elle revient par accès, constituant de véritables paroxysmes de douleurs brûlantes, fulgurantes, s'irradiant autour du genou, dans le mollet, et durant souvent plusieurs jours.

Les cavaliers en sont souvent atteints.

Les principaux médicaments sont :

> Terebenthina 1ʳᵉ dil............... 25 gouttes.
> Eau simple...................... 200 —

une cuiller à bouche toutes les deux heures; on augmentera encore l'action du médicament par le liniment suivant :

Glycérine...................... 40 grammes.
Essence de térébenthine.......... 4 —

dont on fera des applications sur tous les points douloureux.

On pourra encore avoir recours à :

1° Colocynthis 3ᵉ dil................ 10 gouttes.
Eau simple....................... 125 grammes.
2° Rhus toxicod. 3ᵉ dil............... 10 gouttes.
Eau simple....................... 125 grammes.
3° Ignatia 3ᵉ dil................... 10 gouttes.
Eau simple....................... 125 grammes.

ainsi qu'à *chamomilla* 6ᵉ, *thuya* et *arsenicum* 3ᵉ dil.

L'usage des bains de vapeur térébenthinée a donné d'excellents résultats.

La *névralgie intercostale* est caractérisée par une douleur augmentant à la pression et pendant l'inspiration, ayant son siège dans les nerfs qui occupent les espaces intercostaux ; on alternera quatre cuillers à bouche par jour :

1° Bryonia 3ᵉ dil................... 10 gouttes.
Eau simple....................... 125 grammes.
2° Ranunculus bulbos. 3ᵉ dil....... 10 gouttes.
Eau simple....................... 125 grammes.

L'usage du médicament sera soutenu par l'application du liniment suivant :

Huile de jusquiame	40 grammes.
Laudanum	10 —
Chloroforme	6 —

Crampes. — Certaines personnes sont très souvent sujettes à des crampes des mollets, accident peu redoutable, mais très douloureux; en outre, certaines professions prédisposent à des crampes, *crampes professionnelles*, comme celle des écrivains, qui est constituée par une faiblesse paralytique, une espèce de spasme du pouce et de l'index; de plus, elles sont un symptôme de certaines maladies, entre autres du choléra.

Trousseau a aussi décrit une espèce de contracture, ou crampe des extrémités, qu'il a appelée *tétanie*.

Le médicament principal de cette affection est :

| Cuprum 3ᵉ trit | 1 gramme. |
| Eau simple | 125 — |

Aidé, comme le conseille le Dʳ Jousset, de l'application de plaques du même métal sur les jambes.

L'électricité et le massage réussiront souvent aussi.

MALADIES DES FOSSES NASALES.

Coryza (rhume de cerveau) — Le *coryza* reconnaît pour causes l'action de l'air froid et humide sur la membrane muqueuse nasale, le froid aux pieds, etc., causes qui déterminent un état inflammatoire de cette muqueuse.

A l'état aigu, il débute par un chatouillement dans le nez avec éternument; il se fait un écoulement de mucosités plus ou moins abondantes très âcres, au point qu'elles excorient souvent les narines et la lèvre supérieure; l'inflammation gagne les yeux, qui deviennent rouges, larmoyants, il y a perte du gout, de l'odorat, migraine, et quelquefois même un peu de fièvre.

Le coryza n'est grave que pour les *enfants à la mamelle*, parce que, ne pouvant plus respirer par le nez obstrué par les mucosités, ils ne peuvent plus téter.

Il n'est pas inutile comme moyens palliatifs de faire faire des onctions sur le nez et la base du front avec un corps gras, comme le cold-cream, la pommade de concombres; au début, il faut respirer plusieurs fois dans la journée le mélange suivant :

Alcool.......................... 10 grammes.
Camphre pulvérisé.............. 2 —

Il sera aussi utile d'en mettre *une* à *deux gouttes* dans un verre d'eau et d'en prendre une cuiller à bouche quatre à cinq fois dans la journée.

Lorsque le coryza aura perdu sa période d'acuité, que l'écoulement nasal sera épais, jaunâtre, on respirera :

Pulsatilla T. m................. 4 grammes.

plusieurs fois dans la journée; on en mettra *deux* à

trois gouttes dans un verre d'eau, dont on prendra trois
à quatre cuillerées par jour.

Chez les petits enfants à la mamelle, on donnera :

```
1° Nux vom. 3e dil.................    1 goutte.
   Eau sucrée......................  125 grammes.
2° Sambuccus 3e dil...............     1 goutte.
   Eau sucrée......................  125 grammes.
```

une cuiller à dessert, trois fois par jour, un jour l'une,
un jour l'autre.

Le *coryza chronique, ozène, punaisie,* est caractérisé
par des ulcérations ayant leur siège en différents points
de la muqueuse pituitaire, et par l'exhalaison d'une
odeur infecte, qui rend repoussante toute personne
atteinte de cette véritable infirmité.

La constitution scrofuleuse y prédispose plus que
toute autre.

Il faut avant tout faire disparaître l'odeur repoussante
qu'exhalent les malades, et l'on ne peut y arriver que
par des moyens externes, des injections dans les fosses
nasales.

Nous recommandons spécialement la formule suivante, comme nous ayant toujours donné les meilleurs
résultats :

```
Acide phénique................    15 grammes.
Glycérine......................  ⎫
Eau de Cologne.................  ⎬  āā 5o   —
```

une cuiller à bouche de ce mélange dans trois quarts

18.

de verre d'eau, pour injection deux ou trois fois dans la journée.

Le principal médicament de la maladie est l'*or* et ses composés; en général, nous prescrivons :

        Iodure d'or 1re trit................   1 gramme.
        Eau simple........................ 125   —

Pendant huit jours, une cuiller matin et soir.

        Chlorure d'or 1re trit.............   1 gramme.
        Eau simple........................ 125   —
Pendant huit jours, une cuiller matin et soir.

Nous continuons ce traitement pendant quatre , cinq, six mois, laissant reposer le malade tous les mois quatre ou cinq jours, pendant lesquels il prend deux bains sulfureux et une préparation de soufre :

        Sulfur 1re trit.................... 10 grammes.
pour neuf paquets, trois par jour.

On pourra encore consulter avec fruit le *kali bichomaticum* 1re et 3e trit.

Les *polypes muqueux* des narines ont quelquefois été guéris par l'usage prolongé de :

        1° Calc. carb. 6e dil..............   10 gouttes.
           Eau simple..................... 125 grammes.
        2° Teucrium mare 3e dil...........   10 gouttes.
           Eau simple..................... 125 grammes.
        3° Thuya occid. 3e dil............   10 gouttes.
           Eau simple..................... 125 grammes.

L'arrachement à l'aide d'une pince, et la cautérisation avec le nitrate d'argent ou le nitrate acide de mercure ont aussi donné de bons résultats.

Epistaxis *(saignement de nez)*. L'épistaxis essentielle se montre très souvent chez les jeunes gens des deux sexes à l'époque de la puberté ; elle est souvent la conséquence d'une prédisposition spéciale ou héréditaire.

L'épistaxis est un symptôme commun à un grand nombre de maladies ; elle se montre au début des fièvres, surtout de la fièvre typhoïde.

On a prétendu que les adolescents qui ont souvent des saignements de nez sont sujets à la tuberculisation : cette opinion mérite toutefois un examen plus approfondi, bien que nous ayons été à même de constater la véracité de cette opinion.

En général, l'épistaxis n'offre aucun danger et s'arrête d'elle-même ou par les moyens suivants : inspiration d'eau froide additionnée de vinaigre , de perchlorure de fer (5 gouttes pour un verre d'eau), de teinture d'arnica (10 gouttes pour un verre d'eau). Dans les cas très rebelles, il faut recourir. au tamponnement des fosses nasales ; pour cela, on prend de l'amadou que l'on découpe en lanières d'un centimètre environ ; on les introduit le plus loin possible dans les fosses nasales, jusqu'à ce qu'elles soient complètement remplies ; puis on place une lanière transversalement sur l'orifice des narines, de manière à maintenir les tampons intérieurs, et on la maintient au moyen d'une bande que l'on fixe sur la tête.

A l'intérieur, on prescrira l'arnica à la dose de 10 gouttes dans un verre d'eau, ou le perchlorure de fer à la dose de 5 gouttes dans de l'eau sucrée.

Dans l'intervalle des hémorrhagies, on traitera la constitution du malade.

Un régime tonique longtemps continué, les bains de mer, l'hydrothérapie, la gymnastique sous toutes ses formes, aidés de quelques préparations de fer et d'arsenic, seront le plus souvent suffisants pour la modifier.

MALADIES DE LA BOUCHE ET DE LA GORGE.

Stomatite. — Cette maladie est caractérisée par l'inflammation de la langue, des gencives, de la face interne des joues, en un mot de toute la muqueuse de la cavité buccale.

Elle est simple, couenneuse, ulcéreuse ou symptomatique d'un traitement mercuriel.

La *stomatite simple* ou *érythémateuse*, le plus souvent limitée aux gencives ou au palais, consiste en une rougeur et un gonflement douloureux de ses parties, avec salivation abondante, sécrétion de mucosités et grande fétidité de l'haleine.

La *stomatite couenneuse* se caractérise par la production d'une exsudation grisâtre qui s'étend rapidement aux parties voisines : ces exsudations recouvrent en général de petites ulcérations à fond brun très douloureuses ; engorgement plus ou moins considérable des ganglions sous-maxillaires, et, comme dans le premier cas, salivation et fétidité de l'haleine.

Dans la *stomatite ulcéreuse,* on constate l'apparition d'ulcères irréguliers, à bords rouges très douloureux, ulcères plus ou moins nombreux, exhalant une odeur fétide ; ici, on constate encore l'engorgement des ganglions.

Le traitement de la stomatite simple consiste à toucher les parties malades avec un pinceau chargé de :

    Glycérine neutre.................... 15 grammes.
    Chlorate de potasse............... 6 grammes.

puis : à alterner les deux potions suivantes à la dose de une cuiller à bouche toutes les deux ou trois heures, suivant les cas :

    1° Kali bichromicum 1re trit.............. 0 ^{gr},50
       Eau simple........................... 125   00
    2° Mercurius corros. 1re trit............ 0   25
       Eau simple........................... 125   00

Le traitement de la stomatite couenneuse sera le suivant :

Gargarisme :

    Eau simple........................ 250 grammes.
    Acide phénique crist............... 1   —

et alterner toutes les deux heures une cuiller à bouche
des deux potions suivantes :

> 1° Acide phénique cristallisé............ 0 gr, 50
>   Eau simple........................... 125 00
> 2° Chlor. iod. hydrag. 1re trit.......... 1   00
>   Eau simple........................... 125 00

Dans la *stomatite ulcéreuse*, on touchera les ulcères
avec :

> Glycérine....................... 15 grammes.
> Chlorate de potasse............. 6   —

Et toutes les trois heures on administrera une potion de :

> Kali bichromicum 1re trit............. 0 gr, 15
> Eau simple........................... 125 00

Muguet. — Maladie propre à l'enfance, constituée
par l'apparition, sur toutes les muqueuses de la cavité
buccale, d'un petit *champignon blanc* semblable à des
grains de semoule, connue en histoire naturelle sous
le nom d'*oidium albicans*.

Au début, il existe de la chaleur de la bouche, qui
devient sèche et douloureuse, puis apparition de petits
points blanchâtres avec accompagnement de diarrhée,
de nausées, d'abattement, de mauvaise humeur de
l'enfant, et d'un amaigrissement rapide pour peu que
la maladie ait quelques jours de durée.

On badigeonnera dès le début toute la cavité buccale
avec :

> Glycérine neutre................ ⎫ āā 10 grammes.
> Chlorate de potasse............. ⎭

Puis on administrera toutes les deux heures une cuiller à bouche :

> Chlorate de potasse 1re trit....... 1 gramme.
> Eau simple..................... 125 grammes.

ou bien :

> Borate de soude................... 0 gr, 15
> Eau simple..................... 125 00

ou enfin, si le mieux ne se manifestait pas, qu'il y eût une diarrhée et un amaigrissement très prononcés :

> Hydrarg. corros. 1re trit............. 0 gr, 15
> Eau simple..................... 125 00

Laryngite. — La *laryngite* est caractérisée par l'inflammation de la membrane muqueuse qui recouvre les différentes parties du larynx.

Cette muqueuse, très susceptible, s'irrite facilement; le moindre froid, la respiration de vapeurs âcres et irritantes, l'abus du tabac et des liqueurs fortes, l'excès de la voix chez les orateurs et les chanteurs suffisent pour amener une irritation qui se caractérise en général par une voix voilée, de l'*enrouement*, de l'*aphonie*, etc.

La *laryngite aiguë* s'accompagne d'une sécrétion plus ou moins abondante de mucosités blanchâtres, avec des picotements qui produisent une toux sèche très douloureuse et fatigante.

Les cordes vocales, gonflées, engorgées par les mucosités, ne permettent plus qu'un son rauque plus grave, moins aigu; et c'est lorsque leur engorgement est très intense, que leurs vibrations sont difficiles ou impossibles, qu'apparaît une aphonie plus ou moins complète.

Il peut encore survenir des *spasmes de la glotte*, qui mettent en danger les jours des malades, et le plus souvent alors il y a complication de *laryngite œdémateuse.*

Au début, on administrera toutes les deux heures une cuiller à bouche :

> Aconit 1ʳᵉ dil..................... 10 gouttes.
> Eau simple..................... 125 grammes.

Ce médicament pris à temps suffira pour arrêter le mal, aidé de quelques boissons chaudes, lait d'amandes, etc.

Si le mal persiste, on prescrira :

> 1° Spongia tosta 3ᵉ trit.............. 1 gramme.
> Eau ordinaire..................... 125   —
> 2° Belladona 1ʳᵉ dil.................. 10 gouttes.
> Eau ordinaire..................... 125 grammes.

à alterner par cuiller à bouche toutes les deux heures. Boissons chaudes *ut supra*, repos de l'organe.

Chez les chanteurs, dont la voix est si susceptible, nous employons avec succès les médicaments suivants :

> 1° Selenium 3ᵉ trit.................. 1 gramme.
> Eau simple..................... 125   —
> 2° Belladona 1ʳᵉ dil.................. 10 gouttes.
> Eau simple..................... 125 grammes.

à prendre alternativement toutes les heures une cuillerée à bouche dans l'état aigu.

Cette période terminée, nous donnons :

        1° Causticum 3e trit................ 1 gramme.
        Eau simple...................... 125   —
        2° Carbo vegetalis 3e trit........... 1   —
        Eau simple...................... 125   —

une cuiller à bouche, quatre fois par jour, en alternant.

La *laryngite chronique* se développe lentement; elle
se caractérise spécialement par un gonflement perma-
nent de la muqueuse, de l'aphonie et souvent un
enrouement persistant, de la douleur en avalant, et la
sensation d'un corps étranger dans le fond de la gorge.

Outre qu'elle peut être essentielle, elle se rattache
encore à certaines diathèses sous la dépendance desquelles elle se trouve, et qui réclament un traitement
approprié à chacune de ces formes.

La *laryngite tuberculeuse,* une des plus fréquentes,
est une des nombreuses manifestations de la tuberculose généralisée, que nous aurons à traiter en nous
occupant de la phthisie pulmonaire.

La *laryngite chronique* non diathésique trouve ses
meilleurs médicaments dans :

        1° Kali bichrom. 3e trit............. 1 gramme.
        Eau simple...................... 125   —
        2° Hepar sulfuris 3e trit............ 1   —
        Eau simple...................... 125   —

PERRUSSEL.   19

à prendre trois cuillerées à bouche par jour, un jour l'une, un jour l'autre;

Et dans :

1° Argentum nitr. 3e trit..............	1	gramme.
Eau simple......................	125	—
2° Acid. nit. 6e dil.................	10	gouttes.
Eau simple......................	125	grammes.

à alterner à la dose de une cuiller à bouche, quatre fois par jour.

La *laryngite œdémateuse* (œdème de la glotte) est produite par une infiltration séreuse des parties molles du larynx.

La glotte se trouve ainsi rétrécie et ne permet plus à l'air de pénétrer librement dans la trachée; il en résulte à chaque inspiration, toujours très pénible et anxieuse, un bruit de cornage, de sifflement, qui sert à rendre le diagnostic facile; l'expiration au contraire se fait facilement.

Les malades pendant ces accès sont tout à fait suffoqués, leur visage et leur attitude expriment les angoisses les plus grandes.

L'œdème de la glotte est souvent la conséquence d'une laryngite chronique.

Le meilleur médicament à employer est :

Apis mellif. 3e dil................	10	gouttes.
Eau simple......................	125	grammes.

une cuiller à café tous les quarts d'heure; on est le

plus souvent obligé de recourrir aux moyens chirurgicaux (trachéotomie).

La *laryngite striduleuse* ou *faux croup* se distingue du
vrai croup par l'absence des membranes, et parce qu'elle
débute toujours au milieu de la nuit, par un accès de
suffocation plus ou moins intense; elle est caractérisée
par un spasme du larynx revenant par accès se succé-
dant à courte distance, sans que la santé de l'enfant
soit altérée dans leur intervalle.

La voix est voilée; la toux est rauque, sifflante, sacca-
dée; il y a de l'oppression, de l'inquiétude dans le visage, très rarement de la fièvre.

Il est convenable de placer l'enfant assis sur son lit,
la tête légèrement inclinée en arrière, pour permettre
un libre accès à l'air; puis on emploiera un des moyens
suivants :

Faire respirer la *teinture de musc.*

Ou bien donner :

1° Ignatia 3ᵉ dil............	10	gouttes.
Eau simple............	125	grammes.
2° Cuprum metal. 6ᵉ dil.........	10	gouttes.
Eau simple............	125	grammes.

une cuiller à dessert toutes les demi-heures, en alternant.

Pour éviter le retour des accès, il sera bon de soumettre l'enfant à un régime préventif :

1° Sulfur 6ᵉ dil............	5	gouttes.
Eau simple............	125	grammes.

    2° Belladona 3ᵉ dil ....   5 gouttes.
    Eau simple......................   125 grammes.

une cuiller à bouche matin et soir.

Les autres médicaments qui peuvent être employés sont : *corallium rubrum, hydroc. acid.*

Certaines personnes, les orateurs, les chanteurs, les professeurs, etc., ont tous une grande susceptibilité de la voix et doivent pour cela suivre un régime préventif qui les mette en garde contre le retour de ces accès qui entravent souvent leur carrière.

La plupart du temps, les congestions du larynx sont occasionnées par la brusque transition du chaud au froid; or, pour rendre moins dangereux le brusque abaissement de température, il faut rendre la peau et les muqueuses moins sensibles.

Les moyens les plus efficaces pour arriver à ce but sont les lotions d'eau froide, faites rapidement le matin à l'aide d'une éponge, et la douche en pluie de trois à quatre secondes.

Puis, par les temps de brouillard, d'humidité, il est avantageux de faire usage d'un petit appareil appelé *respirateur,* que l'on place devant la bouche et qui est un obstacle suffisant au libre passage de l'air froid et humide.

Coqueluche. — La coqueluche est une affection convulsive du larynx et des bronches, *contagieuse,* souvent épidémique et en général propre à l'enfance, caractérisée par une toux convulsive, quinteuse, revenant par accès, pendant lesquels la figure des enfants atteints prend une teinte et une expression spéciales.

Trois périodes distinguent la coqueluche :

1º Une *période de début*, caractérisée par un état catarrhal des bronches, avec une toux légèrement spasmodique, état qui peut durer de douze à quinze jours.

2º Une *période d'état*, caractérisée par la toux quinteuse franchement établie, toux avec inspiration sifflante ; nous ne saurions du reste mieux faire que de donner la description si véridique faite par le professeur Trousseau (*Clinique médicale de l'Hôtel-Dieu*), pour donner une idée de ce que peut être le véritable accès :

« Un enfant est au milieu de ses jeux ; quelques minutes avant l'arrivée de la crise, il s'arrête : sa gaieté fait place à la tristesse ; s'il se trouvait en compagnie de camarades, il s'écarte d'eux et cherche à les éviter. C'est qu'alors, permettez-moi cette expression, c'est qu'alors il médite sa crise, il la sent venir ; il éprouve cette sensation de picotement, de chatouillement dont je vous parlais. D'abord il essaye de faire avorter la quinte ; au lieu de respirer naturellement à pleins poumons, comme il respirait tout à l'heure, il retient sa respiration, il semble comprendre que l'air, arrivant à pleine voie dans son larynx, va provoquer cette toux fatigante dont il a la triste expérience.

« Mais, je le répète, quoi qu'il fasse, il ne pourra que tout au plus retarder l'explosion. S'il crie, s'il pleure, s'il est sous l'empire d'une émotion qui excite son système nerveux, cette explosion sera plus prompte. »

Ces quintes, qui se renouvellent souvent, car on en a compté jusqu'à vingt-cinq, trente et même quarante dans les vingt-quatre heures, éprouvent beaucoup les enfants, les fatiguent, amènent un affaiblissement considérable de tout leur être, surtout quand elles sont accompagnées de vomissements alimentaires et glaireux et de saignements de nez, comme cela arrive souvent.

Cet état, qui représente la vraie coqueluche, a une durée relative variant de quinze à soixante jours.

3° Une *période de déclin*, caractérisée par l'atténuation des quintes, pouvant durer de douze à quinze jours environ.

Mais, si la coqueluche éprouve beaucoup les enfants, tout en ne mettant pas leurs jours en danger, il n'en est pas de même des complications, qui toutes sont sérieuses, et en première ligne nous placerons la fluxion de poitrine, la bronchite capillaire, et quelquefois une diarrhée persistante.

En général la coqueluche ne présente pas de *récidive;* mais elle laisse quelquefois après elle, chez les enfants lymphatiques, un état anémique qui peut être la cause occasionnelle d'une affection pulmonaire plus ou moins grave.

Le traitement du début consistera en :

1° Aconit 3e dil...................... 10 gouttes.
Eau simple...................... 125 grammes.

    2° Ipeca 3ᵉ trit......................   0 ᵍʳ, 25
    Eau simple.......................   125   00

Alterner une cuiller à bouche toutes les trois heures.

Si ces deux médicaments n'arrêtent pas la marche de la maladie, celle-ci arrivera à sa période d'état, et il faudra donner :

    Drosera rotund. 1ʳᵉ dil............   4 grammes.

Dix à douze gouttes après chaque accès, dans une cuillerée d'eau.

La période de déclin réclamera de préférence :

    Sulfur 6ᵉ dil......................   10 gouttes.
    Eau simple...................... 125 grammes.

Parmi les autres médicaments que l'on pourra encore prescrire et qui ont produit des résultats satisfaisants, il faut noter : *corallium rubrum, coccus cacti, cina, bellad.* et *cuprum.*

Le changement d'air est très efficace; le traitement préconisé jadis par la respiration des émanations des usines à gaz n'a pas donné les résultats qu'il promettait.

Amygdalite (angine tonsillaire). — L'amygdalite est caractérisée par l'inflammation aiguë des amygdales, avec gonflement douloureux et rougeur de ces glandes, du voile du palais, du pharynx, en un mot de toute l'arrière-bouche.

La gêne de la déglutition est très grande et produit

la sensation d'un corps étranger dans le fond du gosier.

Quand on fait ouvrir la bouche au malade, ce qui n'est pas toujours facile, on aperçoit les deux amygdales gonflées, saillantes, rouges et assez volumineuses quelquefois pour fermer l'isthme du gosier; elles sont souvent parsemées de mucus concrété, de consistance caséeuse, d'une odeur fétide.

A ces symptômes locaux viennent se joindre de la fièvre, des nausées, de la douleur, une certaine gêne respiratoire.

La maladie se termine souvent après dix à douze jours par la formation d'un abcès qui s'ouvre spontanément dans la gorge.

Les ganglions sous-maxillaires sont aussi souvent engorgés, et le cou est gonflé, douloureux sur ses côtés.

Au début, on prescrira :

1° Aconit 1re dil.................... 10 gouttes.
Eau simple...................... 125 grammes.
2° Baryta carb. 3e trit............... 1 —
Eau simple...................... 125 —

à alterner par cuiller à bouche toutes les deux heures.

Si la matière caséeuse pultacée est abondante, on remplacera baryta par :

Mercurius solub. 3e trit........... 1 gramme.
Eau simple...................... 125 —

Enfin si, malgré le traitement, la suppuration vient à s'établir, on prescrira :

Hepar sulfuris 3e trit.............: 1 gramme.
Eau simple..................... 125 —

une cuiller à bouche toutes les deux heures.

On prescrira aussi des gargarismes émollients avec des figues dans un demi-litre de lait, ou une décoction de graines de lin, qui modéreront l'inflammation.

Les gargarismes avec le *sel marin*, une cuillerée à café dans un verre d'eau, ou l'*alun*, 5 grammes dans une décoction d'orge, formeront des gargarismes suffisamment astringents pour nettoyer les amygdales du mucus qui les tapisse.

Hypertrophie des amygdales. — A la suite de

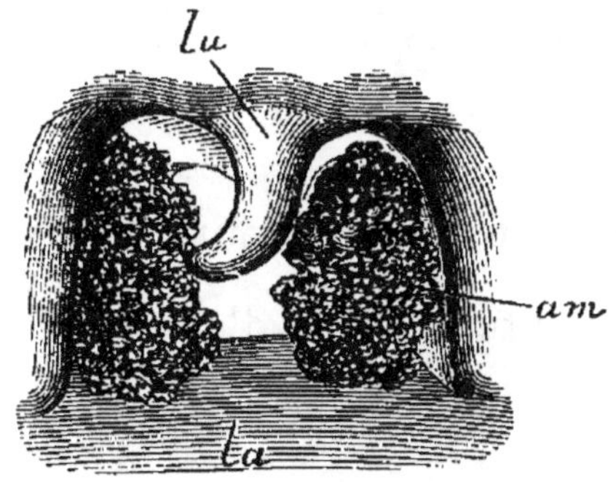

Fig. 73. — Engorgement des amygdales 1.

l'inflammation successive des amygdales, il reste souvent chez les enfants lymphatiques et scrofuleux une

1. *Lu*, luette allongée, s'accolant aux amygdales; *am*, amygdales engorgées; *la*, langue. (Mandl.)

19.

augmentation du volume de ces glandes, augmentation fort gênante, qui rend la voix nasonée et prédispose les enfants à des récidives nombreuses d'inflammation (fig. 73). Le traitement en est long, et souvent il faut avoir recours à leur ablation.

En tout cas, il faudra commencer par :

> Calc. phosph. 3e trit............. 1 gramme.
> Eau simple..................... 125 —

une cuiller à bouche matin et soir, pendant huit jours.

> Kali hydriod. 1re trit............. 0^{gr},25
> Eau simple..................... 125 00

une cuiller à bouche les huit jours suivants.

> Mercurius iodatus 3e trit............. 0^{gr},25
> Eau simple..................... 125 00

une cuiller à bouche les huit jours suivants.

> Sulfur 3e dil.................. 10 gouttes.
> Eau simple.................. 125 grammes.

une cuiller à bouche les huit jours suivants.

Il sera souvent utile, avant d'en arriver à l'intervention chirurgicale, de recourir à l'emploi de badigeonnages avec :

> Glycérine..................... 15 grammes.
> Iode.:..................... 2 —

ou bien :

> Nitrate d'argent.................. 2 grammes.
> Eau simple.................. 15 —

L'hydrothérapie, les bains de mer, l'huile de foie de morue pourront aussi être d'une grande utilité.

Comme pour la toilette, la mode a ses préférences en médecine, et il est incontestable que, depuis quelques années, la mode ne soit aux pulvérisations médicamenteuses ou d'eaux minérales naturelles pour les diverses maladies de la gorge et du larynx.

C'est surtout depuis qu'il est d'usage d'envoyer les malades aux *eaux* que les divers établissements thermaux ont créé des salles de pulvérisation dans le but de porter la substance médicamenteuse sous forme de *brouillard* jusque sur les parties malades. En tout cas, nous doutons fort que cette pluie si fine puisse atteindre les bronches, et nous sommes de l'avis du docteur Lasègue en ne voyant là qu'une simple action de propagation.

Les pulvérisations d'Eaux-Bonnes, celles de Cauterets, d'Aix, du Mont-Dore, faites à la source même, ont souvent produit des résultats satisfaisants, dans les cas de granulations du pharynx, de raucité chronique de la voix, en déterminant un état subaigu surexcitant la vitalité des parties malades et disparaissant de lui-même, par la cessation du traitement.

On fait aussi des pulvérisations à domicile, à l'aide des pulvérisateurs de Luër et Richardson (fig. 74 et 75); mais elles sont loin d'avoir les mêmes résultats que celles prises sur place.

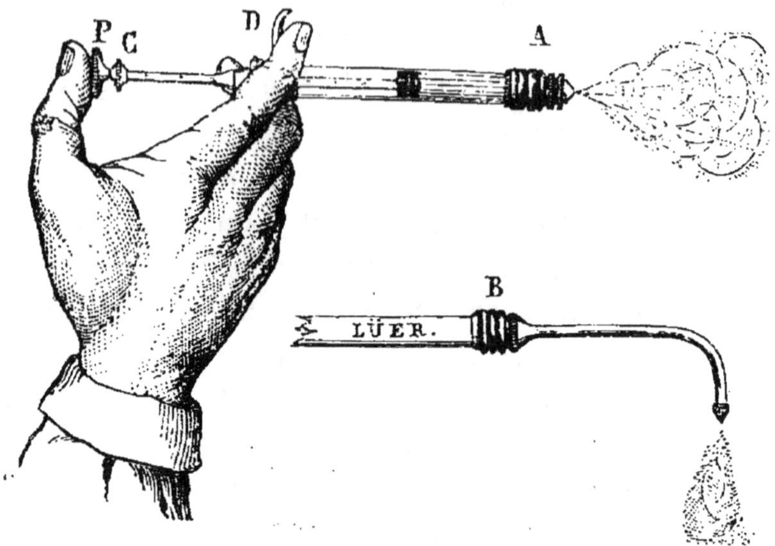

Fig. 74. — Pulvérisateur laryngien de Luer.

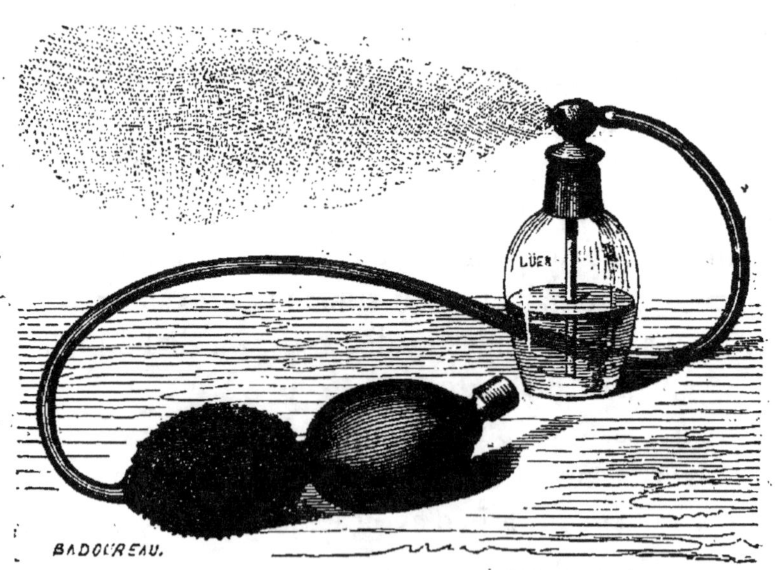

Fig. 75. — Pulvérisateur de Richardson.

L'inhalateur de Siegle a l'avantage de produire un
liquide pulvérulent chaud ou tiède au moyen d'une
petite lampe à alcool placée sous le ballon (fig. 76).

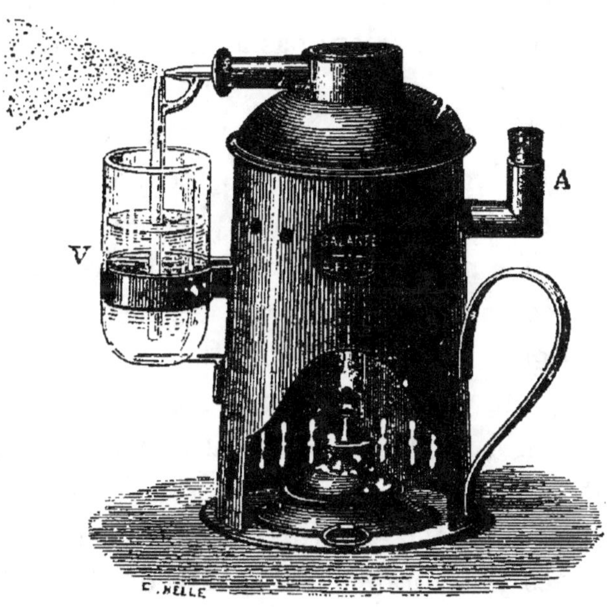

Fig. 76. — Pulvérisateur de Siegle. Par l'ouverture A remplir d'eau simple la
petite chaudière; allumer la lampe à alcool; mettre dans le vase V le liquide
que l'on veut pulvériser.

Diphthérie. Croup. Angine couenneuse. — Le
croup et l'*angine couenneuse* sont deux manifestations de
la diphthérie, qui à juste titre effrayent tant les mères
de famille.

Ces deux maladies sont caractérisées par la formation d'une fausse membrane plus ou moins épaisse,
véritable *couenne* qui dans l'angine se montre sur les
amygdales, la luette, le voile du palais, etc., et dans le

croup tapisse plus ou moins exactement la muqueuse du larynx et de la trachée.

Ces fausses membranes, qui ne sont qu'une transsudation de la fibrine du sang, se produisent avec une grande activité et ne tardent pas à reparaître dès qu'elles ont été enlevées.

Le début de l'*angine couenneuse* est assez insidieux : mal de gorge, déglutition difficile, céphalalgie, abattement, fièvre, rougeur de toute l'arrière-gorge avec gonflement des amygdales, puis apparition de petites taches nacrées qui ne tardent pas à s'étendre sur toute l'arrière-gorge.

Les ganglions sous-maxillaires sont tuméfiés, douloureux ; il survient des nausées, des épistaxis, la fièvre est intense, etc.

Dans l'angine grave, tous les symptômes s'accentuent et les fausses membranes se montrent dans diverses autres parties du corps : dans les fosses nasales, sur les paupières, à l'anus, etc.

Le *croup*, à moins qu'il ne se montre d'emblée, c'est-à-dire que les fausses membranes ne prennent naissance de suite dans le larynx, ce qui est rare, débute par un état inflammatoire qui dure deux ou trois jours pendant lesquels l'enfant est maussade, a de la fièvre, de la toux, toux spéciale, rauque, sourde, suivie d'un sifflement, à laquelle on a donné le nom de *toux croupale*. L'enfant expulse des mucosités mélangées à du pus, à des lambeaux de membranes; il est bientôt pris d'accès de suffocation; alors il s'agite, devient anxieux, regarde suppliant ceux qui sont autour de lui; il porte sans cesse les mains à son cou, semblant supplier qu'on lui enlève cet obstacle qui lui comprime la gorge en empêchant tout accès à l'air; la face devient violette, ses yeux sont hagards, et bientôt il ne reste plus aucun remède à cette asphyxie lente et progressive.

La pleurésie et la pneumonie, les paralysies locales ou générales sont les complications qui se montrent le plus souvent dans cette redoutable maladie.

Les mères ne doivent jamais perdre de vue l'élément éminemment *contagieux* de ces deux maladies et s'entoureront-elles de tous les moyens préservatifs mis en leur possession.

Elles empêcheront leurs enfants de s'approcher de ceux atteints de la maladie, de se servir des mêmes objets; si cela est possible, elles les éloigneront tout à fait. Elles éviteront les refroidissements, les brusques changements de température.

Elles emploieront, pour la toilette de chaque jour, une eau additionnée d'acide phénique et d'eau de Cologne, comme nous l'avons déjà indiqué. Une fois la maladie déclarée, il faudra agir promptement.

Nombreux sont les moyens qui ont été préconisés contre cette terrible affection, depuis les cautérisations de toute sorte jusqu'aux potions nauséabondes de cubèbe et de copahu, sans parler des émissions sanguines employées par quelques rares praticiens comme un dernier hommage rendu à la mémoire de Broussais.

Depuis quelques années, l'attention des médecins a été attirée par l'application du *brome* sous forme *d'eau bromée au centième* contre cette maladie.

L'eau bromée se prépare de la manière suivante :

> Brome très pur...................... 1 gramme.
> Eau distillée...................... 100   —

Enfermer le liquide dans un flacon bleu à l'abri de la lumière.

Dès que la maladie aura fait son apparition, on procédera de la manière suivante :

1º On administrera toutes les heures, ou plus souvent suivant les cas, *trois à quatre gouttes d'eau bromée* dans une cuillerée à bouche d'eau sucrée.

2º On enlèvera les fausses membranes qui se détachent, et on les touchera à l'aide d'un pinceau trempé dans :

> Brome pur...................... $0^{gr},50$ (10 gouttes).
> Glycérine neutre.................. 20   00

3º Quand cela se peut, c'est-à-dire si l'âge du malade le permet, faire gargariser avec :

> Eau bromée au 100ᵉ..   20 grammes (une cuillère à bouche).
> Eau simple.........   200   —

4º Employer pour donner le médicament une cuillère en bois ou en verre.

5° Entretenir dans la chambre du malade une assiette contenant de l'eau bromée.

6° Soutenir les forces du malade avec le vin de Bordeaux, le xérès, les grogs à l'eau-de-vie, le consommé de volaille.

7° Dans les angines couenneuses simples, on substitue aux gargarismes bromés le *gargarisme au citron*, et l'on agit de même pour ce qui concerne les cautérisations.

Le *brome* n'est pas seul apte à guérir la diphthérie, et un grand nombre de préparations sont aussi douées de propriétés curatives sérieuses.

C'est ainsi que le docteur Beck préconise le :

$$\begin{array}{ll} \text{Cyanure de mercure 3}^\text{e}\text{ trit.} & 0^\text{gr},30 \\ \text{Eau simple} & 125\quad 00 \end{array}$$

et le docteur Roussel le :

$$\begin{array}{ll} \text{Chloro-iodo-mercurique 1}^\text{re}\text{ trit.} & 1\text{ gramme.} \\ \text{Eau simple} & 125\quad — \end{array}$$

appuyant l'un et l'autre l'action interne du médicament par des gargarismes des mêmes préparations.

Ces potions s'administrent à la dose de une cuiller à bouche toutes les heures. La diphthérie ne se localise pas toujours à la gorge, elle peut envahir toute l'économie en intoxiquant la masse du sang; elle constitue alors la diphthérie maligne, véritable empoisonnement avec ses symptômes graves et rapidement mortels, si une médication active et énergique ne vient pas promptement en enrayer les terribles effets.

Plusieurs médicaments ont aussi été préconisés contre ce grave état; parmi les plus importants, nous citerons : l'*acide muriatique* 1re dil., l'*acide phénique*, le *kali permanganicum* 1re trit. et le *lachesis* 3e, etc.

Les paralysies qui surviennent souvent pendant la convalescence réclament de préférence : les granules de *sulfate* et d'*arséniate de strychnine* au demi-milligramme, à la dose de huit à douze par jour; le *cocculus* 1re dil., le *gelsemicum* 1re et l'*électricité*.

Le *véritable croup* pseudo-membraneux, qui débute franchement par la muqueuse du larynx, se reconnaît toujours à sa toux sifflante caractéristique.

Dès le début, on donnera tous les quarts d'heure, en les alternant, une cuiller à bouche des potions suivantes :

1° Aconit. 1re dil..................... 20 gouttes.
   Eau simple...................... 125 grammes.
2° Iodium 1re dil................ ..... 20 gouttes.
   Eau simple..................... 125 grammes.

Il sera bon aussi d'utiliser la volatilité de l'iode pour en faire respirer au malade, quand cela sera possible.

On pourra encore consulter le *kali bichromicum* 3e, *spongia* 1re, *ipeca* 1re *trit.*, *hepar sulf.* 1re *trit.* Après la période active de la maladie, il reste souvent une toux sèche et rude contre laquelle on donnera *spongia tosta* 1re *trit.* ou bien *hepar sulfuris* 3e trit.

MALADIES DES ORGANES CONTENUS DANS LA CAVITÉ THORACIQUE

Bronchite. — La *bronchite* est une maladie caractérisée par l'inflammation de la membrane muqueuse qui recouvre la trachée-artère et les bronches grandes et petites.

La cause qui la détermine le plus fréquemment est le froid humide.

Elle débute en général par des frissons, de la fièvre, un malaise général, de la soif, des nausées, une sensation de sécheresse dans la gorge et la poitrine, une douleur derrière le sternum, puis par une toux soit continue, soit quinteuse provoquant l'insomnie et les vomissements. Cette toux, d'abord sèche, devient peu à peu grasse, donnant lieu à une expectoration de crachats muqueux jaune verdâtre, séreux, filants.

Ces quintes de toux, en général très opiniâtres, déterminent souvent de la douleur dans tous les muscles du tronc.

A l'auscultation, on constate des râles sonores sibilants, muqueux, etc.

La percussion ne fournit rien de particulier.

Ce sont là les caractères distinctifs de la bronchite simple; les enfants et les vieillards sont souvent atteints d'une bronchite plus grave, la *bronchite capillaire*, dont les symptômes au début sont les mêmes que ceux cités plus haut, mais qui ne tardent pas à prendre un caractère de gravité toute spéciale; ainsi l'oppression devient très intense, l'anxiété extrême, le facies pâle, les lèvres décolorées; il se produit de l'agitation, en même temps qu'une respiration bruyante, stertoreuse; la toux est quinteuse, l'expectoration visqueuse, difficile; le pouls est fréquent, la peau sèche, chaude.

La *bronchite chronique* (catarrhe bronchique) est plus spéciale aux vieillards et conduit souvent à la *dilatation des bronches;* elle est surtout caractérisée par une expectoration abondante de crachats muqueux, verdâtres, de l'oppression, une toux matutinale, plaçant les malades sous une influence toute spéciale pour contracter un état aigu.

La *bronchite rachitique* s'attaque spécialement aux enfants faibles, débiles; on dit alors vulgairement qu'ils ont la *poitrine grasse.*

Le traitement sera variable selon les formes de la maladie.

Dans la bronchite simple catarrhale à l'état aigu, on donnera dès le début :

<pre>
Aconit. 1re dil... ....   10 gouttes.
Eau simple.... ....   125 grammes.
</pre>

une cuiller à bouche toutes les deux heures environ; le second jour, on prescrira en alternant une cuiller à bouche toutes les deux heures :

<pre>
1° Bryonia 1re dil...............   10 gouttes.
   Eau simple..................   125 grammes.
</pre>

        2° Ipeca 3ᵉ trit...................... 1 gramme.
        Eau simple....................... 125   —

Si l'inflammation s'étendait jusqu'aux petites bronches, il faudra remplacer *bryonia* par *kali bichromaticum* à la même dilution.

On calmera la soif des malades en leur donnant de légers grogs chauds (une cuiller à café de vieux cognac pour un verre d'eau), du vin souverain étendu d'eau, du bouillon de poule léger.

La *bronchite capillaire* qui est la forme la plus grave réclamera :

        Tartarus emeticus 1ʳᵉ trit.......... 1 gramme.
        Eau simple....................... 125   —

Une cuiller à bouche toutes les heures, en même temps que l'on fera sur la poitrine une application de ventouses sèches.

Le Dʳ Jousset vante, dans le même cas, l'alternance des deux médicaments suivants :

        1° Bryonia 6ᵉ dil................... 5 gouttes.
        Eau simple....................... 125 grammes.
        2° Ipeca 6ᵉ dil.................... 5 gouttes.
        Eau simple....................... 125 grammes.

La *bronchite chronique* trouvera ses principaux médicaments dans : *tartarus emeticus* 3ᵉ trit., *hepar sulf.* 3ᵉ trit., *senega* 1ʳᵉ, *silicea* 6ᵉ dil., surtout si les crachats sont puriformes ; et *kali bichromicum* 3ᵉ trit., lorsque les crachats sont tenaces, gluants et difficiles à expectorer.

La *bronchite rachitique*, si commune chez les enfants, que l'on fait vomir à chaque instant à tort, sous prétexte de leur *débarrasser la poitrine,* réclame de préférence l'hygiène alimentaire et les préparations calcaires et phosphatées; c'est ainsi que l'on prescrira une alimentation salée, du beurre, de l'huile de foie de morue, et un sirop composé comme il suit :

> Sirop de limons................... 300 grammes.
> Phosphate de chaux.............. 20   --

dont on prendra une cuiller à bouche avant les repas.

On placera les malades à la campagne ou aux bains de mer.

Dans le cas où les sécrétions seraient très abondantes et épuiseraient les malades, on leur ferait prendre trois cuillerées à bouche du mélange suivant dans la journée :

> Eau simple........................ 150 grammes.
> Sirop de gomme................... 30   —
> Acide thymique................... 10 gouttes.
> Elixir de Garus.................... 20 grammes.

Mais il existe encore un certain nombre de bronchites, qui se trouvent placées sous la dépendance des diverses cachexies et diathèses. C'est ainsi que l'on reconnaît :

La *bronchite herpétique,* coïncidant avec une affection de la peau, les rhumatismes, et qui réclamera les préparations suivantes :

<pre>
1º Hepar sulfuris 1ʳᵉ trit............   1 gramme.
   Eau simple....................... 125   —
2º Arséniate de fer 1ʳᵉ trit..........   1   —
   Eau simple....................... 125   —
</pre>

dont on alternera une cuiller à bouche quatre fois par jour; puis séjour aux eaux du Mont-Dore ou de la Bourboule.

La *bronchite scrofuleuse*, intimement liée avec l'engorgement du système lymphatique, qui réclamera de préférence les préparations de *soufre* et d'*iode*, l'huile de foie de morue ainsi préparée :

<pre>
Huile de morue.................. 150 grammes.
Sirop de quinquina..............   50   —
Elixir de Garus.................   50   —
</pre>

et un séjour aux eaux minérales d'Aix, d'Amélie, de Bagnères-de-Luchon, de Saint-Gervais ou de Saint-Honoré.

Grippe. — La *grippe* est une maladie le plus souvent épidémique, caractérisée par de la toux, de l'enchifrènement et un état d'affaissement et de courbature générale.

Les principaux symptômes sont : malaise général, douleurs de meurtrissure, de brisement dans tous les membres, céphalalgie violente, embarras gastrique plus ou moins intense, mal de gorge, inappétence, nausée et vomissements, toux fréquente et quinteuse, fièvre, etc.

Les symptômes les plus douloureux sont la toux et la courbature.

Le traitement consistera à donner toutes les deux heures une cuiller à bouche de la potion suivante :

Arsenicum 3e trit................. 1 gramme.
Eau simple....................... 125   —

Si les douleurs de meurtrissure des membres étaient intenses, on donnerait alors :

Eupatorium perfoliatum 3e dil.... 10 gouttes.
Eau simple....................... 125 grammes.

qui serait alterné toutes les deux heures avec le médicament précédent.

En cas de complication de bronchite (ce qui est assez fréquent) il faudrait s'adresser au *kali bichromicum* comme dans la bronchite simple.

Pleurésie. — La *pleurésie* est une maladie caractérisée par l'inflammation en un point déterminé de la *plèvre*, membrane séreuse qui enveloppe les poumons.

Elle est simple aiguë, chronique ou symptomatique d'une autre affection.

La pleurésie simple aiguë débute en général par des frissons, par une douleur locale ou *point de côté* le plus souvent fixé au-dessous du mamelon. La respiration est gênée, souvent très douloureuse, surtout si le malade veut faire une profonde inspiration.

La toux est petite, sèche, les crachats presque nuls. La peau est chaude, le pouls fréquent.

Si l'on pratique la *percussion*, on obtient un son mat, obscur, dans toute la partie où a lieu l'épanchement; le son au contraire sera clair au-dessus de ce même épanchement.

L'*auscultation* laissera percevoir une diminution plus ou moins grande du bruit respiratoire, un souffle bronchique égophonique, ressemblant à la voix de polichinelle.

Si le point affecté est très étendu et en rapport avec le diaphragme, il s'ajoute une douleur aiguë accompagnée de hoquets et de vomissements, qui constitue la *pleurésie diaphragmatique.*

Quand l'épanchement de sérosité est considérable, il en résulte une dyspnée intense due à la compression des poumons par le liquide. Ce même épanchement peut passer à l'état purulent et amener de graves complications; la pleurésie a aussi une grande tendance à passer à l'état chronique.

Chez les enfants surtout, elle est encore une complication de la rougeole, de la maladie de Bright ou de la coqueluche. Le traitement consistera :

Au début :

> Aconit 1ʳᵉ dil...................... 15 gouttes.
> Eau simple...................... 125 grammes.

une cuiller à bouche toutes les heures.

Puis si la douleur persiste, que la fièvre ne soit pas tombée, on alternera avec :

  Bryonia 3ᵉ dil.................... 15 gouttes.
  Eau simple...................... 125 grammes.

Enfin, si le mieux ne s'accentue pas, que l'épanchement persiste, on donnera :

  Apis mellif. 3ᵉ dil. .... 10 gouttes.
  Eau simple...................... 125 grammes.

ou bien :

  Cantharis 3ᵉ dil................. 10 gouttes.
  Eau simple...................... 125 grammes.

qu'il faudra prolonger et continuer longtemps.

Nous avons souvent employé avec succès les onctions de la pommade suivante :

  Axonge......................... 30 grammes.
  Iode........................... 2 —
  Iodure de potassium............ 5 —

sur tout le côté atteint; recouvrir avec une feuille de ouate.

Mais l'épanchement est quelquefois si considérable, il s'est fait avec une telle rapidité, qu'il met en danger les jours du malade en produisant un état de dyspnée des plus pénibles et des plus alarmants; dans ces cas, il faut avoir recours à la *thoracentèse*.

On se sert pour cette opération de l'appareil de Potain ou de celui de Dieulafoy.

La ponction sera faite entre la cinquième et la sixième côte si l'épanchement est à droite, entre la sixième et la septième s'il est à gauche, sur le côté en général; il faut avoir soin de ne vider le liquide que lentement sans le retirer complètement, et placer un tube en caoutchouc afin de faciliter l'écoulement du liquide et de faire des lavages si besoin est.

En tout cas, on doit être réservé de cette opération toujours grave, surtout chez les enfants, où elle ne doit pas être pratiquée avant l'âge de six ans.

Chez les adultes, elle ne sera faite que si la pleurésie persiste plus de six semaines à deux mois et si la fièvre de consomption vient à se manifester.

La pleurésie complique encore la pneumonie et la phthisie pulmonaire, la diathèse rhumatismale, etc.; le traitement préconisé ci-dessus devra avoir son application simultanément avec celui des symptômes de l'affection prédominante.

Pneumonie (fluxion de poitrine). — La *pneumonie* simple aiguë consiste dans l'inflammation du parenchyme pulmonaire.

Elle débute par un frisson très intense, de la fièvre, de l'oppression et de la toux, de l'insomnie, et quelquefois du délire; puis survient une douleur très vive au niveau du sein, douleur qui devient très intense dans l'inspiration et dans les accès de toux.

Les crachats, qui manquent *rarement*, ont un aspect tout spécial caractéristique de la maladie; ils sont en effet visqueux, adhérant au fond du vase, mélangés de quelques bulles d'air et teintés de sang, qui leur donne une teinte rouillée, jus de pruneaux.

La fièvre est très intense, le pouls atteint souvent 110 à 120 pulsations, la soif est vive, l'appétit nul, la langue chargée d'un enduit blanchâtre.

Trois périodes caractérisent la pneumonie :

Première période : *engouement* du tissu pulmonaire.

Deuxième période : *hépatisation* (rouge).

Troisième période : *infiltration purulente* (grise).

L'auscultation donne d'abord une diminution du bruit respiratoire, qui est bientôt remplacé par un *râle fin, sec, crépitant*, qui correspond à la première période, c'est-à-dire à l'engouement ; du troisième au cinquième jour en général, ce râle est remplacé par le *souffle tubaire*, qui correspond à la seconde période ou période d'hépatisation rouge ; puis, du sixième au huitième jour apparaît de nouveau un *râle crépitant moins sec* que le premier, *râle crépitant de retour*, qui en général annonce la fin de l'inflammation pulmonaire ; mais, si la maladie s'aggrave et passe à la troisième période, le souffle tubaire persiste et se mélange de râles humides, le pouls tombe, la prostration augmente, la langue devient rugueuse, les crachats sont ou supprimés ou épais avec une teinte jaunâtre analogue à celle du jus de réglisse.

La *percussion* laisse percevoir un son obscur, mat dans toute l'étendue du point affecté.

Les pneumonies qui affectent le sommet des poumons produisent plus facilement le délire que les autres.

La *pneumonie catarrhale*, très commune chez les enfants, débute presque constamment par un catarrhe bronchique.

Les complications les plus ordinaires sont : la pleurésie, l'inflammation du péricarde, de l'endocarde, des bronches, et l'ictère (pneumonie bilieuse).

Il n'y a pas de maladie pour laquelle il existe un plus grand nombre d'opinions relativement au traitement à employer; les uns prescrivent les saignées coup sur coup, les autres le tartre stibié à haute dose, ceux-ci les calmants et les dérivatifs, ceux-là l'expectation, etc.

Nous ne saurions trop insister sur l'*inutilité* des vésicatoires dans la pneumonie, et nous sommes en cela de l'avis du professeur G. Sée, lorsqu'il dit : « Quant aux vésicatoires, que l'on range parmi les excitants, mais excitants par action réflexe, leurs *véritables avantages* seront de *relever la température* de votre malade, de lui *donner de la fièvre*, et en plus une bonne cystite cantharidienne, dont il se passerait bien volontiers et qui se renouvelle à chaque application, d'autant plus qu'on en abuse avec une facilité inouïe. « (Professeur G. Sée, *Leçons sur la pneumonie.*)

Les trois grands médicaments de la pneumonie sont : l'*aconit,* la *bryone* et le *phosphore.*

20.

Dès le début, on donnera toutes les deux heures une cuiller à bouche :

<pre>
Aconit 1ʳᵉ dil...................... 10 gouttes.
Eau simple........................ 125 grammes.
</pre>

On continuera jusqu'à l'apparition du point de côté ; on donnera alors :

<pre>
1º Bryonia 3ᵉ dil.................. 10 gouttes.
   Eau simple..................... 125 grammes.
</pre>
une cuiller à bouche toutes les deux heures *le jour.*

<pre>
2º Phosphore 3ᵉ dil............... 10 gouttes.
   Eau simple..................... 125 grammes.
</pre>
une cuiller à bouche toutes les trois heures *la nuit.*

Si la période de suppuration arrivait on chercherait dans *carbo vegetalis, hepar sulfuris* et *lachesis* ses meilleurs médicaments.

La pneumonie catarrhale réclame de préférence *tartarus emeticus* 3ᵉ trit.

On a beaucoup parlé du traitement alcoolique dans ces derniers temps, sous forme de potion de Todd ; sans être aussi rigoureux, nous ordonnons toujours pour boisson de l'eau tiède additionnée de vin souverain ou de vieux cognac.

Asthme. — Affection nerveuse des poumons consistant en une convulsion des muscles respiratoires où vont se rendre les nerfs qui président à l'acte de la respiration, c'est-à-dire des nerfs pneumo-gastriques, laryngés, récurrents, etc. C'est une maladie chronique, héréditaire, liée souvent à une diathèse, comme la goutte, l'herpétisme, et revenant par accès qui, la plupart du temps, débutent le soir pour augmenter la nuit et diminuer à l'apparition du jour.

Ces accès sont très pénibles ; la suffocation arrive quelquefois au dernier degré, et le malade semble prêt à expirer ; il lui paraît que sa poitrine est de bois et ne se soulève plus ; la position horizontale est impossible ; le besoin d'air augmente à chaque instant ; l'angoisse, l'anxiété sont extrêmes.

Les accès se terminent quelquefois brusquement, d'autres fois par un accès de toux.

Dans l'intervalle des crises, le malade ne se ressent de rien, si ce n'est d'un peu d'oppression, et a toutes les apparences de la santé.

L'*asthme de foin*, ou *hay-fever*, a pour cause la respiration des poussières impalpables (pollen) qui se dégagent des foins et des blés coupés ; on y remédiera avec l'*arséniate de quinine* à la dose de dix à douze granules au demi-milligramme dans la journée, à continuer quatre à cinq jours.

Une hygiène très sévère est imposée à ceux qui dans leurs ascendants ont des asthmatiques, des goutteux ou des rhumatisants.

Ils devront éviter l'air trop vif, le froid humide, les brouillards.

Ils seront sobres, éviteront les alcools, les excès de toutes sortes ; ils porteront de la flanelle.

L'asthme est ordinairement lié à un état diathésique, soit goutteux, soit rhumatismal, soit herpétique, soit scrofuleux; ce sont ces différents états qu'il faudra traiter dans l'intervalle des accès.

Dans l'*asthme goutteux* et *rhumatismal*, on prescrira successivement et à dilutions variées les préparations de *colchicum* T. m., de *rhus toxico* 1re, de *bryonia* 1re, de *colocynthis* 1re, d'*arsenicum* 1re trit., d'*actæa racemosa* 1re.

Si l'asthme tient à une cause herpétique, on administrera aussi les préparations d'*iodure* et de *sulfure d'arsenic* 1re et 3e trit.

Si au contraire *l'asthme tient à une diathèse scrofuleuse*, on prescrira les préparations de *soufre*, d'*iode*, de *baryta carbonica* et de *kali bichromaticum*.

C'est surtout pendant les accès qu'un nombre incalculable de médicaments ont été préconisés : la *lobelia* T. M, l'*ipeca* 1re, le *cuprum* 3e trit., l'*acide hydrocianique* 3e, le *sambuccus nigra* : l'*arséniate de strychnine* et l'*hyosciamine* à la dose de un granule de chacun au demi-milligramme tous les quarts d'heure, jusqu'à concurrence de dix à douze, nous ont plus que tout autre médicament paru modifier et calmer les accès.

Enfin on emploie journellement les cigarettes de papier nitré, de datura stramonium, de papier arséniqué, d'eucalyptus, la poudre du docteur Cléry, et cela avec des succès incontestables, surtout dans le début. Or il faut avoir éprouvé soi-même des accès d'asthme pour savoir combien on est reconnaissant à celui qui vous donne rapidement la possibilité de respirer par quelque moyen que ce soit.

Hémoptysie (vomissement de sang). — L'hémoptysie est caractérisée par l'issue par la bouche d'une quantité plus ou moins grande de sang rouge, vermeil, rutilant.

Elle est souvent un symptôme d'une maladie grave de la poitrine, soit qu'elle indique le début de la tuberlose, soit qu'elle coïncide avec une affection cardiaque; d'autres fois au contraire, elle est *supplémentaire*, c'est-à-dire que chez certaines femmes elle remplace une époque menstruelle et peut durer deux ou trois jours; que chez certains hémorrhoïdaires l'hémorrhagie qui se fait par les veines variqueuses est remplacée par une hémorrhagie pulmonaire.

Elle est souvent annoncée par un picotement du larynx et de la toux.

Si l'hémoptysie survient à la suite d'une chute, d'un coup sur la poitrine, on prescrira :

        Arnica Tm...........................   10 gouttes.
        Eau simple.......................... 125 grammes.

Chez les femmes qui ont une hémoptysie supplémentaire de leurs règles :

        Bryonia 3ᵉ dil.....................   10 gouttes.
        Eau simple.......................... 125 grammes.

ou bien :

> Pulsatilla 3ᵉ dil.................... 10 gouttes.
> Eau simple........................ 125 grammes.

Si l'hémoptysie est le symptôme d'une affection tuberculeuse, on donnera :

> 1° Millefolium 1ʳᵉ dil................ 10 gouttes.
> Eau simple........................ 125 grammes.
> 2° Hamamelis 1ʳᵉ dil................ 10 gouttes.
> Eau simple. .... 125 grammes.

ou bien :

> 1° Ledum palustre 1ʳᵉ dil............ 10 gouttes.
> Eau simple........................ 125 grammes.
> 2° Ipeca 3ᵉ trit...................... 1 —
> Eau simple........................ 125 —

dont on alternera une cuiller à bouche toutes les heures.

Si malgré ces moyens l'hémorrhagie persistait, il faudrait avoir recours à :

> L'ergotine .... 1 gramme.
> Eau sucrée....................... 125 —

par cuillerées à bouche toutes les heures.

Aux médicaments, on ajoutera les boissons froides ou glacées avec le jus de citron, ou le vinaigre ; les bains de pieds très chauds additionnés de farine de moutarde, repos, silence autour du malade, ventouses sèches sur la poitrine. Chambre aérée maintenue à une température fraîche. Suppression de tous les aliments chauds.

Congestion ou apoplexie pulmonaire. — Maladie caractérisée par un épanchement sanguin plus ou moins considérable dans le parenchyme pulmonaire.

Elle est active ou passive, c'est-à-dire sous la dépendance d'une autre affection.

Dans le premier cas, elle est rapide et peut quelquefois entraîner une mort subite; elle se manifeste par de l'anxiété, de l'oppression, un sentiment de gêne dans la poitrine, et quelquefois des crachats sanguinolents précédés d'une toux avec chatouillement dans la gorge. Dans le second cas, elle est sous la dépendance d'une affection organique du cœur ou des poumons; alors elle survient graduellement et se manifeste par des douleurs thoraciques, une respiration embarrassée, de l'oppression, une toux plus ou moins sèche, mais *persistante*, des crachats sanguinolents et, de temps en temps, une hémoptysie d'un sang rouge, vermeil; le visage prend une teinte pâle, livide; le pouls est faible et assez fréquent.

Cette maladie, qui est généralement grave, trouve ses deux meilleurs médicaments dans :

1° Aconit 1ʳᵉ dil......................	10 gouttes.
Eau simple......................	125 grammes.
2° Arnica 3ᵉ dil......................	10 gouttes.
Eau simple......................	125 grammes.

à alterner par cuiller à bouche toutes les heures, ou davantage selon la gravité.

Les applications de ventouses sèches sur toute la poitrine aident encore à l'action des médicaments.

Dans la congestion passive, si elle tient à une affection du cœur, on donnera outre les préparations susmentionnées : *cactus-grand.*, *phosphorus*, *digitalis*; si c'est à une affection des poumons, *arsenicum*, *bryonia*, etc.

Phthisie pulmonaire. — La phthisie pulmonaire, maladie bien commune de nos jours, puisqu'à Paris seulement elle enlève huit à dix mille malades par an, est caractérisée par la présence dans le tissu pulmonaire de petits corps opaques, gros comme des grains de millet, et auxquels on a donné le nom de *tubercules*.

La présence de ces productions amène des troubles considérables dans toute l'économie.

La phthisie est toujours la conséquence d'une irritation des poumons. La respiration de gaz, de vapeurs irritantes, de poussières comme en respirent les rémouleurs, cardeurs de laine, etc., est une cause fréquente de la maladie; elle peut être — et c'est un cas trop fréquent, hélas ! — la conséquence de l'hérédité. Elle affecte deux *formes principales* (car ce n'est pas ici la place de discuter les opinions plus ou moins fondées de pneumonie *caséeuse*, *scrofuleuse*, etc.), la *forme galopante* ou *phthisie aiguë*, la *forme chronique* ou *phthisie proprement dite* avec formation de *cavernes pulmonaires*. Ceux prédisposés à cette cruelle maladie, et surtout par hérédité, sont en général d'une nature indolente, sujets aux rhumes, aux épistaxis ; ils ont l'œil vif, brillant, les pommettes rouges; facilement essoufflés, ils ont une petite toux sèche, éloignée, qui passe souvent inaperçue; ils sont plutôt maigres que gras.

Les premiers symptômes de l'attaque du mal se font quelquefois attendre longtemps : c'est en général de dix-huit à vingt-cinq ans qu'ils se manifestent; ils constituent le premier degré de la maladie.

Ce *premier degré* consiste dans l'apparition des *tubercules à l'état sec,* apparition qui influe sur toute l'économie.

Ainsi le malade se plaint de malaise général, son appétit est capricieux; la nuit, il est couvert de sueurs; il tousse, petite toux sèche suivie de crachats blancs, mousseux; souvent hémoptysie plus ou moins considérable qui vient confirmer la maladie, oppression, fièvre le soir. Cet état peut durer longtemps si un traitement et un régime sévères ne parviennent pas à en enrayer la marche.

C'est surtout dans cette première période que sont efficaces les déplacements, les séjours dans les pays chauds, où règnent une température et une pression atmosphériques à peu près uniformes; car, pour guérir, il faut arriver à laisser les poumons dans un repos relativement complet, et pour cela il faut éviter tout ce qui peut avoir une influence funeste sur la respiration et la circulation.

Le *second degré* est caractérisé par le ramollissement

PERRUSSEL. 21

de ces tubercules, qui se fait jour dans les petites bronches sous forme d’un liquide crémeux, jaune verdâtre et qui constitue les crachats.

La toux devient plus fréquente, elle est un des symptômes les plus fatigants et les plus rebelles de la maladie; elle provoque souvent le vomissement quand elle a lieu après les repas; les sueurs nocturnes augmentent ainsi que la dyspnée; la fièvre, très forte le soir, diminue le matin; l’amaigrissement s’accentue, les forces diminuent, surtout s’il survient de la diarrhée, ce qui est assez fréquent.

Le *troisième degré* est caractérisé par la formation des *cavernes pulmonaires*, c’est-à-dire par les *vides* qu’ont laissés en fondant les tubercules.

Arrivée à cette période, la maladie fait de rapides progrès : les forces se dépriment chaque jour de plus en plus, l’appétit est nul, tous les symptômes graves augmentent; le malade est pris quelquefois d’accès d’oppression des plus violents, des plus douloureux; l’œdème des membres inférieurs se montre le plus souvent et annonce presque toujours une fin prochaine.

Les enfants qui par leur constitution ou par un vice héréditaire se trouvent enclins à cette grave maladie doivent, dès leur jeune âge, être soumis à un traitement et à un régime prophylactiques des plus sévères.

On fortifiera leur constitution par la vie au grand

air, au bord de la mer, à la campagne ; par une nourriture fortement azotée, par la gymnastique faite sous
les yeux d'un médecin, de façon à faire développer
les muscles de la partie supérieure du tronc et d'empêcher cette attitude vicieuse, *voûtée* qui caractérise
presque tous les phthisiques.

On prescrira d'une façon continue *l'huile de foie de
morue*, les *préparations de carbonate et de phosphate de
chaux et de fer ;* tous les trois ou quatre jours, on administrera une dose de :

> Arséniate de fer 1re trit............. 0 gr, o5
> Sucre de lait..................... 1   oo

Quand, malgré tous les efforts, la maladie fait sa
terrible apparition, et c'est le plus souvent par une
hémoptysie qu'elle débute, on combattra pas à pas les
symptômes ; on prescrira :

Contre la fièvre : aconit, arséniate de quinine ;

Contre les sueurs : acide phosphorique, sambuccus 1re, iodium 1re ;

Contre la toux : drosera, belladona, hyosciamus,
bryonia kali carbonicum, de la 1re à la 6e dil. ;

Contre l'inappétence : Nux vom. 1re, teinture de
quassia amara ;

Contre les vomissements : kreos. 1re, drosera 1re,
ipec. 3e, nux vom. 1re, opium 1re au moment du
repas ;

Contre la diarrhée : acide phosphorique 3e trit., antim. tartaric. 1re trit.;

Contre l'anémie : les préparations d'arséniate de fer 1re trit., de phosphorus 3e, etc.

Les eaux sulfureuses ont joui pendant longtemps d'une réputation incontestée, et, si elles offrent des dangers sérieux par suite de l'excitation violente qu'elles déterminent dans tout l'organisme, il n'en est pas moins vrai qu'elles comptent à leur actif des guérisons et des améliorations nombreuses.

Leur plus grand défaut est de déterminer une hémoptysie, qui effraye toujours les malades et qu'il faut tout particulièrement éviter au premier degré de la tuberculose.

Aussi doit-on toujours faire choix d'une eau dont l'action locale et générale soit exactement appropriée à l'excitabilité des poumons et de l'organisme du malade; et c'est là bien souvent une pierre d'achoppement.

En tout cas, les eaux minérales : Eaux-Bonnes, Cauterets, Bagnères, Saint-Sauveur, etc., ne doivent être prises qu'avec beaucoup de ménagement et de prudence; on débutera par deux cuillerées à bouche par jour dans une tasse de lait ou dans du sirop; on augmentera progressivement, mais il ne faudra jamais dépasser la dose de dix cuillerées, soit un demi-verre, dans la journée.

Climats. — Tous les climats ne sont pas également

favorables aux phthisiques ; il ne suffit pas de dire : « Je vais dans le Midi, » il faut encore savoir dans quelle partie du Midi.

Mon Père, qui a longtemps habité le littoral de la Méditerranée, s'occupant tout spécialement de cette terrible maladie, avait formulé le tableau suivant :

1º *Poitrine faible, hérédité :* Pau, Parme, Nice, Menton, Madère, Alger, Sorrente.

2º *Phthisie chez les scrofuleux et les lymphatiques :* Sorrente, Gênes, Cannes, Hyères, Villefranche, Alger.

3º *Phthisie avec toux sèche, fréquente :* Venise, Madère, Pise, Alger, Le Caire.

4º *Phthisie hémoptoïque :* Alger, Madère, Menton, Pau, Venise.

5º *Phthisie chez les sujets nerveux impressionnables :* Menton, Madère, Pise, Alger.

La *phthisie galopante* débute d'emblée et acquiert promptement une haute gravité.

L'invasion tuberculeuse se fait rapidement dans toute l'étendue des poumons, en produisant une fièvre intense, une dyspnée des plus pénibles, une hémoptysie souvent très abondante, etc.

Jusqu'à ce jour, les ressources de l'art ont été impuissantes dans cette cruelle maladie ; on pourra cependant essayer les préparations de *phosphore*, d'*iode*, d'*arsenic*.

Les tubercules ne siègent pas seulement dans les poumons, on les rencontre encore dans :

Le cerveau et ses enveloppes, où ils constituent la *méningite tuberculeuse ;*

Le larynx, où ils donnent lieu à la *phthisie laryngée ;*

L'abdomen, où ils produisent le *carreau* (phthisie mésentérique).

MALADIES DU CŒUR

Palpitations. — Elles sont souvent simples et purement nerveuses, mais elles sont souvent aussi sous la dépendance d'une affection organique ou d'un état anormal du sang.

Elles se manifestent par accès plus ou moins éloignés et surviennent à la suite d'une vive émotion, d'une fatigue exagérée, et sont presque toujours accompagnées d'une douleur vague, suivie de malaise, d'étouffement, le tout porté quelquefois jusqu'à la *syncope ;* alors le cœur cesse de battre, il y a perte absolue de connaissance ; dans ce cas, comme il y a brusque retrait du sang du cerveau, il faut au plus vite coucher horizontalement le malade, pratiquer des aspersions d'eau froide sur le visage, faire des frictions sur la poitrine, et respirer des sels anglais, de l'ammoniaque, de l'éther, etc.

Les principaux médicaments sont : *coffea* 3ᶜ, *moschus* 3ᶜ, *belladona* et *hyosciamus* 3ᶜ, le *castoreum en teinture, pulsatilla, digitalis,* etc.

Chez les personnes pléthoriques : aconit. et spigelia 3ᵉ dil.

Chez les personnes dyspeptiques : pulsatilla 3ᵉ, spigelia et acide hydrocyanique 3ᵉ.

Chez les chlorotiques et les anémiques : les préparations ferrugineuses, platina, pulsat., calc. carb., etc.

Péricardite. — Maladie caractérisée par l'inflammation de la membrane séreuse qui enveloppe le cœur, avec un épanchement plus ou moins considérable de sérosité.

De même que l'*endocardite*, c'est surtout dans le cours d'un rhumatisme aigu qu'elle fait son apparition.

Elle débute par des frissons suivis de fièvre, des douleurs dans la région précordiale, avec vertiges, éblouissements.

Les battements du cœur sont tumultueux, désordonnés; ils augmentent au moindre mouvement et reviennent souvent par accès cinq et six fois dans les vingt-quatre heures.

L'oppression est quelquefois considérable, et, quand l'épanchement a eu lieu, il y a une *voussure* à la région du cœur, variable avec la quantité de liquide épanché.

L'auscultation laisse percevoir les bruits du cœur lointains, intermittents; on entend un bruit de râpe; il y a de la matité.

Le pouls est variable; il y a de la céphalalgie, des vertiges, souvent des syncopes.

Au début, on donnera :

> Aconit 3ᵉ dil................ .... 10 gouttes.
> Eau simple..................... 125 grammes.

une cuillerée à bouche toutes les deux heures. Si la douleur était très vive, il faudrait alterner avec :

> Spigelia 3ᵉ dil................... 10 gouttes.
> Eau simple...................... 125 grammes.

Après ces deux médicaments, qui à peu près forment l'arsenal thérapeutique, on donnera, si l'épanchement est considérable :

> 1° Arsenicum 6ᵉ dil................ 10 gouttes.
>   Eau simple...................... 125 grammes.
> 2° Cantharis 6ᵉ dil................ 10 gouttes.
>   Eau simple...................... 125 grammes.

alterner une cuillerée à bouche toutes les heures.

La ponction du péricarde est quelquefois la seule chance de salut qui reste pour le malade.

Endocardite. — Inflammation de la membrane interne du cœur, compliquant souvent la péricardite et se trouvant le plus souvent comme elle sous l'influence rhumatismale.

Les symptômes sont les mêmes à peu de chose près que ceux de la péricardite, avec cette différence toutefois qu'il n'y a pas d'épanchement. Ici, la lésion principale consiste en *rugosités*, en *végétations* fibrineuses qui, sous l'impulsion du sang, se détachent souvent pour former une *embolie*, qui passe dans le torrent circulatoire, obstrue les petits vaisseaux et produit les accidents les plus graves.

D'autres fois enfin, ce sont des ulcérations qui peuvent aller jusqu'à perforer le tissu même du cœur.

Les deux principaux médicaments sont : l'*aconit* et la *spigelia*, que l'on administrera comme ci-dessus.

Affections valvulaires du cœur. — Ces affections reconnaissent pour causes soit une altération des valvules elles-mêmes, soit une altération ayant son siège au pourtour des orifices.

Les lésions des valvules produisent l'*insuffisance*, parce qu'elles ne ferment pas suffisamment les orifices et que le sang retombe dans l'endroit qu'il vient de quitter; et les lésions des orifices produisent le *rétrécissement*, ne permettant plus que difficilement le passage du sang d'un lieu dans un autre.

Il en résulte un état spécial du cœur connu sous le nom d'*asystolie*, consistant en une faiblesse des contractions des fibres musculaires cardiaques, insuffisantes pour faire circuler le sang, ce qui produit un ralentissement dans la circulation, une stase dans les vaisseaux périphériques amenant tout d'abord l'œdème des extrémités et plus tard l'hydropisie générale.

C'est à ce sujet que nous avons démontré dans notre thèse inaugurale le bon effet que l'on pourrait retirer du massage méthodique dans ces affections, massage qui a pour but de faciliter le retour du sang au cœur, et par suite de laisser ce dernier en repos, de diminuer l'asystolie et de faire résorber l'épanchement [1].

Les maladies organiques du cœur produisent rarement des douleurs violentes, mais en revanche nombreux sont les troubles généraux et graves qu'elles déterminent; les principaux sont : la dyspnée, les vertiges allant jusqu'à la syncope, les palpitations, l'insomnie, la dyspepsie, l'œdème et l'anasarque.

Le traitement est très variable et purement symptomatique :

Contre la dyspnée : sambuccus, arsenicum, moschus, aconit.

Contre les vertiges : cocculus, spigelia, acide hydrocyanique.

Contre les palpitations : aconit, cactus grand., digitalis, lachesis.

Contre la dyspepsie : préparations amères de quassia amara.

Contre la congestion cérébrale : aconit, phosphore, arsenic, belladone.

Contre l'hydropisie : spigelia, digitalis, arsenic, nourriture fortifiante et vin.

En résumé, les deux principaux médicaments des affections cardiaques sont sans contredit la *digitale* et *l'arsenic.*

1. Perrussel, *Du massage : son application à la thérapeutique de quelques affections internes.*

La *digitale*, qui a surtout son indication dans les cas d'hydropisie cardiaque, se donnera à la dose de cinq gouttes de teinture-mère trois fois par jour.

L'*arsenic*, ou l'*arséniate d'antimoine* se prescrira à la dose de 25 centigrammes de la troisième trituration, deux fois par jour, quand les battements du cœur et les accès d'oppression, d'essoufflement seront très intenses.

Enfin si, malgré tout, l'hydropisie gagnait du terrain, mettant rapidement en danger les jours du malade, il ne faudrait pas hésiter à prescrire une médication dérivative puissante sur les reins et le tube digestif.

On ordonnerait alors : l'eau-de-vie allemande à la dose de 20 à 30 grammes dans une tasse de café noir, et le vin diurétique majeur de Debreyne à la dose de trois cuillerées par jour.

Ce ne sont là que des moyens palliatifs, qui ne doivent être employés qu'autant que tout espoir reste perdu par les autres moyens.

Hypertrophie du cœur. — Maladie caractérisée par une augmentation du volume de cet organe.

Les symptômes principaux sont : des palpitations, des vertiges, de l'oppression, une gêne dans la respiration, des épistaxis, de la congestion cérébrale, quelques crachements de sang. En examinant la poitrine, on sent que ses parois sont soulevées brusquement par suite de la violence des palpitations; il existe aussi souvent une certaine voussure de la région précordiale.

Les personnes atteintes de cette affection doivent avoir une vie calme, exempte de fatigues, de préoccupations, de colère; avoir une nourriture sobre, éviter le tabac, les alcooliques, les marches par le grand vent.

Au début, on donnera :

<pre>
1º Aconit 3e dil......................   10 gouttes.
   Eau simple........................   125 grammes
2º Cactus grand. 3e dil........ .....   10 gouttes.
   Eau simple..................... ... 125 grammes.
</pre>

une cuiller à bouche trois fois par jour, un jour l'un, un jour l'autre.

Si les palpitations persistent, qu'il y ait rétention d'urine, il faudra avoir recours à la *digitale*, à la dose de quinze gouttes à prendre en trois fois dans la journée, que l'on continuera pendant cinq jours.

Contre l'*anasarque*, on aura encore recours à la digitale, mais sous forme d'infusion : on mettra 20 centigrammes de feuilles de digitale dans 125 grammes d'eau tiède, que l'on prendra en une fois après l'avoir laissé infuser pendant un quart d'heure; on continuera pendant quatre jours.

Un des grands toniques du cœur est l'*arsenic;* nous avons déjà dit comment il fallait l'employer.

Le Dr Bœnninghausen ordonnait dans toutes les affections organiques du cœur sans accidents aigus : *spigelia* et *natrum carbonicum à la 6e dilution,* qu'il donnait alternativement pendant huit jours de suite chacun, continuant ainsi jusqu'à ce que des symptômes aigus viennent à se manifester.

La *dégénérescence graisseuse* du cœur trouvera son principal modificateur dans les préparations de *phosphore* 3ᵉ et *arnica* 3ᵉ, à prendre alternativement pendant huit jours chaque.

Angine de poitrine. — Cette grave maladie n'est autre chose qu'une névrose, une névralgie des nerfs pneumogastriques, et se montre fréquemment dans le cours des affections cardiaques.

Elle débute en général brusquement par une violente douleur qui part du cœur et s'étend dans l'épaule et le bras gauches, s'accompagnant d'une anxiété et d'une suffocation extrêmes.

Les accès sont plus ou moins longs, plus ou moins éloignés; au début, ils ne se montrent qu'à de longs intervalles, mais ils deviennent de plus en plus rapprochés et mettent chaque fois en danger la vie du malade.

Il faudra éviter les excès de tout genre, l'air trop vif, le moindre refroidissement.

Pendant la crise, le meilleur palliatif et calmant est le *nitrite d'amyle*, médicament très énergique, que l'on emploiera à la dose de 5 à 8 gouttes en inhalation sur un morceau de toile fine.

Le traitement qui tend à prévenir les attaques se combine avec celui des affections cardiaques : on suivra un régime sévère, on supprimera l'usage du tabac, on prendra pendant huit jours chacun : *arsenicum* 3ᵉ, *spigelia* 3ᵉ, une dose matin et soir.

MALADIES DE L'ESTOMAC

Gastrite. — On donne le nom de gastrite à l'inflammation de la membrane muqueuse de l'estomac.

Elle comprend :

1º L'*embarras gastrique simple*, qui s'accompagne de nausées et de vomissements, de céphalalgie, de sécrétion de mucosités épaisses, abondantes, qui recouvrent les parois de l'estomac et qui sont rendues sous le nom de *glaires :* ces glaires sont un obstacle à la digestion des aliments qui arrivent dans l'estomac; il en résulte une espèce de fermentation qui produit le brûlement d'estomac (*pyrosis*), la formation de gaz qui rendent le ventre dur, ballonné; la langue est recouverte d'un enduit blanchâtre épais; il survient souvent de la diarrhée.

2º L'*embarras gastrique fébrile*, auquel on donne souvent le nom de fièvre gastrique, fièvre muqueuse, présente avec plus d'intensité tous les symptômes de la précédente affection.

Gastralgie, dyspepsie. — La dyspepsie accompagne souvent les autres maladies de l'estomac, mais elle peut exister seule, et alors elle consiste en digestion mauvaise reconnaissant pour cause :

Soit une altération du suc gastrique,

Soit un affaiblissement des contractions de l'estomac.

Les symptômes prédominants de cette affection consistent en :

Brûlement au creux de l'estomac (*pyrosis*) avec sécrétion douloureuse d'un liquide glaireux acide, que certains malades rendent en très grande quantité, constipation alternant avec de la diarrhée, gaz, renvois, soif, céphalalgie, anorexie, langue blanche, chargée, humeur hypochondriaque, car il est à remarquer que rien ne porte aux idées noires comme les affections de l'estomac;

Etat de malaise général, palpitations, etc.

Ulcère de l'estomac. — Il est le résultat d'un état inflammatoire chronique de la muqueuse stomacale.

C'est ordinairement au niveau du pylore que siègent ces petits ulcères, qui donnent naissance à une hémorrhagie (*hématémèse*) d'un sang noir, souvent mélangé d'aliments et provenant des petits vaisseaux ouverts par l'ulcération.

C'est là un symptôme caractéristique de cette maladie, dont la *marche* est lente et progressive.

L'hygiène de l'estomac mérite une mention toute spéciale.

N'est-ce pas lui en effet qui est le grand réparateur

de l'économie? Il doit être traité avec les plus grands égards; rappelons-nous la fable de La Fontaine.

C'est toujours une mauvaise chose, disait le professeur Trousseau, que d'ouvrir l'appétit avec une fausse clef, c'est-à-dire avec un soi-disant apéritif quelconque, si bénin soit-il en apparence (*Clinique médicale*).

Mangez lentement; ce que les dents ne font pas, l'estomac est obligé de le faire en activant ses mouvements de contraction, d'où il résulte souvent des crampes, des lourdeurs d'estomac.

Ne prenez jamais d'alcool à jeun, et, en tout temps, soyez-en très modérés.

Les anciens disaient, non sans raison, que, pour faire un bon repas, il fallait avoir le dos au feu, parce que la digestion, faisant affluer le sang à l'estomac, contribuait à rendre le reste du corps très sensible aux variations atmosphériques.

Evitons les discussions pendant les repas, qui doivent être toujours une cause de distractions, de plaisirs et de gaieté, et prenons exemple sur nos pères, qui regardaient l'heure du repas comme un temps de repos, dont il fallait bannir les affaires et les préoccupations.

Surveillez avec soin la quantité des aliments. Fumez modérément, si vous en avez l'habitude, jamais en travaillant ni à jeun, toujours en plein air.

Après le repas, dit M. Levy, il est avantageux de rester assis quelques instants ou de se promener à pas lents et de faire ensuite un exercice modéré.

Que l'on se garde, en sortant de table, de se livrer à des travaux pénibles, à des courses précipitées, à des contentions d'esprit, à de *vives sensations*. Le sommeil après le repas, ou la *sieste*, est sans danger pour les personnes affaiblies par la maladie, épuisées par les fatigues ou l'influence d'une température très élevée, pour les enfants et les vieillards. Mais l'habitude de la sieste est nuisible aux sanguins, à ceux qui font bonne chère et qui mangent beaucoup.

Pendant l'été, ne vous laissez pas aller à boire outre mesure; vous affaibliriez les fonctions de l'estomac, en diminuant les qualités du suc gastrique.

Dès que vous sentez que l'estomac fonctionne mal, que vous éprouvez la sensation d'un *poids*, mettez-vous à la diète pendant un ou deux jours; vous reposerez ainsi votre estomac fatigué soit par une alimentation trop abondante, soit par une nourriture qui ne lui convenait pas.

Traitement des maladies de l'estomac. — Ce traitement est très complexe, très variable.

Dans l'embarras gastrique simple, on débutera par :

1° Ipec. 1ʳᵉ trit......................	1	gramme.
Eau simple.................	125	—
2° Nux vom. 1ʳᵉ dil................	10	gouttes.
Eau simple...................	125	grammes.

dont on alternera une cuiller à bouche toutes les deux ou trois heures.

On consultera ensuite : *arsenicum, phosph. acidum, chlory. acid., pulsatilla, kali bichrom.*

Dans l'embarras gastrique fébrile, il est souvent utile de prescrire un purgatif salin, qui n'a d'autre but que le lavage intestinal, et pour cela on a recours au *citrate de magnésie* à la dose de 40 à 50 grammes dans un verre d'eau sucrée; puis on donnera toutes les deux heures, en les alternant, une cuiller à bouche :

> 1° Arsenicum 3ᵉ trit................ 1 gramme.
> Eau simple...................... 125   —
>
> 2° Pulsatilla 1ʳᵉ dil.............. 10 gouttes.
> Eau simple...................... 125 grammes.

On pourra encore consulter : *nux vom., phosp. acid., kali bichrom.*

Dans les douleurs, les crampes d'estomac, les compresses de linge très chaud sur le creux épigastisque sont souvent suivies d'une diminution rapide de la sensibilité.

La *gastralgie* et la *dyspepsie* ont à leur avoir un grand nombre de médicaments suivant les symptômes :

Contre le pyrosis, prendre après les repas une cuiller à bouche de jus de limons, et matin et soir une cuiller à bouche :

> Acide chlorhydrique 1ʳᵉ dil....... 10 gouttes.
> Eau simple..................... 125 grammes.

On consultera encore : *calcarea carb., lycopodium, bryonia, nux vom., puls.* 1ʳᵉ.

Contre la flatulence, la formation des gaz, on donnera une cuiller à bouche le matin :

    1º Carbo veg. 3e trit................ 1 gramme.
    Eau simple...................... 120 —

et le soir de la même manière :

    2º Lycopodium 6e dil.............. 10 gouttes.
    Eau simple...................... 125 grammes.

Il est quelquefois utile de donner le *charbon* à une plus forte atténuation; on prescrira alors un gramme de la première au dixième immédiatement avant chaque repas; et l'on prendra pendant les repas du pain très cuit.

Contre le vomissement, on aura recours à :

    Ipec. 3e trit...................... 1 gramme.
    Eau simple.................... 125 —

une cuiller à bouche toutes les trois heures.

Si le vomissement est indépendant d'une lésion de l'estomac on prescrirait :

    Kreosotum 3e dil................ 10 gouttes.
    Eau simple....... .... 125 grammes.

La teinture de quassia amara à la dose de 15 à 20 gouttes avant le repas, et mieux les granules au milligramme de quassine à la dose de 5 à 6, sont souvent suffisants pour relever la vitalité de l'estomac et lui permettre de reprendre ses fonctions.

Contre la constipation, qui constitue un des symptômes les plus pénibles, on prescrira les mêmes moyens que nous prescrivons dans la constipation ordinaire (voir ce mot).

On consultera encore :

Si la langue est recouverte d'un enduit épais blanc jaune : *pulsatilla;*

Si l'enduit de la langue est blanc laiteux : *ant. crudum;*

Si l'enduit de la langue est brun : *kali bichromicum;*

S'il y a de la diarrhée : *phosph. acidum.*

Enfin les eaux minérales ont souvent leur indication ; il faut les prendre d'une façon modérée, de préférence à la source, et continuer encore, une fois la saison achevée : les eaux de Vichy, de Vals, qui sont sodiques, sont quelquefois moins bien supportées que les eaux de Condillac, de Morny Chateauneuf, qui sont calciques et moins minéralisées.

Si la dyspepsie tient à une altération du suc gastrique par diminution de la pepsine, il sera utile d'en prescrire à la dose de 50 centigrammes à 1 gramme *après* les repas.

L'*ulcère de l'estomac,* s'il n'est pas cancéreux, trouvera ses principaux médicaments dans : *kali bichromaticum* 3e *trit., arsenicum* 3e *trit.* et *argentum nitricum* 3e *trit.*

C'est dans ce cas que le régime exclusivement lacté jouit d'une influence bienfaisante et aide puissamment à l'action des médicaments.

L'*hématémèse*, ou vomissement de sang noir souvent mélangé d'aliments mal digérés, est le principal symptôme de l'ulcère de l'estomac; on administrera :

```
1° Ipec. 3e trit.....................    1 gramme.
   Eau simple......................  125    —
2° Hamamelis 1re dil...............   15 gouttes.
   Eau simple ....................  125 grammes.
```

en alternant une cuiller à bouche toutes les heures.

On emploiera encore les moyens usités en cas d'hémorrhagie (voy. ce mot).

Apepsie. — On rencontre chez les enfants une altération qui peut souvent dégénérer en maladie grave, par suite des désordres que son état prolongé peut produire.

Dans ce cas les enfants ont un appétit exagéré et font une consommation notable d'aliments; malgré cela, ils restent maigres et chétifs. « La nourriture ne leur profite pas, » disent les parents. Avec cela, ils ont de la diarrhée, des selles liquides contenant des matières alimentaires mal digérées; le ventre est gros, ballonné, quelquefois douloureux.

Cet état, qui peut persister très longtemps, est dû à une digestion incomplète des aliments par suite d'une altération du suc gastrique.

Pour obvier à cet état, on prescrira *après* chaque repas un paquet de la poudre suivante dans du pain à chanter :

         Pepsine neutre.....................   0 gr,50
         Amidon...........................   0   25
         Acide lactique.....................   1 goutte.

Puis, matin et soir, une cuiller à bouche :

         Arsenicum 3e trit..................   1 gramme.
         Eau simple.......................   125   —

à continuer pendant huit jours.

Les huit jours suivants et de la même manière :

         Calc. carbon. 6e dil..............   5 gouttes.
         Eau simple.......................   125 grammes.

On continuera ainsi pendant plusieurs semaines et plusieurs mois, si cela est nécessaire.

Indigestion. — C'est un trouble passager et subit de la digestion, qui se fait ordinairement deux ou trois heures après le repas, et caractérisé par des douleurs à l'estomac, des vomissements, de la diarrhée, des nausées, des sueurs froides, des vertiges, de l'oppression, des évanouissements, etc.

Il faut favoriser le vomissement par de l'eau chaude, le titillement de la luette, ou par un vomitif :

         Ipeca en poudre..................   0 gr,50
         Sirop d'ipéca....................   15 grammes.
         Eau tiède........................   100   —

à prendre en trois fois, à cinq minutes d'intervalle.

Boissons aromatiques chaudes : thé, tilleul, camomille, additionnées d'une cuiller à bouche de sirop d'éther.

Quand le vomissement a eu lieu, il faut calmer les douleurs; on prescrira cinq gouttes toutes les heures de *pulsatilla* 1re dilution dans une petite cuiller d'eau.

Si l'indigestion est occasionnée par l'abus de fruits ou par l'absorption de glaces, de sorbets, etc., on prescrirait de la même façon *arsenicum* 3e trit., dont on prendrait 5 centigrammes environ toutes les heures dans une cuillerée d'eau.

MALADIES DES INTESTINS

Constipation. — La constipation est l'état d'une personne qui ne peut aller librement à la garde-robe.

Or la facilité des déjections alvines est une des conditions nécessaires à la santé.

Les causes de la constipation sont multiples; la plus commune est un état d'atonie, un défaut de contractions des fibres musculaires de l'intestin, ne permettant plus aux matières de circuler dans le tube intestinal.

Les femmes en sont plus souvent affligées que les hommes.

Elle détermine de la céphalalgie, des vertiges, des bouffées de chaleur au visage, des borborygmes, de la tension du ventre, et peut être une cause prédisposante des hernies : elle est un obstacle au travail intellectuel par l'alanguissement qu'elle détermine ; elle peut occasionner l'accumulation des matières dans le gros intestin et produire la formation d'une tumeur stercorale qui n'est pas sans danger ; de plus, les efforts violents faits pour la défécation peuvent déterminer des hémoptysies chez les jeunes gens, de l'apoplexie chez les vieillards et des hernies à tous les âges.

Les moyens de combattre cette véritable infirmité sont nombreux, mais ne sont pour la plupart que des palliatifs.

Il faut laisser de côté les *purgatifs*, qui produisent une constipation plus opiniâtre après leur effet primitif ; parmi les *laxatifs* anodins, il faut citer les eaux minérales : de *Birmenstorff*, d'*Huniadi-Janos*, de *Montmirail*, dont on prendra un verre à Bordeaux tous les deux jours. Un simple verre d'eau froide le matin à jeun après avoir mangé des figues ou des pruneaux, le massage de l'abdomen, l'hydrothérapie, l'exercice à pied, les sirops de fruits rouges et de verjus, une cure de raisins, etc., sont autant de moyens hygiéniques qui viennent en aide à l'action des médicaments.

Les principaux médicaments à administrer sont : *sulfur, nux vom., lycopodium, hydrastis, que l'on donnera à la 3ᵉ dilution*, cinq gouttes matin et soir, pendant huit jours de suite chacun.

L'*obstruction intestinale*, l'*iléus*, est une maladie très grave, très douloureuse, qui réclame :

<pre>
    Opium 6e dil...... ....   10 gouttes.
    Eau simple...................   125 grammes.
</pre>

ou bien :

<pre>
    Plumbum 6e dil. ....   10 gouttes.
    Eau simple...................   125 grammes.
</pre>

Ces deux médicaments seront aidés dans leur action par des lavements avec l'huile de ricin, le massage de l'abdomen, les courants électriques, etc.

On aura aussi recours à *nux vom.* et à *bell.*

Affections vermineuses. — L'étiologie de ces affections est encore loin d'être connue ; ce qu'il y a de certain, c'est que la plupart des êtres animés recèlent dans leur organisme des animaux qui se nourrissent à leurs dépens ; or les plus communs sont les *vers,* dont le développement a donné lieu et donne encore lieu à une série d'interprétations et d'hypothèses qui sont loin de toucher à leur fin.

L'opinion la plus admissible est que les *germes* des vers existent dans l'air ambiant, dans les eaux potables, etc., et qu'ils naissent là où ils trouvent un milieu convenable, favorisés surtout par la faiblesse et la débilité de l'organisme. Une fois éclos, ils se développent et se nourrissent en retirant au moyen de leurs organes de succion, de nos tissus, les sucs propres à leur nutrition. Ils existent quelquefois en grand nombre : il n'est pas rare de voir chez les enfants des paquets de vers lombricoïdes obstruant complètement l'intestin.

Les plus communs sont : les lombrics, les ascarides vermiculaires, le tænia, les hydatides du foie (voir pages 32 et 33).

Les *hydatides* sont des vers globuleux, renfermés dans une poche destinée à un plus ou moins grand nombre de vers de la même espèce, poche qui atteint quelquefois des proportions considérables ; ce vers siège partout ; on l'a rencontré dans les muscles, sous la peau, mais surtout dans le foie (kystes hydatiques).

Les vers sont très fréquents chez les enfants et sont bien souvent la cause d'accidents très graves.

On en soupçonne l'existence par la dilatation des pupilles, les démangeaisons du nez et de l'anus, la limpidité des urines, la pâleur et l'air abattu, fatigué de l'enfant, les coliques, les nausées, la diarrhée, l'odeur fade de l'haleine ; mais la seule preuve réelle est leur expulsion.

Les accidents qu'ils déterminent sont : des troubles du côté de l'estomac, des convulsions, un état de rachitisme spécial, provenant d'une nutrition défectueuse.

La présence des vers ne peut exister que si la muqueuse où ils vivent est dans un état tel que ces entozoaires peuvent y trouver les ressources nécessaires à leur existence ; or ce cas existera toutes les fois qu'il y aura sécrétion abondante de mucosités, et c'est justement ce qui arrive chez les enfants qui font usage de substances douces, sucrées, féculentes, propres à l'alimentation de ces animaux.

Il faut le plus rapidement possible débarrasser les enfants de ces hôtes dangereux.

Deux indications se présentent :

1° Expulser l'animal.

2° Modifier la constitution de l'enfant.

L'expulsion de l'animal est une chose toute mécanique, et nombre de moyens sont employés pour cela.

Contre les lombrics : la *mousse de Corse*, à la dose de 10 grammes, en infusion dans du lait, à prendre pendant dix jours ; la *santonine*, principe actif du semen contra, à la dose de 30 centigrammes incorporés dans une cuiller de confiture, à prendre pendant quatre à cinq jours de suite ; dans les cas invétérés, un léger purgatif avec 25 centigrammes de *calomel.*

Contre les oxyures vermiculaires, outre les moyens cités plus haut, on emploiera des remèdes locaux : pommade camphrée, lavements :

Herbes d'absinthe.......	10 grammes.
Ail..............................	5 —
Eau	60 —

que l'on fait bouillir ensemble.

La pommade au précipité blanc réussit aussi très souvent :

Précipité blanc....................	2 grammes.
Axonge...........................	25 —

Contre les tænias, on prescrira : les capsules d'essence éthérée de fougère mâle de Kirn ; les semences de citrouilles privées de leur écorce et pilées dans un mortier avec du sucre sous forme de pâte homogène (50 gram. de graines); le kousso, très désagréable à prendre, et enfin les infusions d'écorce fraîche de grenadier, qui offrent le même inconvénient.

Une légère purgation est toujours nécessaire deux heures environ après l'ingestion du vermifuge pour chasser l'animal engourdi par les préparations prises; on donne en général la préférence à l'huile de ricin, 40 grammes.

L'animal expulsé, il faut modifier la constitution de l'enfant :

S'il est scrofuleux, on prescrira des bains sulfureux, des bains de sel de cuisine, l'huile de foie de morue, les préparations d'*iode*, d'*arsenic*, de *baryta carbonica* chacune pendant huit jours alternativement ainsi :

Les huit premiers jours, une cuiller à bouche matin et soir :

```
Iodium 1re dil.................... 10 gouttes.
Eau simple....................... 125 grammes.
```

Les huit jours suivants :

```
Aurum 3e trit..... .........  .....    1 gramme.
Eau simple...................... 125    —
```

Les huit autres jours :

```
Baryta carb. 3e dil............... 5 gouttes.
Eau simple ...................... 125 grammes.
```

Les huit derniers jours :

    Arsenicum 3ᵉ trit................   1 gramme.
    Eau simple..................... 125   —

S'il est anémique, on prescrira les préparations de fer sous la forme la plus simple d'eau ferrée aux repas (clous dans un vase) mélangée avec le vin rouge ; les grands bains salés, les préparations d'*arsenicum*, de *dulcamara*, pendant huit jours chacun, comme précédemment.

Le régime sera fortifiant : viandes rôties, grillées, vie à la campagne, bains de mer, etc.

Mais il ne suffit pas d'avoir expulsé les entozoaires ; il résulte en effet de nombreuses observations qu'ils laissent après eux des phénomènes qu'il est urgent de détruire ; ces symptômes vermineux seront combattus :

Lorsqu'il s'agira du tænia, par des doses de *mercurius corrosivus* 3ᵉ trit. et de *stannum* 3ᵉ trit., dont on prendra 10 centigrammes matin et soir.

Lorsqu'il s'agira de lombrics : sulfur 3ᵉ trit. et *cina* 3ᵉ trit., dont on prendra 10 centigrammes matin et soir.

Lorsqu'il s'agira d'ascarides vermiculaires : sulfur 3ᵉ trit. et *teucrium mare* 3ᵉ trit., dont on prendra aussi 10 centigrammes matin et soir.

On continuera ainsi pendant quinze jours, pour cesser et reprendre au bout de huit jours s'il y a lieu.

Entéralgie. — L'entéralgie est une affection nerveuse de l'intestin, caractérisée par des coliques sèches, des tranchées abdominales très douloureuses. On donnera :

              Colocynthis 3e dil................ 10 gouttes.
              Eau simple...................... 125 grammes.

une cuiller à bouche toutes les heures.

L'entéralgie est à l'intestin ce que la *crampe d'estomac* est à l'estomac.

Dans les cas chroniques, on donnera : *plumbum, sulfur*. Dans l'entéralgie rhumatismale, on alternera *actæa racemosa* avec *colocynthis ;* et, dans les coliques par suite d'accumulation de gaz, on prescrira : *lycopodium, chamomilla* et *sepia*.

Diarrhée. — La diarrhée se montre souvent comme symptôme d'une autre maladie, mais elle se manifeste souvent aussi d'une façon idiopathique, c'est-à-dire indépendante de toute autre affection ; dans ces cas, elle est caractérisée par des coliques, des tranchées s'irradiant dans tout l'abdomen, et par des évacuations d'un liquide séreux abondant auquel se trouvent souvent mélangées des mucosités blanchâtres.

Les évacuations sont plus ou moins abondantes et fréquentes, elles déterminent toujours de l'amaigrissement et un affaiblissement considérable qui persiste pendant un temps assez long.

La haute température, les imprudences sans nombre que l'on commet, soit en se refroidissant le soir ou la nuit après les grandes chaleurs du jour, soit en faisant abus de boissons froides aqueuses, sont la principale cause de cette maladie.

On ne doit pas oublier qu'elle est en quelque sorte l'avant-garde du *choléra*, qui débute presque toujours par une *diarrhée prémonitoire.*

Lorsque la diarrhée reconnaîtra pour cause la température exagérée, on donnera :

        1° China 1re dil.....................   15 gouttes.
           Eau simple.......................   125 grammes.
        2° Veratrum album 1re..............   15 gouttes.
           Eau simple.......................   125 grammes.

alterner une cuiller à bouche toutes les deux heures.

Si la maladie est la suite d'indigestion d'aliments malsains, on aura recours à *nux vom.* 3e.

Dans la diarrhée chronique, on donnera *arsenicum* 3e trit. et *china* 1re dil., un jour l'un, un jour l'autre.

On pourra encore consulter : *phos. acid.*, *nux*, *aloës*, *podophillum*, etc.

Le bouillon avec la viande râpée est une excellente nourriture pendant la diarrhée ; on donnera aussi de l'eau albumineuse, de petits lavements à l'amidon.

On prescrira la diète presque absolue.

Entérite. — On donne le nom d'entérite à l'inflammation de la membrane muqueuse de l'intestin.

Chez les adultes, elle débute par des douleurs vagues dans le ventre, un trouble dans les fonctions digestives, de la soif, de la céphalalgie ; la langue large, blanche, est recouverte d'un enduit épais ; puis les coliques deviennent plus fréquentes et plus intenses ; elles partent de l'ombilic et s'irradient dans tous les côtés du ventre en donnant lieu à des évacuations répétées de matières liquides formées de mucus, de matières séreuses blanc jaunâtre, quelquefois mélangées de sang ; l'abattement est considérable, et les malades sont rapidement affaiblis.

La mauvaise alimentation, l'influence des pays chauds et des écarts de température et de régime sont les principales causes de cette maladie.

Chez les enfants, l'entérite est une affection beaucoup plus grave et beaucoup plus fréquente. Elle est le plus souvent la conséquence d'une alimentation mal dirigée ou de la présence de vers ; elle est caractérisée par le ballonnement du ventre, par des coliques très violentes et par une diarrhée verdâtre. Elle se complique souvent d'un érythème des cuisses et de muguet.

La *typhlite* est une variété d'entérite qui a son siège spécial dans le cœcum ; la fosse iliaque droite est très sensible à la pression, et la douleur s'étend dans la cuisse du même côté.

Chez l'adulte, on prescrira la diète absolue, quelques lavements amidonnés, de l'eau albumineuse gommée, des cataplasmes de farine de lin sur le ventre, et toutes les deux heures, en les alternant, une cuiller à bouche des potions suivantes :

1° Nux vom. 1re dil .... 10 gouttes.
   Eau simple...................... 125 grammes.
2° Hydrarg. corros. 3e trit........... 1 gramme.
   Eau simple...................... 125 —

Chez les enfants, on prescrira la diète lactée exclusivement, les bains de son, les cataplasmes de farine de graines de lin, les lavements d'amidon ; puis, toutes les deux heures, on alternera une cuiller à bouche :

1° Hydrarg. solub. 3e trit............. 0^{gr},50
   Eau simple...................... 125 grammes.
2° Phosp. acid. 3e dil............... 10 gouttes.
   Eau simple...................... 125 grammes.

On pourra encore consulter : *arsenicum, podophillum, nux vom.* à la 3e dilution, *chamomilla, rheum, calcarea* à la 6e dilution.

Dysenterie. — La dysenterie est une inflammation spéciale de la muqueuse intestinale, souvent épidémique, *contagieuse,* et caractérisée par des selles sanguinolentes, par du ténesme au fondement et par la présence d'ulcérations dans le gros intestin.

La dysenterie simple débute par des coliques et des envies d'aller à la garde-robe sans donner lieu à aucun résultat (ténesme) ; les malades se présentent à la selle jusqu'à trente et quarante fois dans les vingt-quatre heures, et chaque fois ce sont des épreintes très douloureuses pour donner issue à des selles de nature glaireuse, de mucosités sanieuses auxquelles viennent se joindre souvent des débris de fausses membranes, le tout mêlé de sang. Les selles sont peu abondantes et s'accompagnent toujours d'une grande anxiété et de grandes douleurs.

Il se joint à ces symptômes de la fièvre, de la soif, de l'anorexie.

La dysenterie épidémique se montre dans les grandes agglomérations d'individus, dans les camps, en un mot toutes les fois qu'il y a encombrement ; elle est toujours de beaucoup plus grave que la précédente.

En effet, tous les symptômes que nous avons énumérés prennent un caractère plus accentué : les selles sont composées de sang pur ou de pus, il survient des symptômes ataxiques, le ventre est ballonné, douloureux, les traits altérés, la fièvre est très forte, souvent le délire se montre.

La dysenterie se montre d'une façon endémique en Bresse, dans les Landes, la Sologne, là où l'on rencontre aussi les fièvres intermittentes endémiques et reconnaît de même pour cause les émanations marécageuses qui s'échappent des étangs et des mares qui sillonnent ces pays.

Mon Père, dans une épidémie de l'Anjou qui fut de la plus haute gravité et dans laquelle nous l'avons assisté au commencement de nos études médicales, avait préconisé le traitement suivant, dont nous avons encore depuis été à même de reconnaître la haute valeur.

Lorsque, dans les évacuations, *il y a prédominance des matières glaireuses et sanieuses sur le sang*, on donnera :

        Ipeca 3e trit........................ .   1 gramme.
        Eau simple........................ ...   125   —

une cuiller à bouche toutes les deux heures.

Si ces matières sont mélangées à des raclures comme des fausses membranes, on prescrira :

        Nux vom. 3e dil.................   15 gouttes.
        Eau simple......................   125 grammes.

une cuiller à bouche toutes les deux heures.

Si au contraire *il y a prédominance des selles sanguino-lentes*, on prescrira :

        Hydrarg. corros. 3e trit...........   1 gramme.
        Eau simple........................   125   —

une cuiller à bouche toutes les heures que l'on pourra alterner avec l'une des deux potions précédentes suivant les cas.

S'il y a prédominance du ténesme :

        Capsicum annuum 3e dil.........   10 gouttes.
        Eau simple......................   125 grammes.

à alterner avec l'*hydrarg. corrosivus.*

Pendant la convalescence, qui est souvent longue, il y a des rechutes occasionnées par les écarts du régime ; on prendra :

      Arsenicum 3e trit. ....   1 gramme.
      Eau simple..................... 125   —

On pourra encore consulter : *ac. phosph.*, *nit. acid.*, *colocynthis*.

Choléra. — Le choléra est une maladie miasmatique non contagieuse que l'on dit originaire des Indes et qui se montre d'une manière épidémique, caractérisée par des évacuations abondantes, des crampes et des troubles dans la circulation, la respiration et l'innervation

L'*attaque de choléra* apparaît souvent d'une façon foudroyante, et dans ce cas le malade est pris de coliques, de vomissements, de suffocation, de crampes, de refroidissement général, de soif ardente, de perte de connaissance, d'une teinte bleuâtre de la peau qui indique un commencement d'asphyxie.

Mais, dans la plupart des cas, la maladie est annoncée par une diarrhée prémonitoire, qui débute toujours quelques jours avant l'attaque sérieuse.

Les premiers symptômes consistent dans une diarrhée séro-bilieuse, à laquelle succède une matière blanchâtre, grumeleuse, semblable à de l'eau de riz ; elle s'accompagne de coliques et de tranchées très violentes, de vomissements abondants, de crampes dans les jambes d'abord, et plus tard dans tous les muscles du corps ; le refroidissement devient général ; les traits sont altérés, le visage et le corps cyanosés ; la respiration est faible et lente, le pouls est presque insensible, la soif ardente, les *urines supprimées.*

La durée moyenne du choléra est d'environ deux à cinq jours, mais il peut être foudroyant, alors tous les symptômes précités se succèdent avec une extrême rapidité et peuvent enlever le malade en quatre ou cinq heures.

Il reste toujours après le choléra une grande faiblesse, entretenue le plus souvent par une irritation gastro-intestinale, qui oblige à la plus grande surveillance pour l'hygiène alimentaire.

En temps d'épidémie, il faut observer avec soin les règles d'une sage hygiène. Ne faire aucun excès; éviter les boissons glacées, les fruits verts, tout ce qui peut en un mot produire la diarrhée : ne rien changer à son régime s'il est convenable. Éviter aussi les refroidissements, ne pas oublier que la moindre imprudence est une cause de déclaration de la maladie.

Les appartements seront tenus avec la plus grande propreté ; on ne laissera pas séjourner dans les chambres les eaux qui ont servi à la toilette.

Il sera avantageux de mêler à l'eau qui sert aux ablutions quelques gouttes de la préparation suivante :

Glycérine......................... 100 grammes.
Acide phénique................... 10 —

une cuiller à bouche pour une cuvette d'eau.

Il ne faudra jamais laisser persister la diarrhée en

temps d'épidémie (voir le traitement de la diarrhée). Une fois la maladie déclarée, quatre médicaments principaux forment notre arsenal thérapeutique : le *camphre*, le *veratrum album*, le *cuprum metallicum* et l'*arsenic*.

Le *camphre* convient d'abord comme préservatif ; aussi sera-t-il bon de porter toujours avec soi un flacon rempli de :

Alcool.............................. 5 grammes.
Camphre en poudre.............. 1 —

Au moindre malaise, à la moindre fatigue, on en prendra cinq à six gouttes, soit sur un morceau de sucre, soit dans un peu d'eau, et l'on renouvellera toutes les cinq, dix, quinze minutes suivant les cas ; il faudra aussi le respirer souvent.

Une fois l'attaque confirmée, on peut encore avoir recours au camphre, si toutefois il n'a pas encore été employé comme préservatif ; autrement on donnerait de suite :

Veratrum alb. 1ʳᵉ dil.............. 15 gouttes.
Eau simple...................... 125 grammes.

une cuiller à bouche toutes les demi-heures, surtout *si les selles sont abondantes et riziformes.*

Si les *vomissements* étaient très abondants, on donnerait de la même façon :

Arsenicum 3ᵉ trit................ 1 gramme.
Eau simple...................... 125 —

de même s'il y avait collapsus, refroidissement excessif, suppression des urines.

Si, au contraire, il y avait vomissements abondants avec *crampes aux jambes et dans tout le corps*, il faudrait avoir recours à :

        Cuprum metal. 3e trit............   1 gramme.
        Eau simple...................... 125   —

une cuiller à bouche toutes les heures, avec application de plaques de cuivre sur les mollets.

On a aussi prescrit ce médicament comme prophylactique, se basant sur cette observation que les ouvriers en cuivre jouissent d'une immunité complète à l'égard du choléra.

On pourra encore consulter : aconit TM., etc.

On prescrira en même temps des frictions sur les membres, soit sèches, soit avec un liniment excitant, alcool camphré, baume de Fioraventi, puis on fera boire des boissons chaudes stimulantes : punch au rhum, infusions aromatiques.

On enveloppera les jambes de sachets de sable chaud, on placera des bouillottes le long du corps, etc.

La *période de réaction*, qui consiste dans la diminution des symptômes, est souvent des plus dangereuses, soit qu'elle ait un caractère trop énergique et donne lieu à des complications de congestions, de spasmes, etc., soit qu'elle se montre d'une façon incomplète et laisse subsister encore des symptômes graves, tout en ayant fait disparaître ceux qui étaient rapidement inquiétants ; on la combattra par l'*aconit* et la *belladone*.

La *cholérine* est un diminutif du choléra ; elle en présente les symptômes, moins la suppression des urines, les crampes et l'algidité ; elle réclame aussi le même traitement, le *camphre* et le *veratrum* sont particulièrement indiqués.

Péritonite. — La péritonite est l'inflammation du péritoine, c'est-à-dire de la membrane séreuse qui tapisse la cavité abdominale, et enveloppe les organes qu'elle renferme.

On en distingue deux espèces : la péritonite simple aiguë ou chronique, la péritonite puerpérale, c'est-à-dire celle qui survient après l'accouchement.

La *péritonite simple aiguë* débute par des frissons, une douleur très intense dans un point quelconque de l'abdomen, puis des nausées, des hoquets, des vomissements répétés.

Le ventre est tendu, ballonné, douloureux à la pression ; la constipation est opiniâtre, les urines rares ; le pouls est petit, dur ; sa fréquence est extrême.

Il peut se faire qu'un seul point du péritoine soit enflammé, et alors tous les symptômes ont un moins grand degré d'intensité.

Elle reconnaît pour causes : l'impression du froid, une contusion de l'abdomen, la perforation d'un viscère, comme cela a lieu dans la fièvre typhoïde, etc.

La *péritonite chronique* est souvent liée à la tuberculose, ou se trouve être la conséquence d'une métro-ovarite; les malades ont des douleurs dans l'abdomen, de la constipation et de la diarrhée, des vomissements faciles, de l'amaigrissement; le ventre est tendu, volumineux, et contient un épanchement facilement appréciable par la percussion. C'est une maladie qui fait des progrès très lents.

La *péritonite puerpérale* succède à l'enfantement; elle est le plus souvent due à un refroidissement ou aux opérations obstétricales nécessitées par l'accouchement lui-même. Elle débute en général vers le quatrième jour, par un frisson très intense, des vomissements, des douleurs dans le ventre, qui devient dur, ballonné; les lochies se suppriment le plus souvent, et le pouls devient petit, filiforme, irrégulier.

La *péritonite tuberculeuse* ou *carreau*, très commune chez les enfants, est caractérisée par un état de marasme et de consomption, avec diarrhée opiniâtre, ballonnement du ventre (*gros ventre*), qui devient dur, douloureux, puis fièvre continue, peau chaude et sèche, amaigrissement croissant.

Dans cet état, les ganglions de l'abdomen s'infiltrent de tubercules; aussi est-ce un état des plus graves.

Les principaux médicaments que l'on trouvera utiles dans cette forme sont : *arsenicum, iodium, calc. carbonica* et *mercurius corrosivus*, que l'on donnera à la troisième préparation.

Mais la péritonite, quelle que soit sa forme, est toujours une maladie grave.

Dans la *péritonite simple,* on donnera au début :

            Aconit 1re dil...................... 20 gouttes.
            Eau simple........................ 125 grammes.

puis on fera suivre, en alternant, une cuiller à bouche toutes les deux heures :

        1° Bryonia 1re dil.................. 15 gouttes.
           Eau simple....... .... 125 grammes.
        2° Merc. corrosivus 1re trit.......... 1 gramme.
           Eau simple....................... 125 —

On pourra encore consulter : *colocynthis, belladona.*

Nous conseillons les applications de *collodion élastique* sur tout l'abdomen, moyen qui a souvent été entre nos mains un excellent adjuvant aux médicaments internes.

La péritonite chronique réclamera de préférence : *sulfur, mercurius corrosivus, iodium, calcarea carbonica.*

La péritonite puerpérale (fièvre puerpérale) réclamera de préférence : *bryonia* et *mercurius corrosivus, lachesis* et *arsenicum, veratrum viride* et *nux vomica.*

C'est ici le lieu de placer quelques maladies qui surviennent après l'accouchement :

Ainsi, les troubles de la lactation (*montée du lait, fièvre de lait*), qui se montrent en général vingt-quatre à trente-six heures après l'accouchement, réclament : *aconit* et *bryonia* 3e dil., si les seins sont tendus, durs et douloureux. Si le lait ne monte pas ou diminue en quantité, on aura recours à *asa fœtida* ou à *agnus castus* 3ᵉ dil.

A l'époque du *sevrage* on prescrira *bryonia* ou *phosphorus* pour empêcher les seins de s'engorger, et *pulsatilla* ou *calc. carbonica* pour diminuer la sécrétion lactée.

La *phlegmatia alba dolens*, qui consiste en une phlébite (inflammation des veines) se propageant des veines de l'utérus aux veines de la cuisse et du bassin, survient souvent après l'accouchement.

Elle offre les mêmes symptômes que la phlébite ordinaire

On y remédiera avec : *pulsatilla* 1ʳᵉ, *hamamelis* 1ʳᵉ et *hydrarg. solubilis* 2ᵉ trit.

Hydropisies. — Elles sont constituées par l'épanchement d'un liquide séreux soit dans une cavité naturelle, soit dans le tissu cellulaire.

L'*œdème* est une infiltration séreuse du tissu cellulaire sous-cutané ; il est presque toujours symptomatique d'une maladie du cœur, du foie, des reins, etc. ; quand il est intense, il prend le nom d'*anasarque*.

L'anasarque qui survient sans maladie déterminante est en général bénin ; il n'en est pas de même de l'anasarque symptomatique, dont la marche suit les progrès de l'organe malade.

L'*œdème des nouveau-nés* est assez fréquent chez les enfants malingres, chétifs ; les petits malades sont rapidement envahis par une infiltration séreuse qui commence aux pieds, gagne tout leur corps, qui est froid, glacé (*œdème algide*); leur respiration est gênée; ils poussent des cris étouffés; leur corps ressemble à une boule de cire.

L'*œdème du poumon* survient dans les cas d'hydropisie générale; il est caractérisé par la suffocation, la toux sèche, etc.

L'*ascite* est l'hydropisie du péritoine; elle est toujours la conséquence d'une stase sanguine limitée aux vaisseaux du péritoine, stase qui est le résultat d'obstacle à la circulation du système de la veine porte. Elle est presque toujours un symptôme d'une maladie organique ou du cœur, ou du foie, ou des reins; souvent aussi elle est la conséquence d'une rétrocession d'un exanthème rubéolique ou scarlatiniforme, d'une impression de froid, etc.

Elle accompagne presque toujours l'hydropisie générale. L'épanchement se fait en général lentement; les parois abdominales se tendent, deviennent lisses, luisantes, sillonnées de veines; les urines sont rares, rouge s, épaisses.

La percussion de l'abdomen donne une matité absolue dans toutes les parties où se trouve épanché le liquide qui exerce une certaine compression sur tous les viscères; c'est ainsi que l'estomac refoulé digère mal; que l'intestin se remplit de gaz; qu'il y a de la constipation; que le diaphragme, exerçant une pression sur le cœur et les poumons qu'il comprime, détermine des palpitations, de l'oppression, de l'angoisse.

La peau est sèche, rugueuse.

Le traitement des hydropisies est intimement lié aux affections dont elles sont la conséquence : scarlatine, maladie des reins, du foie, du cœur, etc. (voir ces maladies).

L'œdème des poumons réclame de préférence *tartarus emeticus* 1re, et l'*application de ventouses sèches.*

L'œdème des nouveau-nés (*sclérodermie*) : *bryonia* et *hydrarg. corros.* 1re trit., avec des frictions excitantes à l'eau de Cologne phéniquée.

L'*hydropisie*, qui survient sous l'influence d'un refroidissement simple, réclame de préférence : le petit lait, les soupes au lait et à l'oignon, les infusions de fleurs de sureau, de genêt (15 grains pour un litre); le vin scillitique; puis, comme médicaments : *apis mellifica* 3e, *arsenicum* 3e; *pulsatilla* 3e, *digitale* et *scille en teinture mère.*

MALADIES DU FOIE

Ictère (jaunisse). — On donne le nom d'*ictère* à une maladie caractérisée par la présence dans le sang d'une certaine quantitée de bile, ce qui donne : à la peau une coloration jaune safranée, aux urines une teinte noirâtre, aux conjonctives (blanc de l'œil) une teinte légèrement jaune.

De plus, les selles sont décolorées, blanches, ressemblant à de l'argile ; il y a des nausées, des vomissements bilieux , un prurit général, un abaissement considérable du pouls, de l'inappétence, etc.

L'ictère est souvent le résultat d'une frayeur, d'une émotion, d'un accès de joie ou de colère, d'un excès de température, d'un refroidissement ; il constitue alors l'ictère simple, spasmodique, et en général n'a pas de gravité.

Il n'en est pas de même de l'*ictère grave, malin,* auquel viennent s'ajouter des hémorrhagies des diverses muqueuses.

L'ictère simple réclame :

1° Chamomilla 6ᵉ dil............... 10 gouttes.
   Eau simple...................... 125 grammes.

2° Chelid. majus 1ʳᵉ dil............ 10 gouttes.
   Eau simple...................... 125 grammes.

On alternera ces deux potions à la dose d'une cuiller à bouche toutes les trois heures.

Dans l'ictère grave hémorrhagique, on prescrira :

1° Phosphorus 3ᵉ dil............... 10 gouttes.
   Eau simple...................... 125 grammes.

2° Hydrarg. corros. 3ᵉ trit.......... 1 gramme.
   Eau simple...................... 125 —

de la même façon.

On pourra encore consulter : *ricinus, iodium, nux vomica* et *terebenthina.*

Calculs biliaires, colique hépatique. — Les calculs biliaires, formés par des cristaux de cholestérine, constituent une affection des plus douloureuses.

Ils s'accumulent dans la vésicule biliaire et tendent à en être chassés par une force *à tergo;* ils sont poussés vers les canaux cystique et cholédoque; mais comme en général ils sont trop volumineux pour passer librement dans ces conduits, il s'ensuit une déchirure des canaux qui produit ces douleurs intolérables, exaspérantes, que l'on n'oublie jamais quand on les a éprouvées une fois.

La crise débute brusquement par une douleur sourde au début, dans la région hépatique, douleur qui ne tarde pas à s'exaspérer et à arracher des cris aux plus courageux ; avec cela, constipation, vomissements bilieux et nausées, anxiété, agitation extrême.

Le traitement devra être hygiénique et médical.

Le premier sera suivi très sévèrement, pour retarder autant que possible l'évolution d'une nouvelle crise, et nous ne saurions mieux faire que de renouveler ici les conseils donnés par l'éminent professeur d'hygiène de la Faculté de médecine de Paris, M. le docteur Bouchardat :

« Les calculs biliaires se forment et se déposent peu à peu. Le traitement pour les expulser et surtout pour en prévenir la production doit être *longuement continué;*

il est surtout basé sur l'hygiène ; nous en allons exposer les indications principales. Elles se rapportent à l'alimentation, aux sécrétions, aux soins de la peau, à l'exercice, au séjour à une station minérale, aux moyens pharmaceutiques. Avant cela, rappelons en quelques mots les principales conditions du développement des calculs biliaires.

« Il est bien évident que la cholestérine se produit en excès par l'abus journalier de certains aliments, au premier rang desquels je place le *pain* et les *autres graines*, qui toutes renferment de la cholestérine ou des principes immédiats qui lui donnent facilement naissance. Les *œufs* agissent dans le même sens, parce que sous beaucoup de rapports leur composition les rapproche des graines. Les *viandes* en excès doivent également favoriser la formation d'un excès de cholestérine ou de matières colorantes de la bile.

« Il n'est pas moins certain que l'insuffisance des alcalis dans le sang exerce une influence fâcheuse sur la formation et l'élimination de la bile ; c'est pour cette raison que les alcalins *sagement administrés* rendent de si grands services dans la lithiase hépatique.

« Je préfère, pour l'usage ordinaire de la vie, la *médication alcaline indirecte*, c'est-à-dire les malates, citrates, quinates alcalins, tels qu'ils sont contenus dans les fruits ou feuilles alimentaires, aux bicarbonates alcalins. Il est une autre condition qui légitime cette préférence : c'est que les végétaux contiennent de la potasse que je préfère à la soude, qui du reste intervient dans notre alimentation de chaque jour, en quantité suffisante, sous forme de sel marin.

« Les citrates, malates, tartrates, quinates de potasse, que les feuilles et les fruits contiennent, sont brûlés dans le sang et transformés en bicarbonate de potasse.

« La constipation habituelle favorise le séjour de la bile dans la vésicule ; voilà pourquoi il faut absolument la combattre.

« Voici le régime prophylactique que j'institue :

« *Alimentation.* — Manger modérément ; s'abstenir de soupe à l'oseille, de tomates, de liqueurs fortes ; régler l'emploi de thé et de café suivant leurs effets. Un œuf dans la journée, le mieux est de s'en abstenir. Les viandes de toute nature (viandes de boucherie, volailles, gibier) conviennent, pourvu que l'on en use modérément. Il faut être encore plus réservé pour les poissons, les écrevisses, les crevettes, les moules ou autres coquillages, les fromages avancés. Le lait et les fromages frais sont bien indiqués. Les légumes de saison conviennent presque tous ; ils doivent intervenir chaque jour dans l'alimentation. Je citerai particulièrement les épinards, les laitues, la chicorée, les artichauts, les topinambours, les carottes, panais, patates, etc., les asperges, les haricots verts et les petits pois, surtout en quantité modérée.

« Les pommes de terre sont utiles ; elles doivent remplacer une partie du pain aux repas ; ce dernier aliment doit être pris en quantité modérée ; on doit préférer la croûte.

« Les radis ordinaires, le radis noir peuvent être servis journellement. Les choux, choux-fleurs, choux de Bruxelles ne sont pas défendus.

« Les champignons, les truffes, les marrons, haricots, pois, lentilles, doivent être pris en quantité modérée.

« L'usage journalier du cresson ou d'une salade de feuilles de laitue, romaine, escarole, chicorée, barbe de capucin, pissenlit, mâche, etc., est très utile.

« Tous les fruits peuvent être journellement servis ; une saison de raisins est bien indiquée. Les olives, amandes, noix, noisettes en quantité modérée.

« Peu de bière ; pour toute boisson alcoolique, un vin rouge ou blanc, léger, étendu d'une ou deux fois son volume d'eau ou d'eau de Vals (Saint-Jean). Les vins blancs mousseux sont contre-indiqués, de même que les boissons très gazeuses, comme l'eau de Seltz artificielle.

« *Excrétions*. — Obtenir une ou mieux deux garde-robes chaque jour par la régularité des heures ; faciliter cet effet en prenant au réveil une cuiller à café ou une cuiller à bouche d'un mélange à parties égales de tartrate de potasse et de soude et de sulfate de soude dans un verre de macération de racine de réglisse ou d'orangeade.

« *Exercice*. — Exercer le plus possible les forces, mais sans se surmener et en évitant les refroidissements non suivis de réaction.

« *Soins de la peau.* — Au lever, lotions rapides avec une éponge imbibée d'eau, suivies de longues et vives frictions avec des linges secs, avec des brosses de chiendent fin et de caoutchouc, puis massage avec la main enduite de quelques gouttes d'huile d'olive parfumée. Chaque semaine, d'un à trois bains hygiéniques avec 100 grammes de carbonate de potasse, 2 grammes d'essence de lavande, 5 grammes de teinture de benjoin vanillé ; ils seront suivis de longues frictions et de massage. »

Le traitement médical se divise en deux parties :

1° Traitement de la crise hépatique (colique) ;

2° Traitement en dehors de la crise.

Le traitement de la crise même ne comportera, on le comprend, que des préparations calmantes, ayant surtout une influence sur le spasme si douloureux déterminé par l'action du passage des calculs à travers les conduits biliaires.

On administrera en conséquence le chloroforme en inhalations, les injections sous-cutanées de chlorhydrate de morphine au 60e, des lavements avec une cuiller à café d'éther sulfurique ; on appliquera *loco dolenti* des cataplasmes très chauds, arrosés de laudanum.

On donnera pendant la crise :

1° Belladona 1re dil................... 20 gouttes.
Eau simple......................... 125 grammes.

> 2° Nux vom. 1re dil.................. 20 gouttes.
> Eau simple...................... 125 grammes.

A alterner par cuiller à bouche tous les quarts d'heure.

On pourra modifier la tendance à la formation des calculs, en alternant pendant longtemps *china* et *calc. carbonica* à la 3e dilution, ou bien encore en prescrivant avant chaque repas 20 centigrammes de *benzoate de soude* et en prenant matin et soir une cuiller à bouche de :

> Magnes. muriaticum 2e trit........ 1 gramme.
> Eau simple...................... 125 —

Il sera aussi indispensable de faire une saison aux eaux minérales de Vichy, Vals, Carlsbad, Pougues, etc.

La lithiase hépatique est souvent liée à la diathèse goutteuse, dont elle n'est fréquemment qu'une des nombreuses manifestations; aussi quelques praticiens n'ont-ils qu'à se louer, dans l'intervalle des crises, de faire prendre la poudre suivante :

> Tartrate de potasse.............. 0 gr,05
> Benzoate de lithine........ ...... 0 65

pour un paquet.

On continue à la dose de un paquet avant les repas, pendant un mois environ, pour se reposer un mois et reprendre après.

Les sucs d'herbes (laitue, chicorée, cresson, pissenlit), à la dose d'une demi-tasse à café le matin, seront pris àvec avantage à l'époque du printemps.

Cirrhose. — On donne ce nom à l'hépatite interstitielle, c'est-à-dire à l'inflammation de l'enveloppe fibreuse du foie (capsule de Glisson) et aux nombreux prolongements que cette membrane envoie dans l'épaisseur de l'organe avec atrophie de la substance hépatique, et des vaisseaux propres de l'organe.

La première période est constituée par la production d'une matière albumino-fibreuse avec augmentation de volume de l'organe.

La seconde période se caractérise par la rétraction de cette matière albumino-fibreuse, qui amène l'imperméabilité du parenchyme hépatique et l'oblitération des vaisseaux.

Cette maladie est la plupart du temps la conséquence d'excès alcooliques.

Les principaux symptômes sont : la douleur dans l'hypochondre droit, les perturbations digestives, l'*hydropisie* qui ne manque jamais, la coloration jaune brunâtre des urines, l'ictère qui ne se montre que tardivement.

Les médicaments qui seront consultés avec le plus de fruit sont :

Phosphore 3ᵉ et 6ᵉ dilution ;

Chelid. majus 1ʳᵉ et 3ᵉ dilution ;

Iodium 3ᵉ dilution ;

Aurum 2ᵉ et 3ᵉ triturations et ses composés : *aurum iodatum, aurum chlor.* 1ʳᵉ et 3ᵉ trit. ;

Chlor. iod. hydrarg. 1re et 3e trit.
pourvu toutefois que le malade consente à abandonner ses habitudes d'intempérance.

L'hydrothérapie, le séjour au bord de la mer, dans
un pays à température douce, sont d'excellents adju-
vants des médicaments.

MALADIES DES REINS ET DE LA VESSIE

Néphrite. — La néphrite est l'inflammation des
reins, c'est-à-dire des substances tubuleuse et corticale; on donne le nom de *pyélite* à l'inflammation du
bassinet et des calices.

Elle est souvent liée aux rhumatismes, aux fièvres
éruptives, à la goutte et à la gravelle, etc., etc.

Elle peut aussi survenir à la suite d'un refroidissement, le corps étant en sueur.

Elle débute par des frissons violents, de l'agitation,
de la fièvre et une douleur plus ou moins intense dans
la région lombaire s'étendant de chaque côté de l'abdomen jusqu'au niveau du pubis. La sécrétion urinaire
est presque nulle; sa couleur est souvent rougeâtre,
par suite du sang qu'elle peut contenir.

Les fonctions digestives sont troublées; il y a des
vomissements, de la constipation; quelquefois il survient du délire et des abcès soit dans le rein lui-même,
soit dans le tissu cellulaire qui l'entoure.

La *néphrite albumineuse*, ou maladie de Bright, est toujours une maladie très grave, caractérisée surtout par la présence de l'albumine dans l'urine et le développement d'une *hydropisie généralisée.*

Il n'est pas rare d'observer aussi une inflammation de la rétine, pouvant déterminer l'amaurose albuminurique.

L'urine est en général claire, limpide, très mousseuse; chauffée dans un tube ou mélangée à quelques gouttes d'acide nitrique, il s'y forme un précipité blanc, qui n'est autre que de l'albumine coagulée.

Le danger le plus grave de la néphrite est l'*urémie*, c'est-à-dire la rétention de l'urée dans le sang, il en résulte un véritable empoisonnement qui détermine souvent des convulsions et du délire.

Dans la néphrite simple, on donnera au début :

Aconit 1re dil...................... 10 gouttes.
Eau simple........................ 125 grammes.

une cuiller à bouche toutes les deux heures, puis :

Cantharides 3e dil................ 10 gouttes.
Eau simple........................ 125 grammes.

une cuiller à bouche toutes les deux heures.

La néphrite albumineuse nécessite : *arsenicum, terebenthina, phosph. acidum, argentum,* surtout si les urines contiennent des débris d'épithélium.

L'albuminurie qui vient dans les convalescences des fièvres graves réclame : *china, arsenicum.*

De plus, on activera les fonctions de la peau par des frictions sèches, des bains de vapeur simple ou térébenthinée, le massage.

Le régime, sans être exclusif, sera très sévère; on supprimera de l'alimentation les œufs, le régime végétal, le *lait comme contenant de l'albumine*. Cependant, à la *période d'hydropisie*, la *diète lactée* a très souvent produit de grands succès.

Hématurie (pissement de sang). — Elle est due, soit à une inflammation des reins causée par un refroidissement, une contusion ou la présence d'un calcul, soit à une maladie de la vessie.

L'urine sort de l'urèthre avec une teinte plus ou moins accentuée selon la quantité de sang qui s'y trouve contenue; quelquefois le sang est pur; en général, l'émission de l'urine se fait sans douleur.

Le médicament principal à administrer est :

    Terebenthina 1ʳᵉ dil.............. 10 gouttes.
    Eau simple........................ 125 grammes.

ou bien :

    Ergotine.......................... 0ᵍʳ,25
    Eau .... 125 grammes.

Si l'hématurie était la suite d'une contusion, d'une chute sur les pieds, il faudrait alors s'adresser à :

    Arnica T. m ... . 10 gouttes.
    Eau simple........................ 125 grammes.

dont on prendrait comme les autres une cuiller à bouche toutes les deux heures.

Gravelle. Calculs urinaires, coliques néphrétiques. — La formation de ces concrétions a lieu le plus souvent sous l'influence d'une mauvaise nutrition ou d'un vice du sang comme dans la goutte.

Il y a plusieurs sortes de gravelles :

La gravelle rouge, formée par l'acide urique et ses dérivés ;

La gravelle jaune, formée par l'oxalate de chaux ;

La gravelle blanche, formée par des phosphates ammoniaco-magnésiens.

Si l'un de ces grains de sable, qui constituent la gravelle au début, reste enclavé dans les reins ou dans la vessie, il y sert de noyau central autour duquel viennent se fixer d'autres petits grains, qui par leur réunion forment un calcul ou une pierre selon la grosseur.

Quand ce calcul, cette pierre passe du rein dans la vessie, à travers les uretères, il se produit une douleur des plus vives qui dure tout le temps du passage et qui constitue la *colique néphrétique*, action toute mécanique, comme on le voit.

Le régime, de même que pour les goutteux, joue ici un grand rôle.

Les graveleux doivent éviter les excès de table, modérer l'usage des viandes noires, pour se nourrir surtout de viandes blanches, de légumes verts ; s'abstenir de poissons, de crustacés ; parmi les fruits, choisir de préférence les *raisins*, à cause de leurs produits alcalins, les prunes et les pêches, en raison de leur acide benzoïque, les fraises, dont Boerhaave faisait une macération dans du vin blanc.

Il faudra suspendre l'usage du café, de l'alcool, du tabac en excès.

Les eaux minérales sont journellement prescrites :

Dans la gravelle urique : les eaux de Vichy (Célestins, Grande-Grille), de Contrexéville, de Martigny-les-Bains, de Vittel.

Puis l'usage des préparations alcalines, et surtout du benzoate de lithine avec lequel on composera une eau à boire aux repas :

        Benzoate de lithine... ...,....... ...   1 gramme.
        Bicarbonate de soude.....   1   —
        Eau ....   1 litre.

à boire dans la journée.

Puis, comme médicaments modificateurs, on prescrira, pendant huit jours chacun, une dose matin et soir de : *lycopodium* 3ᵉ trit., *phosph. acid.*, 3ᵉ trit. *sepia* 3ᵉ trit.

Dans la gravelle blanche ou phosphatique, on prescrira les eaux minérales de Contrexéville, d'Evian, de Plombières, de Vittel.

Puis matin et soir une cuiller à bouche :

        1° Acide nitrique 1ʳᵉ dil............   10 gouttes.
        Eau simple............... ....   125 grammes.

   2° Acide phosph. 1re dil............ 10 gouttes.
   Eau simple..................... 125 grammes.

Le traitement de la *colique néphrétique* réclame comme celui de la colique hépatique des préparations calmantes : inhalations de chloroforme et d'éther, injections sous-cutanées de morphine, cataplasmes laudanisés, lavements avec 5 à 6 gouttes de laudanum.

Quelques praticiens, pendant la crise, ont obtenu de bons résultats avec les préparations de *pareira brava* et de *berberis* à la 1re dilution ; les infusions de stigmates de maïs ont aussi réussi à calmer les douleurs.

Quand les calculs sont parvenus dans la vessie, ils y déterminent des accidents plus ou moins graves : douleur et pesanteur au périnée ; envies fréquentes d'uriner ; douleurs augmentées par la marche, la voiture, hématurie, etc. Après avoir reconnu la présence de la pierre à l'aide de la sonde, il ne reste plus qu'à en débarrasser le malade soit par la lithotritie, soit par la taille périnéale.

Maladies de la vessie. Incontinence d'urine. — L'*incontinence* d'urine dépend de plusieurs causes : elle peut en effet être sous la dépendance d'un calcul vésical, d'une hypertrophie de la prostate, d'obstacles au cours de l'urine soit au col de la vessie, soit dans le canal de l'urèthre, de faiblesse générale comme cela arrive chez la plupart des petits enfants qui font *pipi au lit.*

Le traitement pour les enfants consistera à modifier leur constitution par les préparations de fer, l'huile de foie de morue, le phosphate de chaux, les bains froids, les bains de mer, l'exercice, le séjour à la campagne, puis à ordonner pendant un certain temps une cuiller à bouche matin et soir :

```
1° Belladona 1re dil................  10 gouttes.
   Eau simple.......................  125 grammes.
2° Nux vom. 1re dil................  10 gouttes.
   Eau simple.......................  125 grammes.
```

On pourra aussi consulter : *phosph. acid.*, *causticum* ; *pulsatilla*, *ferrum*.

Rétention d'urine. — Cette maladie, qui peut mettre en danger les jours du malade, se rencontre surtout chez les vieillards et se trouve souvent sous la dépendance d'une paralysie de la vessie. La vessie remplie outre mesure est le siège de douleurs violentes ; elle déborde au-dessus du pubis ; le malade est menacé *d'urémie*, c'est-à-dire d'empoisonnement du sang par l'urine, et il faut remédier au plus vite aux accidents graves qui ne tardent pas à se montrer : délire, asphyxie, etc.

On placera tout d'abord le malade dans un bain à l'eau de son, très chaud, puis dans le bain on le sondera, en agissant avec prudence, et avec des sondes de différents calibres ; on lui administrera de suite, alternativement, une cuiller à bouche toutes les heures :

```
1° Terebenthina 1re dil.............  10 gouttes.
   Eau simple.......................  125 grammes.
```

2º Pulsatilla 1re dil................. 10 gouttes.
Eau simple..................... 125 grammes.

On pourra encore consulter : *uva ursi, cantharis, kali bichromicum*, et les infusions de *buchu* et de *stigmates de maïs*.

L'électricité a aussi produit quelques bons résultats, et enfin en dernier lieu, quand tous les autres moyens ont échoué, la ponction de la vessie, au-dessus de l'arcade du pubis, est le seul moyen qui reste à employer.

Cystite. — La cystite est l'inflammation de la membrane muqueuse de la vessie.

A l'*état aigu*, elle est caractérisée par une douleur ayant son siège dans le bas-ventre, une grande difficulté dans l'émission de l'urine qui se fait par petite quantité à la fois, s'accompagnant d'un brûlement dans tout le canal de l'urèthre, et d'un ténesme des plus intenses.

Il y a de la fièvre, de la soif, etc.

A l'*état chronique*, elle constitue le *catarrhe de la vessie*, si commun chez les personnes âgées ; dans ce cas, les douleurs sont moins violentes, mais l'urine laisse déposer des matières épaisses, glaireuses, qui forment une véritable bouillie au fond du vase.

Les malades atteints de cette affection sont très sensibles aux variations de température, qui influent sur la production plus ou moins grande de la quantité de productions glaireuses.

A l'*état aigu*, on prescrira en les alternant :

    1° Aconit 3ᵉ dil..................... 10 gouttes.
       Eau simple .... 125 grammee.
    2° Cantharides 3ᵉ dil............... 10 gouttes.
       Eau simple....................... 125 grammes.

toutes les deux heures une cuillerée.

Bains de siège, bains à l'eau de son.

Régime sévère : ni alcool, ni café, ni excitant d'aucune sorte.

A l'*état chronique*, on prescrira :

       Terebenthina 3ᵉ dil............... 10 gouttes.
       Eau simple....................... 125 grammes.

trois cuillerées à bouche par jour, pendant huit jours.

       Dulcamara 3ᵉ dil.................. 10 gouttes.
       Eau simple....................... 125 grammes.

trois cuillerées par jour, pendant huit autres jours.

On pourra consulter encore : *pareira brava, pulsatilla, hydrarg. solub., kali bromid.* 1ʳᵉ, etc.

On est quelquefois obligé de pratiquer des injections dans la vessie ; dans ce cas, il convient d'employer le mélange suivant :

       Glycérine....................... 30 grammes.
       Acide phénique..................   1   —
       Eau de goudron.................. 200   —

L'eau de goudron en boisson aux repas, quand elle est bien supportée par l'estomac, produit souvent de bons résultats.

MALADIES DE L'UTÉRUS ET DES OVAIRES

Métrite. — La métrite est l'inflammation de l'utérus ou matrice.

A *l'état aigu*, la maladie se déclare par des frissons, de la fièvre, des vomissements, un sentiment de pesanteur dans le bas-ventre, avec des douleurs plus ou moins vives à la pression, douleurs qui s'irradient vers les cuisses.

Souvent cette inflammation s'étend aux ovaires et constitue la métro-ovarite, donnant alors souvent lieu à un phlegmon péri-utérin.

A *l'état chronique*, lequel succède le plus souvent à l'état aigu, les douleurs sont moins vives; mais l'utérus plus volumineux presse sur la vessie et le rectum, et subit des déplacements qui ont une action fâcheuse sur l'équilibre de la santé en général.

Dans cet état, il survient une inflammation limitée le plus souvent au col de la matrice, *métrite du col*, qui donne lieu soit à des granulations, soit à des ulcérations qui exercent elles aussi une grande influence sur la santé et, disons-le, sur le *moral des malades* qui deviennent nerveuses, d'humeur inégale, d'une sensibilité exagérée, etc. Il se fait un écoulement de mucosités glaireuses blanc jaunâtre (leucorrhée) plus ou moins abondant et dont le principal inconvénient est de déterminer une démangeaison des plus pénibles (prurit vulvaire).

Les soins hygiéniques de la femme doivent être journaliers ; les injections d'eau fraîche additionnée du mélange suivant :

        Eau de Cologne .... 200 grammes.
        Acide phénique.................... 2 —

une cuiller à bouche pour une demi-cuvette d'eau, sont d'un excellent effet.

On fera aussi des lotions, des ablutions avec la même préparation.

Une fois la maladie déclarée, les meilleurs médicaments à prescrire sont : *aconit* 1re dil., *bellad.* 1re dil., *hydrag. corros.* 3e trit., *nitr. acid., lycopodium* 6e, *helonias dioïca* 1re.

Comme calmant local, on y ajoutera des injections matin et soir avec une décoction de feuilles de morelle et de belladone, à la dose de 10 grammes de chaque pour un litre d'eau.

Dans certains cas très douloureux, on se trouve bien de l'emploi de larges cataplasmes appliquées sur le ventre, et de porter au fond du vagin, au niveau du col, une des olives suivantes :

        Extrait thébaïque............ ..... 0 gr, 10
            — de jusquiame............. ... 0   15
        Beurre de cacao................. ... Q. S.

pour une olive, que l'on place le soir ; le matin, on fait une injection avec une décoction tiède de feuilles de morelle et de belladone.

On prévient souvent les abcès péri-utérins en faisant sur tout l'abdomen un badigeonnage avec le collodion élastique.

Quelques médicaments, parmi lesquels : *sepia* 3ᵉ, *sabina* 3ᵉ et *lilium tigrinum*, seront souvent aussi consultés avec succès.

La *métrite chronique* se traitera selon les symptômes qui se manifesteront :

Contre les pertes blanches, la leucorrhée, on donnera les préparations de fer, de quinquina, et l'*helonias dioïca* à la dose de cinq à huit gouttes de la teinture mère, matin et soir, dans une cuiller d'eau; les préparations de *sepia, iodium, platina, pulsatilla, calcarea, kreosotum, mercurius*.

Puis on soutiendra l'action des médicaments par l'usage journalier d'injections faites à l'aide d'un injecteur :

Eau ordinaire,	3oo	grammes.
Eau de Cologne	200	—
Acide phénique	5	—
Borax	10	—
Teinture d'arnica	3o	—

à la dose de trois cuillerées à bouche pour une demi-cuvette d'eau.

Les petites filles très anémiques, d'une constitution lymphatiques, ont souvent de la leucorrhée; on les soignera par de simples lotions avec la préparation ci-dessus, et en modifiant leur constitution par le régime,

24.

le grand air, les grands bains salés et sulfureux, et les préparations de *fer*, de *calcarea*, de *phosphore acid.*, d'*iode*, etc., administrées consécutivement chacune pendant huit jours.

Contre le prurit vulvaire, on prescrira : *mercurius corrosivus* 3e trit., *calladium seguineum* T. m., *collinsomia* 1re, *conium* 1re, chacun pendant huit jours.

A l'extérieur, l'une des applications suivantes faites à l'aide d'un pinceau :

> Glycérine......................... 3o grammes.
> Sepiæ succus .... 4 —

ou bien lotions avec :

> Borax............................. 15 grammes.
> Eau bouillante.................... 25o —

quatre à cinq lotions par jour, aussi chaudes que possible; ou enfin :

> Sublimé........................... 2 grammes.
> Alcool............................ 4o —

une cuiller à café pour un litre d'eau très chaude.

Contre les granulations et les ulcérations, on prescrira à l'intérieur les préparations de *sepia*, *belladona*, *mercurius solubilis* ou *corrosivus*, *nitria cidum*.

On portera en outre sur les parties malades, de petits tampons imbibés d'un des mélanges ci-dessous, suivant les cas :

> Calendula T. m................... 4 grammes.
> Glycérine........................ 3o —

ou :

> Tannin............................. 4 grammes.
> Glycérine........................... 30 —

ou

> Iodure de potassium............. 4 grammes.
> Glycérine .... 30 —

ou enfin :

> Chloro-iodure mercurique........ 0^{gr},05
> Glycérine......................... 30 grammes.

Il sera quelquefois utile de modifier les surfaces malades à l'aide d'une cautérisation au nitrate d'argent, soit avec le crayon, soit avec une solution au dixième.

Les *déplacements de l'utérus* comprennent le prolapsus ou chute de l'utérus, l'antéversion, la rétroversion et les déplacements à droite ou à gauche.

Ces déplacements, qui tiennent à un relâchement des ligaments dû à une maladie de l'organe, cèdent en général quand il est revenu à l'état sain; cependant il reste souvent un état de faiblesse auquel on remédie par des ceintures abdominales pour l'antéversion, des pessaires pour le prolapsus, dans les cas les plus invétérés.

Il existe certains médicaments qui ont une action en quelque sorte élective sur l'utérus et ses annexes; ce sont : *pulsatilla, helonias dioïca, stannum, sepia, secale* et *conium.*

Il est bon d'ajouter l'usage tous les deux jours d'injections toniques, qui auront pour but surtout de modifier l'état local, et d'en relever la vitalité :

Eau simple......................	3oo	grammes.
Eau de Cologne	200	—
Borax	10	—
Acide phénique.......	4	—

trois cuillers à bouche pour une demi-cuvette d'eau froide.

Si le déplacement utérin tient à un état anémique, on modifiera la constitution par le régime tonique, le vin Souverain, les grands bains aux sels de Pennès, les préparations d'arséniate de fer, etc. (voir *Anémie*).

On donne le nom d'*aménorrhée* à la suspension du flux menstruel ou à son absence complète, et de *dysménorrhée* à la difficulté qu'il a à se produire. Ces deux symptômes se rattachent en général à un état particulier de la constitution que nous étudierons avec la chlorose et l'anémie.

Métrorrhagie. — La métrorrhagie, ou hémorrhagie utérine, reconnaît pour cause : l'anémie, les chutes, les tumeurs, etc. Dès l'apparition de l'écoulement sanguin, il faut placer la malade dans une chambre aérée, sur un lit, recouvrir le ventre et les cuisses de serviettes trempées dans l'eau froide, donner par gorgées des boissons glacées avec une cuiller à café de vinaigre ou de jus de citron, etc.; puis tous les quarts d'heure on alternera ces deux potions :

    1º Hamamelis 1ʳᵉ dil................ 20 gouttes.
       Eau simple.... .... 125 grammes.
    2º Ipeca 1ʳᵉ dil.....   1   —
       Eau simple.................. .. 125   —

à la dose d'une cuiller à bouche.

Si l'hémorrhagie ne s'arrêtait pas, il faudrait avoir
recours à la potion suivante.

    Ergotine........................   1 gramme.
    Sirop de fleurs d'oranger........   20   —
    Eau distillée 125   —

On pourrait encore consulter : *sabina, ledum, pulsatilla,
arnica, cannabis indica* T. m.

Les douleurs névralgiques de l'utérus seront traitées
par : *actæa racemosa, pulsatilla, ignatia.*

Puberté. — On donne le nom de puberté à l'établissement du flux menstruel, qui se fait en général
dans nos climats chez les jeunes filles entre douze et
quinze ans.

Cette transformation, ce passage de l'état de fille à
l'état de femme ne se fait pas sans produire quelques
symptômes douloureux.

Quelquefois les règles n'arrivent pas; il se produit
un retard qui tient le plus souvent à un état chloro-
anémique qui demandera un traitement que nous étudierons plus loin (voir *Anémie, Chlorose*).

D'autres fois, les règles s'établissent d'emblée d'une
façon très abondante, durant six, sept et même dix

jours, affaiblissant ainsi l'enfant par la quantité de sang perdu ; on y remédiera par l'emploi de *nux, ignatia,* et *calcarea carb.*

Ou bien encore, les règles, venues une fois, ne reparaissent plus ou restent deux, trois, quatre mois sans se montrer ; il faudra de suite avoir recours au traitement de l'anémie et de la chlorose, sous l'empire desquelles cet état est le plus souvent ; il ne faut jamais oublier que du bon établissement du flux menstruel dépend la santé de la jeune fille.

On consultera avec avantage : *kali carb.* 3ᵉ chez les jeunes filles frêles et délicates ; *graphites* et *puls.* 3ᵉ chez les jeunes filles très lymphatiques.

Enfin, dans les cas spéciaux, on consultera :

Règles tardives : *pulsatilla, ferrum.*

Règles (absence des) : *pulsatilla, ferrum ;*

Règles hâtives : *ipeca, ignatia ;*

Règles trop abondantes : *ignatia, cham., platina, croccus, calç. carb. ;*

Règles (tranchées pendant les) : *cham., puls., bellad., sabin, sepia ;*

Règles supprimées après une chute : *arnica ;*

Règles trop faibles : *bellad., pulsatilla, graphites ;*

Règles supprimées après refroidissement : *aconit* et *dulcamara.*

Ménopause. — La ménopause, c'est-à-dire l'époque de la vie où les femmes cessent de voir leurs règles, et qui survient en moyenne de quarante-cinq à cinquante ans, est toujours une source de souffrance et de malaises plus ou moins considérables.

Les principaux symptômes sont :

Bouffées de chaleur, montant au visage, contre lesquelles on prescrira : *sepia, lachesis, sanguinaria ;*

Maux de tête avec vertiges, bourdonnements d'oreilles, qui réclament : *glonoïn* 3ᵉ ;

Crampes d'estomac, avec défaillance : *actæa racemosa* 1ʳᵉ, *puls.* et *ac. hydrocian.* 3ᵉ.

———

Trois vices spéciaux minent l'espèce humaine :

1° L'*herpétisme*, qui est la source d'une série de maladies : eczéma et affections cutanées, affections de la gorge, du larynx, des bronches, de l'estomac, de l'intestin (diarrhée rebelle, etc.);

2° L'*arthritisme*, qui engendre les rhumatismes, la goutte, la gravelle et toutes leurs conséquences;

3° Le *lymphatisme* et la *scrofule*, qui produisent l'engorgement des glandes (hypertrophie des amygdales), les ulcères de mauvaise nature, les écoulements intarissables, etc., et placent enfin l'économie dans un état de faiblesse, de *misère physiologique,* qui le rend apte à contracter diverses maladies et, entre autres, l'une des plus terribles de notre époque : la *phthisie pulmonaire* ou *tuberculose*, qui s'attaque plus spécialement à la muqueuse respiratoire, produisant ces affections de la poitrine si redoutées aujourd'hui, et à si juste titre.

Herpétisme. — Le début de l'herpétisme est souvent obscur; on constate sur un point quelconque de la peau l'apparition de petites plaques plus ou moins rougeâtres, tantôt sèches, tantôt humides, auxquelles succède bientôt un *eczéma* qui se localise soit aux oreilles, soit à la face, soit sous les bras, etc.; puis surviennent des angines, des pharyngites avec granulations sur les parties enflammées.

Plus tard, les affections cutanées prennent plus d'intensité, il survient des toux catarrhales très pénibles, des bronchites opiniâtres, des accès d'asthme, des gastralgies, des paralysies, etc.

Les personnes issues de parents atteints d'herpétisme doivent prévenir les accidents par un régime sévère et l'abstention complète de boissons alcooliques ; le séjour à la campagne, au milieu d'une vie calme et tranquille, exempte de soucis et de préoccupation, est le complément obligé du traitement.

Le médicament absolu de la *diathèse herpétique* est l'*arsenic*, sous forme de : arséniate de soude, arséniate d'antimoine, arséniate de fer, de sulfure d'arsenic (orpiment), et d'iodure d'arsenic.

On prescrira l'une ou l'autre de ces substances à la dose de *5 centigrammes* dans 200 grammes d'eau, et on en prendra une cuiller à bouche avant les repas.

Les eaux minérales de La Bourboule, du Mont-Dore, de Plombières jouissent aussi d'une grande efficacité.

Arthritisme. — Vice spécial qui se trouve quelquefois lié au précédent et qui engendre les rhumatismes, la goutte et la gravelle. Il est presque toujours héréditaire, mais peut cependant se développer aussi au milieu de mauvaises conditions hygiéniques.

Les accidents qu'il détermine sont des éruptions, des douleurs dans les muscles, les articulations et les viscères.

Il exerce une influence funeste sur la nutrition intime des tissus, en empêchant la combustion complète des aliments azotés par l'oxygène de l'air et augmentant par suite la quantité d'acide urique et de fibrine du sang.

Les éruptions les plus communes sont :

L'*érythème simple*, éruption en plaques rouges, plus ou moins étendues;

L'*érythème noueux*, qui siège aux articulations, sous forme d'élevures dures s'accompagnant de fièvre, de troubles des fonctions digestives;

L'*intertrigo*, qui survient, par le frottement de la peau, entre les cuisses, sous les aisselles;

L'*herpès*, qui survient aux lèvres, mais dont la principale manifestation est l'*herpès zoster*, ou *zona*, qui siège en demi-ceinture sur un des côtés du corps, où il détermine des douleurs névralgiques violentes et telles qu'on a vulgairement appelé cette maladie *le feu de saint Antoine.*

Les *rhumatismes musculaires* ont leur siège dans les différents muscles :

Le *torticolis* siège dans les muscles du cou;

Le *lumbago*, dans les muscles du dos;

La *pleurodynie*, dans les muscles intercostaux;

La *phrénalgie*, dans le diaphragme; elle est un obstacle considérable à la respiration.

Contre le torticolis, on donnera : *dulcamara, belladona, aconit;*

Contre le lumbago : *rhus tox., arnica, nux;*

Contre la pleurodynie : *bryonia, ranunculus.*

Contre les autres, on consultera : *actæa racemosa* 1re, *gelseminum* 1re, *arsenic* 3e.

Rhumatisme articulaire. — Affection très douloureuse, consistant en une fluxion siégeant à une ou plusieurs articulations, fluxion caractérisée par du gonflement, de la chaleur, de la rougeur et de la douleur; il se fait en général un épanchement de sérosité d'une quantité variable.

Les malades ont une fièvre vive, une soif intense; le moindre mouvement leur arrache des cris; leur urine est rouge foncé.

En général, les articulations se prennent les unes après les autres.

Le danger du rhumatisme articulaire est sa propagation à un viscère, et surtout au cerveau ou au cœur.

Le *rhumatisme cérébral* est une complication des plus graves; il débute au milieu d'un accès aigu, par du délire, et détermine une méningite et une hydropisie du cerveau qui peuvent être rapidement mortelles.

Le *rhumatisme du cœur* engendre le plus souvent une endocardite qui est le point de départ, pour l'avenir, d'affections des valvules et des orifices du cœur.

Le *rhumatisme noueux* attaque de préférence les petites articulations, qu'il déforme en les incrustant de dépôts calcaires et en tuméfiant les extrémités osseuses.

Le *rhumatisme chronique* peut aussi porter son influence sur l'estomac en produisant des gastralgies; sur l'intestin en produisant des coliques, de la diarrhée; sur les bronches en déterminant des accès d'asthme; sur les muscles en produisant des contractures; sur les centres nerveux en déterminant des paralysies.

Le traitement de cette affection aux mille formes est très complexe; dès le début d'une attaque aiguë, on donnera :

> 1° Aconit 1re dil................ 15 gouttes.
> Eau simple.................... 125 grammes.

alterné avec :

> 2° Bryonia 3e dil................ 15 gouttes.
> Eau simple.................... 125 gouttes.

à la dose de une cuiller à bouche toutes les deux heures.

La teinture mère de *colchicum*, à la dose de quinze à vingt gouttes dans la journée, amène souvent une prompte rémission de la douleur de même que le *salicylate de soude*, qu'il faut donner à doses modérées, en raison des accidents qu'il produit et dus aux doses trop fortes que l'on emploie : un gramme de la première trituration, trois fois par jour, est une dose suffisante pour calmer les douleurs, sans produire de phénomènes cérébraux.

Les meilleurs médicaments à prescrire ensuite, sont : *rhus tox., ledum palustre, actæa racemosa, caulophyllum, pulsatilla, nux vom.*

Dans le rhumatisme chronique :

> Iodure de potassium............... 0 ^{gr},50
> Eau simple........................ 125 grammes.

quatre cuillerées par jour.

Dans le rhumatisme noueux :

> Iodure d'arsenic 1re trit........ 1 gramme.
> Eau simple........................ 125 —

même quantité.

Si les douleurs sont trop violentes, exaspèrent les malades et leur arrachent des cris, comme nous l'avons vu souvent, il ne faut pas hésiter à employer l'un des liniments suivants :

> Huile de jusquiame.............. 30 grammes.
> Chloroforme.................... 10 —
> Laudanum .... 5 —

ou bien :

Glycérine......................	3o grammes.
Belladone T. m................	1 gramme.
Arnica T. m...................	1 —
Bryonia T. m..................	1 —

avec lesquels on fera des onctions sur les parties douloureuses, que l'on recouvrira d'une feuille de ouate maintenue en place par une bande de taffetas gommé.

Les eaux sulfureuses d'Aix en Savoie, de Luchon, de Saint-Honoré, celles de Plombières, Vichy, sont très utiles dans l'intervalle des accès.

Goutte. — La goutte a dans certaines de ses manifestations beaucoup de ressemblance avec le rhumatisme.

Elle est la conséquence de la présence de l'acide urique dans le sang, acide provenant de la combustion incomplète des matériaux nuisibles.

La goutte, souvent héréditaire, s'acquiert aussi par une hygiène vicieuse, par une nourriture trop succulente, un défaut d'exercice.

La *goutte aiguë* débute le plus souvent par une douleur violente siégeant au gros orteil, qui devient rouge, luisant, extrêmement douloureux au moindre contact, et sensible au moindre mouvement.

Ces attaques de goutte se renouvellent à des époques variables, mais chaque fois l'attaque est de plus longue durée.

Peu à peu les chevilles, les genoux et les autres articulations se trouvent être englobés dans la même crise.

La *goutte chronique* survient après plusieurs attaques et amène des désordres graves dans les articulations, qu'elle déforme par suite de dépôts d'urates de chaux et de soude, désignés sous le nom de tophus, et qui donnent aux membres un aspect tout particulier.

L'urine laisse déposer du sable rouge, des graviers.

Les digestions deviennent lentes, pénibles, et l'appétit finit par se perdre. Les forces diminuent, les malades maigrissent et tombent dans un dépérissement complet.

La *goutte anormale* est celle qui se porte sur les viscères; elle constitue ce que l'on appelle vulgairement la *goutte remontée*:

Au cœur, où elle produit des syncopes rapidement mortelles;

Au cerveau, où elle détermine des vertiges, des attaques d'apoplexie et quelquefois une méningite;

Aux intestins, où elle produit des tranchées, des coliques sèches très pénibles, une diarrhée souvent très rebelle;

Aux bronches, où elle est la cause d'accès d'asthme et de bronchite interminable.

Les goutteux doivent se prémunir contre le froid, l'humidité, les variations de température.

Ils se couvriront de flanelle, se soumettront à une alimentation sobre, éviteront les fatigues, les excès de tout genre.

Ils prendront souvent des bains chauds additionnés de 500 grammes de bicarbonate de soude et feront chaque année une saison aux eaux thermales de Vichy, de Contrexéville, de Vals, de Martigny-les-Bains.

Le traitement médical comprendra :

1º Traitement de l'accès : donner quatre fois par jour, dans une cuiller d'eau, cinq gouttes de *teinture de colchique*, qu'il sera quelquefois utile d'alterner avec la même quantité de *teinture d'aconit*, surtout si la fièvre, l'agitation sont intenses. On pourra encore consulter *bryonia, caulophyllum, scilla* et le *salicylate de soude* qui ne sera employé qu'avec prudence, et comme nous l'avons déjà dit pour le rhumatisme.

Les applications locales ont aussi leur utilité pour calmer la douleur.

Il est bien entendu toutefois que nous réprouvons toute application d'un caractère perturbateur ou spoliateur.

Les principaux liniments à employer sont :

Huile de jusquiame	40	grammes.
Chloroforme	5	—
Laudanum	5	—
Iodure de potassium	10	—
Glycérine	40	—
Teinture de colchique	20	—
— d'arnica	15	—
— de belladone	15	—

On fait des onctions sur toute la partie malade, et l'on recouvre de ouate maintenue en place par un morceau de taffetas gommé.

Si la goutte remonte ou se déplace, il faut chercher par des applications irritantes (sinapismes, frictions à l'ammoniaque) à la rappeler aux articulations, tout en continuant le traitement interne.

2° Le traitement de la diathèse consistera à prendre du *benzoate de lithine* à la dose 15 à 20 centigrammes par jour pendant un mois, puis repos de huit jours; pendant l'autre mois, même dose d'*iodure de potassium* par jour, repos de huit jours, et reprise du traitement.

Eaux minérales de Contrexéville, Vichy, Martigny-les-Bains, Vals.

Arthrite. — Inflammation de la membrane synoviale qui tapisse les articulations. Elle succède souvent aux douleurs rhumatismales, et se montre quelquefois à la suite d'une chute, de la suppression d'un écoulement ou d'un exanthème.

Elle débute toujours par une violente douleur dans l'articulation, exagérée par la moindre pression, le moindre mouvement, par de la rougeur et du gonflement de l'articulation enflammée. La fièvre et la soif sont intenses.

L'*arthrite sèche* se reconnaît aux craquements tendineux que perçoit la main placée sur l'articulaition malade.

L'*arthrite fongueuse* acquiert un caractère de haute

gravité par suite des *fongosités* qui surviennent sur la membrame synoviale, avec formation d'abcès, de fusées purulentes, etc.

Les médicaments les plus appropriés sont : *aconit* au début, puis *bryonia, rhus* et *mercurius solubilis*.

On pourra aussi calmer les douleurs qui sont souvent épouvantables et arrachent des cris aux patients, avec le liniment déjà prescrit :

> Huile de jusquiame.............. 3o grammes.
> Laudanum...................... 10 —
> Chloroforme................... 6 —

en onctions sur la partie douloureuse.

L'*hydarthrose* est constituée par l'accumulation d'une plus ou moins grande quantité du liquide synovial dans une articulation : le genou est, de toutes les articulations, celle qui est le plus souvent affectée.

Le genou s'arrondit alors, prend une teinte pâle lisse ; et, en appliquant les mains en haut et en bas de l'articulation, on sent parfaitement, en comprimant la rotule, le liquide venir frapper contre les mains.

Les principaux médicaments de l'hydarthrose sont : *apis* et *cantharides* 3e, *kali hydrio.* 1re ; mais les applications locales sont ici d'une grande utilité ; on fera des badigeonnages à la teinture d'iode, et l'on donnera à l'intérieur :

> Iodure de potassium.............. 10 grammes.
> Eau simple.................... 25o —

deux cuillerées à bouche par jour dans une infusion de thé noir léger. Il faut exiger un repos absolu et placer le membre dans une position convenable.

La *tumeur blanche* n'est autre chose qu'une arthrite en voie de suppuration ; les enfants scrofuleux y sont plus prédisposés que les autres ; la tumeur blanche de la hanche porte le nom de *coxalgie ;* elle est assez fréquente.

La meilleure médication est l'immobilisation du membre dès le début à l'aide d'appareils inamovibles, selon les préceptes de Bonnet, de Lyon. On modifiera la constitution par l'huile de foie de morue, l'alimentation, le grand air, les bains de mer, les eaux sulfureuses d'Aix-les-Bains, celles des Pyrénées, et les eaux iodo-bromées de Salins, de Kissingen.

Les médicaments principaux sont : *sulfur, calc. carb., argentum, aurum, mezereum, arsenicum, silicea, hepar sulfuris, iodium,* etc.

Ostéite, périostite. — L'*ostéite* est caractérisée par l'inflammation du tissu osseux ; elle se montre sous l'influence d'une constitution lymphatique et scrofuleuse, ou à la suite d'un coup, d'une chute.

Lorsque l'inflammation reste limitée à la membrane qui enveloppe les os, *périoste,* il n'existe qu'une *périostite.*

Les douleurs occasionnées par cette maladie sont assez vives et exagérées surtout par la pression ; la peau au niveau du point malade est rouge, tendue, luisante.

La *carie,* qui est l'ulcération des os, et la *nécrose,*

qui en est la gangrène, succèdent souvent à l'ostéite ; dans ce dernier cas, une partie de l'os se détache sous forme de *séquestre* et détermine un abcès à l'aide duquel il s'élimine ; d'autres fois, il faut l'enlever à l'aide d'une incision qui permet d'aller le prendre avec une pince.

Le traitement consistera au début :

Mezereum 1re dil............... 20 gouttes.
Eau simple..................... 125 grammes.

une cuiller à bouche trois fois par jour, à continuer quinze à vingt jours.

Si l'on craint la suppuration, on aura recours à :

Mercurius iodat. 1re trit......... 1 gramme.
Eau simple..................... 125 grammes.

trois cuillers par jour.

Si au contraire la suppuration a eu lieu :

Silicea 3e trit.................. 1 gramme.
Eau simple..................... 125 grammes.

Contre la carie, on consultera : *Fluor acid.* 6e, *silicea* 1re, *phosph. acid.* 3e, *aurum iod.* 1re et *mezer.* 1re.

Contre la nécrose : *silicea, symphytum, aurum.*

Mal de Pott. — Caractérisé par la carie de une ou plusieurs vertèbres.

Le début est assez insidieux ; le malade se plaint de douleurs vagues le long de la colonne vertébrale ; il éprouve quelques difficultés à rester debout ; ses fonctions digestives se font mal, il maigrit ; la maladie marche très lentement, mais fait chaque jour des progrès ; alors les tubercules qui occupaient les vertèbres se ramollissent et fusent à travers les gaines des muscles pour former des abcès par congestion, soit au pli de l'aine, soit sur les côtés du rachis ; les vertèbres, se trouvant ainsi creusées comme une coque, ne présentent plus la force nécessaire pour soutenir le corps ; elles s'affaissent, et il en résulte une grosseur, une *gibbosité dorsale* qui quelquefois peut déterminer une paralysie par compression de la moelle épinière.

C'est ici que le repos absolu est indispensable ; il faut coucher les malades dans une gouttière matelassée dans laquelle ils séjourneront un an ou deux s'il le faut; *là guérison est à ce prix ;* on prescrira une alimentation très substantielle, des mets un peu excitants pour aiguiser l'appétit ; on donnera dans les potages une cuiller à café de la poudre suivante :

Phosphate de chaux.................	60 grammes.
Carbonate de chaux..............	40　—
Fer réduit.....................	1　—

puis on prescrira successivement les médicaments suivants : *mezereum, silicea, argentum, calc. carb., aurum,* etc., puis l'huile de foie de morue, la tisane de feuilles de noyers.

Quand cela sera possible, les bains d'algues marines seront un bon adjuvant.

Vie à la campagne, aux bords de la mer, au grand air le plus possible.

Rachitisme. — Maladie caractérisée par un vice de nutrition du système osseux, qui devient mou, fragile, cassant au moindre choc (*ostéomalacie*) et qui subit des déviations plus ou moins marquées soit du côté de la colonne vertébrale (*scoliose*), soit du côté des membres.

On dit vulgairement que les enfants atteints de rachitisme sont *noués ;* en effet, leurs articulations sont tuméfiées, et les jambes se courbent en forme d'arceaux.

Au début, lorsque l'enfant doit être atteint, et cela a lieu souvent même avant qu'il ait commencé à marcher, il perd son appétit, sa gaieté, son agilité ; il fuit tout ce qui demande du mouvement ; il pâlit et maigrit un peu ; son ventre se ballonne, il a de la diarrhée, et ses muscles deviennent flasques et mous.

Sans souffrir positivement, l'enfant a une petite fièvre lente, continue, qui trouble son sommeil, des sueurs nocturnes, sa dentition se fait lentement ou pas du tout. Plus tard, si la maladie ne s'arrête pas, il se produit une déformation du thorax, du bassin, de la colonne vertébrale ou des membres, et l'enfant devient tout à fait contrefait ; il survient quelquefois une hydropisie de cerveau avec accès épileptiformes, des convulsions ou une hydropisie de l'abdomen.

Une crise favorable survient souvent à l'âge de la puberté et met un terme à la maladie ; à cette époque, les os se durcissent, mais conservent la déviation qu'ils avaient contractée.

Les enfants rachitiques sont quelquefois doués d'une grande intelligence.

Cette maladie est, à n'en pas douter, sous l'influence du lymphatisme et de la scrofule.

L'hygiène et les soins de toute nature ont une grande influence sur le développement de la maladie, qu'une nourriture trop substantielle et trop forte engendre bien souvent chez les petits enfants, en déterminant une gastro-entérite nuisible à leur nutrition et au développement normal de leurs organes.

On aura donc à modifier, s'il y a lieu, la vie et le régime de l'enfant.

On ne le fera pas marcher trop tôt, on le tiendra dans la plus extrême propreté, on lui fera prendre tous les deux jours un bain avec du sel gris (100 grammes) ou des feuilles de noyer ; on lui préparera un petit matelas de feuilles de fougère, de warech ou de noyer ; on le fera vivre à la campagne au grand air ou au bord de la mer ; frictions aromatiques sur le corps et la colonne vertébrale.

Quand l'enfant grandit, on prescrit une alimentation tonique : beurre frais et salé, lait de vache coupé avec du bouillon de veau, viandes rôties et grillées, œufs, vin de Bordeaux, bière.

Le traitement médical consistera en huile de foie de morue, puis comme médicaments :

       Silicea 3e trit..................... 10 grammes.

pour vingt paquets, un paquet matin et soir, ensuite :

       Phosph. carb. 3e trit............. 10 grammes.

pour vingt paquets, à prendre de la même manière ;
et après :

       Calc. carb. 1re trit.............. 10 grammes.

pour vingt paquets, à prendre de la même manière ;
puis enfin :

       Arséniate de fer. 1re trit.......... 1 gramme.

pour vingt paquets à prendre aussi de la même manière.

Le traitement ci-dessus se fait pendant un mois et
se continue ainsi pendant très longtemps, de un à trois
et quatre ans au besoin.

Anémie. Chlorose. — On donne le nom d'*anémie* à
une altération du sang qui porte soit :

Sur le *sérum*, qui est en plus grande quantité, ce qui
constitue l'*hydrémie* ;

Sur les *globules*, dont la quantité se trouve diminuée
ou la qualité altérée, ce qui constitue la *chlorose* ;

Sur la *diminution totale* de la quantité du sang, ce
qui constitue l'*hypémie*.

La plus importante de ces altérations est la *chlorose*, maladie très commune chez les femmes des
grandes villes et qui reconnaît pour causes princi-

pales : l'encombrement, les excès de tout genre, la mauvaise nourriture, les fatigues morales et physiques, les surexcitations de la vie, etc.

Les femmes atteintes de cette maladie ont le teint jaune couleur de cire, les muqueuses décolorées, des palpitations, un trouble dans les fonctions menstruelles, une perversion du goût avec désordre des fonctions digestives.

Le moral se ressent le plus souvent de cet état de choses; les facultés intellectuelles diminuent, le travail est pénible, les forces s'alanguissent, les malades n'ont de goût à rien ; elles sont impressionnables, nerveuses à l'excès.

Les règles sont souvent supprimées (*aménorrhée*) ou bien viennent d'une façon irrégulière et douloureuse (*dysménorrhée*). Sous l'influence de ces divers symptômes, l'état général se déprime, et il n'est pas rare de voir survenir des affections graves de la poitrine qui ne reconnaissent pas d'autres causes ; aussi ne saurait-on surveiller avec assez d'attention les moindres phénomènes qui surgissent dans la santé des jeunes filles, surtout à l'époque de la puberté.

Outre les précautions hygiéniques et alimentaires, qui sont prescrites de plein droit, telles que : séjour à la campagne, aux bains de mer, hydrothérapie, nourriture substantielle, distractions, etc., le traitement consistera principalement dans les préparations ferrugineuses, qui seront administrées de différentes manières :

1° Sous forme d'eaux minérales aux repas : Bussang, Auteuil, Orezza, ou simplement eau rouillée à l'aide de clous ;

2° Sous forme de préparations pharmaceutiques ; les meilleures sont :

Le *fer réduit par l'hydrogène*, à la dose de 25 à 30 centigrammes par jour ;

Le *tartrate ferrico-potassique*, à la dose de 25 centigrammes par jour, qui a l'avantage de causer moins de constipation ;

L'*arséniate de fer* 1re trit., à la dose de 25 centigrammes par jour.

D'autres médicaments sont encore nécessaires et sont donnés concurremment avec le fer, à la dose de une cuiller à bouche matin et soir ; ce sont :

> Puls. 1re ou 3e dil................ 15 gouttes.
> Eau simple...................... 125 grammes.

chez les personnes lymphatiques, les femmes qui ont les cheveux blonds, le teint clair et rose ;

> Nux vom. 1re dil................ 15 gouttes.
> Eau simple...................... 125 grammes.

chez les femmes brunes, au teint mat.

On pourra encore consulter : *graphites, sepia, gelseminum, calcarea carb., sulfur, manganum*, etc.

Il ne faut pas non plus négliger les *inhalations d'oxygène* et *l'eau oxygénée* qui produisent une stimulation énergique des fonctions de nutrition, augmentent l'appétit, font cesser les vomissements quand ils existent, et par suite augmenter le poids du corps. Ce moyen est surtout indiqué quand les troubles gastriques si prononcés dans certains cas empêchent les préparations ferrugineuses d'être convenablement supportées.

Diabète. Glycosurie. — Le diabète est une affection qui consiste dans un affaiblissement complet de l'organisme avec présence *constante* d'une certaine quantité de sucre dans les urines, qui deviennent très abondantes.

A l'état ordinaire, l'économie ne contient du sucre que d'une façon transitoire. Tous les aliments amylacés : pain, fécules, farines, etc., sont en effet transformés en *sucre* ou *glycose* sous l'influence des sucs salivaires et pancréatiques qui contiennent un ferment spécial, la *diastase*, lequel va se mêler au sang, où il doit être brûlé par l'oxygène de l'air.

Si cette combustion se fait d'une façon incomplète, le sucre reste dans le sang, d'où il s'élimine par l'intermédiaire des reins, et on le retrouve dans l'urine à l'aide de procédés chimiques spéciaux : liqueur cupro-potassique de Fehling ou de Barresvill, qui donnent un précipité rouge orangé caractéristique.

Bien des théories ont vu le jour pour l'explication de cette singulière et grave maladie ; les plus rationnelles, celles qui semblent le plus près de la vérité, sont celles du professeur Bouchardat, qui attribue le diabète à la formation trop abondante ou à l'absorption trop rapide du sucre dans l'intestin, et de Schiff, qui admet dans le sang la formation d'un ferment morbide semblable à la diastase et qui transformerait en sucre les substances amylacées contenues dans les organes et particulièrement dans le foie.

Les principaux symptômes du diabète, qui du reste ne se manifeste que progressivement, sont : des vertiges, des troubles de la vue, de la soif, de l'amaigrissement, des démangeaisons intolérables en un point quelconque du corps (*prurit vulvaire*), des troubles des fonctions digestives qui se transforment plus tard en un appétit féroce, l'abondance des urines, et enfin la présence du sucre, dont on peut recueillir jusqu'à 4, 5 et 600 grammes dans les vingt-quatre heures.

Tous les diabétiques ne le sont pas au même degré et peuvent ne l'être que d'une manière intermittente ; ainsi quelques-uns ont des urines sucrées après les repas ; d'autres ont un diabète alternant, ce sont surtout les goutteux ; une attaque de goutte supprime le sucre et *vice versa* (polyurie).

Ce qu'il y a surtout de grave dans le diabète, c'est la disposition toute spéciale qu'il engendre, soit à contracter d'autres maladies, soit à rendre plus sérieuses celles qui surviennent.

Ainsi, le simple furoncle devient un anthrax gangréneux ; la bronchite, une congestion pulmonaire grave ; un érysipèle simple devient phlegmoneux, etc., etc. ;

aussi doit-on être très circonspect dans toutes les opérations à tenter sur ces malades.

Le régime, on le comprend, joue un grand rôle dans le traitement de cette affection :

RÉGIME DES DIABÉTIQUES

Choses permises.

Pain de gluten ou biscottes de gluten.

Pain de son.

Potages gras au gluten. — Consommé aux œufs pochés, purée de gibier, œufs, saucisses, jambon, sardines, huîtres. Thon mariné, anchois, crevettes, artichauts, caviar, homard, écrevisses. Bœuf bouilli en salade, beefteck, filet aux olives, aux truffes, langue de bœuf. Agneau. Mouton. Veau. Volaille. Gibier. Poissons frits ou bouillis. Salades (peu de vinaigre). Artichauts, choux-fleurs, laitue au jus, haricots verts, asperges, épinards, champignons, salsifis. truffes ; concombres.

Fromage à la crème, fromages de Brie, de Gruyère, de Hollande, de Roquefort, de Pont-Lévêque, de Chester, de Parmesan, de Stilton, de Strakeno.

Amandes, noix, noisettes, cerneaux.

Vins rouges de Mâcon, Pomard, Nuits, Beaune, Chambertin, Clos-Vougeot, Romanée, Ermitage, Médoc,

Choses défendues.

Fécules, sucre, pain, riz, pommes de terre, semoule, macaroni, vermicelle ; haricots, pois, lentilles, marrons ; radis, carottes ; oignons ; tous les fruits ; confitures, miel, lait, bière, cidre, vins mousseux ; eaux gazeuses, limonades.

Dans les fritures, on remplacera la farine ordinaire par la farine de gluten ; les pâtisseries seront faites aussi avec la farine de gluten, du beurre et des œufs frais.

Tous les légumes doivent être blanchis, en les coupant menu et les faisant bouillir avec la plus grande quantité possible d'eau salée, les égouttant bien.

Choses permises.

Saint-Julien, Château-Laf-
fite.
Vins blancs de Madère, Cha-
blis, Pouilly, Mont-Rachet,
Graves, Sauterne, Côte-Rôtie,
Xerès, Rhin.
Café, thé sans sucre.
Fine champagne ou kirsch.

Pain de gluten. — Prenez farine de gluten 1 kilo-
gramme, levûre fraîche gros comme une noix que
vous délayerez dans un peu d'eau fraîche, sel de cuisine deux pincées. Ajoutez : eau chaude à 35 ou
40 degrés, quantité suffisante pour faire une pâte de
bonne consistance.

Cette pâte étant mise dans un paneton saupoudré
de farine de gluten ou de son, placez-la dans un endroit chaud jusqu'à ce qu'elle soit bien soulevée par la
fermentation, ce qui peut exiger de une heure et demie
à deux heures.

Divisez alors la pâte, en vous servant de farine de
gluten, en petits pains allongés que vous ferez cuire
comme le pain ordinaire.

La *glycérine pure*, prise à la dose de 20 à 50 grammes par jour, aide puissamment aux effets du régime
alimentaire, qui grâce à elle pourra être mitigé et
observé avec moins de sévérité.

Les principaux médicaments du diabète sont :

Les *eaux de Vichy* ou de *Vals* prises en boisson aux

repas , mélangées aux vins rouges , mais en petite quantité, un quart de bouteille par jour ;

Le *nitrate d'urane* 1re trit., à la dose de 1 gramme par jour ;

L'*arséniate de fer* et l'*arséniate de strychnine* 1re trit., à la dose de 20 centigrammes par jour.

L'*acide phosphorique* 1re et 3e dil., à la dose de dix gouttes, deux fois par jour.

L'eau oxygénée, à la dose de un à deux verres par jour au moment des repas, est aussi un bon adjuvant aux médicaments, de même que les inhalations d'oxygène, comme nous l'avons prescrit dans la chlorose.

Une saison aux eaux de Vals, de Vichy, faite dans de bonnes conditions, amène toujours des résultats satisfaisants.

L'exercice, le séjour au grand air, soit aux bords de la mer, soit à la campagne, favoriseront la digestion et par suite la combustion.

Erysipèle. — L'érysipèle est une maladie de l'enveloppe cutanée, que l'on croit être sous la dépendance d'un ferment générateur spécial et qui se montre le plus souvent au printemps et à l'automne, soit sous forme épidémique, soit sous forme simple.

L'érysipèle survient souvent à la suite d'une lésion externe : c'est *l'érysipèle traumatique;* il est alors très contagieux, surtout lorsqu'il y a agglomération de blessés, comme dans les ambulances après les combats.

L'*érysipèle ordinaire* ou *spontané* se divise en érysipèles simple, vésiculeux, phlegmoneux et gangréneux.

En général, il débute par des frissons, de la céphalalgie, des nausées et des vomissements, de la fièvre; puis la rougeur apparaît sur l'endroit où la maladie doit se fixer et c'est principalement à la face qu'elle se manifeste; alors le nez, les paupières, les oreilles se gonflent, deviennent le siège d'un brûlement intense; la peau est rouge, luisante, tendue, présentant souvent çà et là des ampoules analogues à celles d'une brûlure; plus tard, la peau devient jaune, et il se fait une desquamation comme dans les fièvres éruptives.

Lorsqu'il gagne le cuir chevelu, il devient très grave, en raison des désordres qui se produisent; on constate en effet du délire, de l'agitation, du mouvement fébrile intense.

Quelquefois l'érysipèle devient phlegmoneux; c'est là une complication des plus graves, qui se termine souvent par l'infection purulente.

L'*érysipèle des nouveau-nés* a ordinairement son point de départ autour de l'ombilic, au niveau de la plaie du cordon; les petits malades sont en proie à une fièvre intense, ils ont de la diarrhée et des vomissements.

Quand il y a une épidémie d'érysipèle, il faut utiliser les agents actifs que la science nous donne, pour échapper à la contagion. On emploiera donc plusieurs fois par jour pour la toilette le mélange déjà prescrit de :

```
Eau de Cologne ................  100 grammes.
Eau simple..................... 100   —
Acide phénique................  20    —
```

une cuiller à bouche pour une demi-cuvette d'eau.

Une fois la maladie déclarée, on fera autour de la partie atteinte une application de *collodion élastique* qui a la propriété d'empêcher l'extension de la maladie.

Il est souvent utile d'entretenir la liberté du ventre à l'aide d'un verre d'eau d'Huniadi-Janos tous les deux jours, surtout si l'on redoute la suppuration.

Le traitement interne consistera en :

1° Quatre cuillers par jour de :

```
Belladone 1re dil................  15 gouttes.
Eau simple...................... 125 grammes.
```

que l'on continuera tant qu'il n'y aura pas de complications.

2° Si le gonflement devient considérable, œdémateux, on donnera :

```
Apis mellif. 3e dil.............  15 gouttes.
Eau simple..................... 125 grammes.
```

pris de la même façon.

3° Si l'épiderme se soulève et produit des vésicules, on prescrira :

```
Rhus toxicod. 3e dil............  15 gouttes.
Eau simple..................... 125 grammes.
```

4° Enfin, si l'érysipèle devenait phlegmoneux, on aurait recours à :

Chloro-iodo-mercurique 3ᵉ trit...   1 gramme.
Eau simple.....................   125 grammes.

une cuiller à bouche toutes les heures.

L'*érysipèle ambulant* est celui qui a une grande propension à changer de place; on y remédiera par l'usage de *graphites* 3ᵉ trit., *pulsatilla* 1ʳᵉ dil. et *arsenicum* 3ᵉ trit.

L'insolation ou **coup de soleil** se traduit par un mal de tête, des vertiges, des bourdonnements d'oreilles, quelquefois du délire, une coloration vive du visage, l'injection des yeux, l'embarras de la parole, de la fièvre, et souvent perte de connaissance.

Ces symptômes peuvent s'aggraver et aller jusqu'à produire une véritable congestion cérébrale.

Dès le début, on transportera le malade à l'ombre dans un endroit frais si possible, on couvrira la tête de compresses d'eau fraîche arnico-phéniquée, que l'on renouvellera souvent; on appliquera des sinapismes aux mollets, à la nuque; on administrera un lavement salé; on fera boire par gorgées de l'eau arniquée. S'il survenait des complications, on donnerait *glonoïne* 3ᵉ dil. 15 gouttes dans une cuiller à bouche toutes les heures.

Urticaire. — La fièvre ortiée est caractérisée par un malaise général, des troubles digestifs, de l'agitation, avec ou sans fièvre, puis par l'apparition de papules blanches, larges, aplaties, irrégulières, quelquefois entourées d'une teinte rosée, et provoquant une démangeaison des plus intenses.

Elle survient souvent après une émotion trop vive, après l'ingestion d'aliments indigestes (moules, crustacés), avec les douleurs rhumatismales.

A l'état aigu, on prescrira :

> Urtica urens 1re dil............ 10 gouttes.
> Eau simple.................... 125 grammes.

une cuiller à bouche toutes les trois heures; des grands bains de son et d'amidon.

A l'état chronique, on consultera : *antim. crudum*, *arsenicum*, *dulcamara* de la 1re à la 3e dil.

Oreillons. — Inflammation en général bénigne des glandes parotides, survenant quelquefois à la période de déclin d'une fièvre éruptive, ou bien spontanément sans cause connue.

Elle est souvent épidémique et *très contagieuse*.

On prescrira :

> 1° Mercurius solub. 3e trit......... 1 gramme.
> Eau simple.................... 125 grammes.
> 2° Phytolacca décand. 1re dil....... 10 gouttes.
> Eau simple.................... 125 grammes.

à alterner quatre cuillers par jour.

Si le gonflement était très intense et très douloureux, on ordonnerait le liniment suivant :

> Glycérine.................... 30 grammes.
> Phytolacca Dec. T. m.......... 4   —

en onctions, et recouvrir avec une feuille de ouate.

MALADIES DES OREILLES.

Otite. — L'*otite* est l'inflammation d'une ou de plusieurs des parties constituantes de l'oreille.

L'*otite externe* est limitée à l'inflammation du conduit auditif ; elle est caractérisée par la rougeur, la sécheresse de ce conduit, par des douleurs et du gonflement de la muqueuse.

L'*otite interne* est plus grave et présente des symptômes plus accentués : fièvre, douleur exagérée, lancinante, provenant de la formation d'un abcès, surdité complète, agitation, délire même, insomnie, puis quelquefois perforation de la membrane du tympan, et issue du pus par l'oreille externe.

Ces affections très douloureuses reconnaissent souvent pour causes : la malpropreté, le froid humide, l'extension de l'inflammation de la gorge par la trompe d'Eustache, la présence d'un corps étranger, les fièvres éruptives, la fièvre typhoïde, dont elles sont souvent une complication, etc.

L'*otorrhée* ou l'*otite externe chronique* est caractérisée par un écoulement d'un jaune sale souvent très fétide, avec dureté plus ou moins prononcée de l'ouïe.

On rencontre encore sur la muqueuse de *petits polypes*, qui compromettent l'ouïe en interceptant les sons et qui sont souvent la cause de névralgies opiniâtres qui ne cèdent qu'après l'opération faite de ces petites productions.

L'*otalgie* est une névralgie de l'oreille en général fort douloureuse qui s'accompagne de bourdonnements, de sifflets, de tintements de cloche, etc., résultant toujours d'une grande irritation des nerfs auditifs.

La *surdité* est une conséquence fréquente des maladies de l'oreille.

L'hygiène de l'oreille doit être surveillée avec le plus grand soin; on enlèvera chaque jour le cérumen qui s'y accumule, à l'aide d'une petite curette d'écaille, après avoir préalablement fait des injections d'eau de mauves tiède, surtout si le cérumen s'y est durci.

Dans l'otite, on donnera au début, lorsque les douleurs sont très violentes :

> Aconit T. m...................... 10 grammes.
> Eau simple...................... 125 grammes.

Une cuiller à bouche toutes les heures.

On prescrira ensuite :

> 1° Mercurius sol. 3e trit............ 1 gramme.
> Eau simple...................... 125 grammes.
> 2° Dulcamara 3e dil .... 30 gouttes.
> Eau simple...................... 125 grammes.

en alternant, une cuillerée à bouche toutes les deux heures.

Dans l'inflammation chronique du conduit auditif, il est bon de faire une légère cautérisation avec :

> Nitrate d'argent................... 0 gr,05
> Eau simple...................... 40 grammes.

L'*otorrhée* réclamera : *sulfur* 3e, *silicea* 3e, *graphites* 3e, *nit. acidum* 3e, *calcarea* 3e. C'est en général une affection très longue, parce qu'elle est le plus souvent sous l'influence d'une constitution scrofuleuse.

Dans ces derniers temps, le Dr Ménière a préconisé l'acide phénique, comme rapidement curatif.

Voici comment il procède : il fait une grande injection d'eau tiède avec une pompe à double courant; puis le conduit est parfaitement essuyé, et, s'il y a perte de substance plus ou moins grande du tympan, il essuie et sèche la caisse avec un brin de coton roulé autour d'une fine baleine recourbée; puis il introduit la glycérine phéniquée :

Acide phénique...................... 1 gramme.
Glycérine........................... 10 grammes.

dont il augmente les doses à mesure que l'oreille est habituée. Ce traitement, continué matin et soir pendant longtemps, donne les meilleurs résultats.

Les *polypes de l'oreille* seront liés aussi près que possible de leur point d'implantation, et l'on donnera à l'intérieur :

Thuya occid. 3e dil............... 10 gouttes.
Eau simple......................... 125 grammes.

L'*otalgie* sera traitée par *pulsatilla, chamomilla*, et *dulcamara* et *mercurius* à la 3e *dilution*.

Les bruits divers de l'oreille réclameront de préférence le *sulfate de quinine* et le *salicylate de soude* à la 1re et à la 3e *trituration.*

La *surdité* causée par le froid humide cède souvent aussi au *sulfate de quinine* 1re, à la *belladone* 3e dil., à iodium 3e; si elle est la conséquence de fatigues excessives, on donnera : *china* 1re dil, *phosphore* 3e dil.; si elle tient à un épuisement moral, *ambra grisea, anacardium* 3e, *mezereum* 3e, etc.

MALADIES DES YEUX

Blépharite. Orgelets. — La *blépharite ciliaire* est caractérisée par l'inflammation des paupières, qui sont rouges, tuméfiées, douloureuses, et qui sécrètent une humeur visqueuse qui le matin au réveil tient les cils agglutinés.

Elle est très commune chez les personnes lymphatiques, atteintes d'herpétisme, et chez les enfants scrofuleux.

Elle se complique souvent d'*orgelets*, petites tumeurs douloureuses fort gênantes, siégeant aux bords libres des paupières et récidivant souvent.

Le traitement consistera, à l'état aigu, dans l'application matin et soir à l'aide d'une œillère du collyre suivant :

Borax......................	0 gr, 50
Eau distillée...................	50 grammes.

puis à l'intérieur :

1º Pulsatilla 1re dil................... 10 gouttes.
   Eau simple....................... 125 grammes.
2º Mercurius solub. 3e trit........... 1 gramme.
   Eau simple .... 125 grammes.

à alterner une cuiller à bouche, quatre fois par jour.

Dans la *blépharite chronique*, on donnera : *arsenicum*, *hepar sulfuris*, *merc. rub.*, *graphites*, dont on activera encore l'action par le collyre au nitrate d'argent (voir *Collyre*) ou l'application de la préparation suivante :

Précipité rouge.................... 0 ^{gr},10
Axonge fraîche....... .... 5 grammes.
Huile d'amandes douces.......... 5 gouttes.

Il faudra de plus modifier la constitution par des préparations toniques, le changement d'air, etc.

Contre les *orgelets* qui se montrent seuls, indépendamment de la blépharite, on fera usage du collyre suivant :

Pulsatilla Tm.................... 25 gouttes.
Eau de roses.................... 125 grammes.

et l'on prendra le même médicament à la 3e dilution.

On rencontre souvent aux paupières des tumeurs dures, indolentes le plus souvent, qui ne sont autre chose que de petits kystes sébacés ou *chalazion*, contre lesquels on prescrira :

> Mercurius corros. 3ᵉ trit......... 1 gramme.
> Eau simple......... .... 125 grammes.

puis on fera le soir une application, gros comme une lentille, de la préparation suivante portée sur la tumeur même :

> Précipité rouge.................. 0ᵍʳ, 15
> Axonge très fraîche............. 15 grammes.

Conjonctivites. — La *conjonctivite* simple est l'inflammation de la muqueuse de l'œil, la conjonctive.

Elle est très fréquente et se reconnaît à la rougeur de l'œil, à la douleur, au larmoiement, au gonflement de la muqueuse qui forme une espèce de bourrelet appelé *chémosis*, à l'impossibilité de regarder le jour en face, etc.

La *conjonctivite purulente* attaque souvent les nouveau-nés ; elle est beaucoup plus grave que la précédente, détermine de violentes douleurs, avec un gonflement quelquefois énorme des paupières, accompagné d'écoulement de pus qui rend cette maladie *contagieuse*.

La *conjonctivite phlycténoïde*, très commune chez les enfants lymphatiques, est caractérisée par la présence sur la conjonctive, de petits vaisseaux courts, fins, se réunissant en une petite pustule blanchâtre, qui s'ulcère facilement (fig. 77).

La *conjonctivite granuleuse* est caractérisée par le développement de petites granulations arrondies sur la conjonctive oculo-palpébrale, accompagnées des symptômes de la conjonctivite simple.

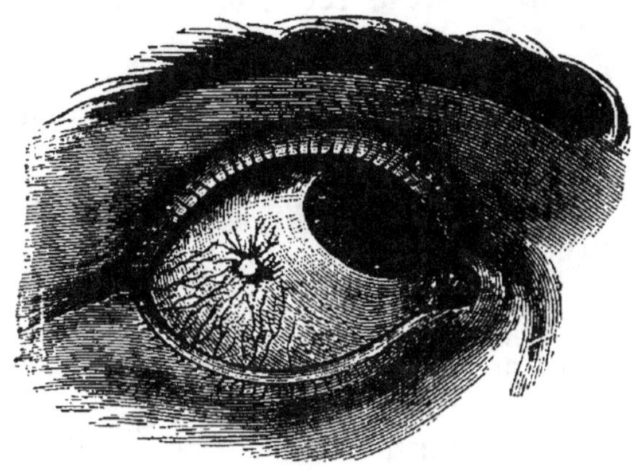

Fig. 77. — Phlyctène de la conjonctive oculaire. (Galezowski.)

Le traitement de la conjonctivite simple réclamera :

1° Sulfur 6ᵉ dil .... 5 gouttes.
   Eau simple..................... 125 grammes.
2° Bellad. 3ᵉ dil................... 10 gouttes.
   Eau simple..................... 125 grammes.

en alternant une cuiller à bouche toutes les trois heures.

On activera l'action interne des médicaments par l'emploi du collyre suivant :

Sulfate de zinc.................... 0 gr, 20
Eau distillée..................... 30 grammes.

que l'on instillera deux fois par jour, à la dose de cinq à six gouttes.

On aura encore recours à *mercurius solubilis, euphrasia, ruta, argentum nitricum* à la 3ᵉ dilution.

La *conjonctivite purulente* réclame :

> Mercurius corros. 3ᵉ trit............ 1 gramme.
> Eau simple...................... 125 grammes.

toutes les deux heures une cuiller à bouche, et l'usage répété du collyre suivant :

> Nitrate d'argent. .... 0 ᵍʳ, 20
> Eau distillée....... .... 30 grammes.

cinq à six gouttes matin et soir dans l'œil, ou mieux toucher légèrement la conjonctive avec un pinceau trempé dans la solution.

La *conjonctivite phlycténoïde* sera traitée par *mercurius, apris, hepar sulfuris, calcarea, nitr. acidum*, et par l'emploi de moyens externes (fig. 77).

Collyre :

> Eau distillée.................... . 10 grammes.
> Sulfate neutre d'atropine.......... 0 ᵍʳ, 01

une goutte trois fois par jour.

Modifier la constitution de l'enfant.

La *conjonctivite granuleuse* sera guérie par la cautérisation avec une solution de nitrate d'argent au dixième, tous les jours, puis à l'intérieur : *sulf., nitr. acidum, thuya, calcarea carbonica, ruta*, et *euphrasia*.

Fistule lacrymale. — La fistule lacrymale est sou-

vent une conséquence des conjonctivites, en raison de
l'inflammation de la muqueuse qui s'étend jusqu'au
canal nasal ; celle-ci se trouvant gonflée, le canal se
rétrécit, et les larmes qui doivent le traverser pour
s'écouler dans les fosses nasales, ne trouvant plus une
issue suffisante, s'accumulent à l'angle interne de l'œil
pour former une petite tumeur (tumeur lacrymale) et
s'écouler au dehors sur la joue, constituant un symptôme des plus désagréables : l'*épiphora* (fig. 78).

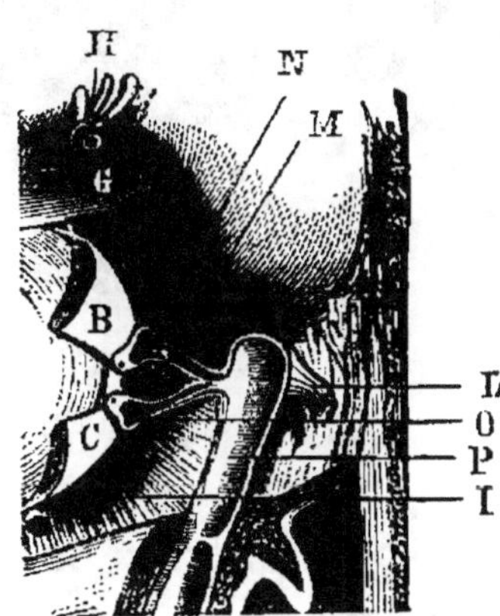

Fig. 78. — Appareil lacrymal.

B. C. Partie interne de la conjonctive palpébrale.
M. Caroncule lacrymale.
N. Point et canal lacrymal supérieur.
O. Point et canal lacymal inférieur.
P. Sac lacymal :   (B. Anger, *Anatomie*).
G. Tendon du grand oblique. — H. Vaisseaux et nerfs sus-orbitaires. —
I. Aponévrose oculaire.

Les médicaments à employer sont : *calcarea, silicea, acid. fluorique* et *causticum*. Mais le plus souvent il faut faire la dilatation du canal à l'aide de sondes

appropriées ou même d'une canule d'argent placée à demeure.

Le *ptérygion* est un épaississement de la muqueuse conjonctivale , qui se développe lentement et qui affecte la forme d'un triangle dont la base est à la conférence de l'œil et la pointe vers la cornée (fig. 79.)

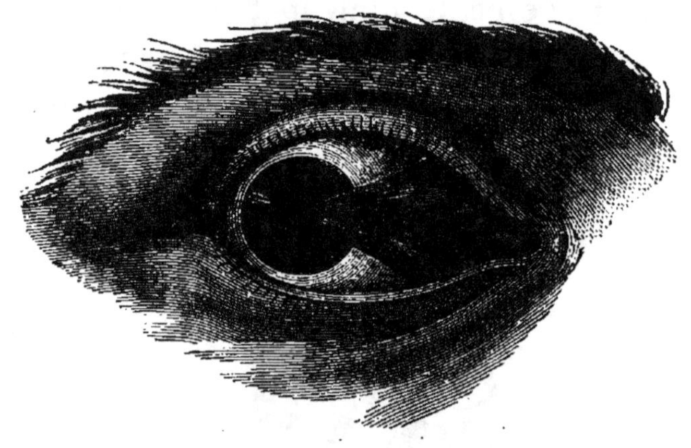

Fig. 79. — Ptérygion (d'après Galezowski).

L'opération seule peut guérir ; on fait une ligature avec un double fil de soie, l'une au sommet, l'autre à la base ; on étrangle ainsi les portions interne et externe, puis on détache le ptérygion quatre ou cinq jours après à l'aide de ciseaux très fins.

Kératite. — La *kératite* est l'inflammation de la cornée ; elle accompagne souvent les conjonctivites graves et se complique toujours de photophobie.

La *kératite superficielle* débute en général par le développement de petits vaisseaux sanguins qui donne à la cornée un aspect trouble, avec formation sur la cornée d'une pustule.

La *kératite interstitielle* ou parenchymateuse se caractérise par une opacité plus intense, de couleur verdâtre, avec injection des vaisseaux superficiels.

Il se forme souvent aussi de petits abcès, qui s'ouvrent à la surface de la cornée ou qui se vident dans la chambre antérieure de l'œil (*hypopion*), laissant après eux une ulcération plus ou moins profonde (fig. 80).

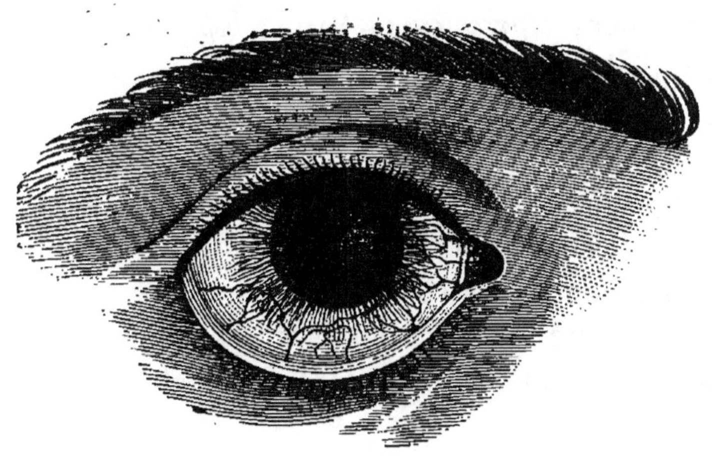

Fig 80. — Kératite (d'après Galezowski).

Après leur guérison, les kératites laissent souvent des taches ou *taies* qui, selon leur intensité, ont reçu les noms de *néphélion*, d'*albugo* et de *leucome*.

La *kératite superficielle* sera traitée au début par :

1° Apis 3° dil........................	10 gouttes.
Eau simple........................	125 grammes.

    2° Merc. corros. 3ᵉ trit............. 1 gramme.
    Eau simple.................... 125 grammes.

dont on prescrira alternativement quatre cuillerées à bouche par jour; et par le collyre suivant :

    Sulfate neutre d'atropine......... 0 gr, 05
    Eau distillée.................... 15 grammes.

dont on instillera 3 à 4 gouttes, entre les paupières, trois fois par jour.

On pourra encore consulter, si la maladie résiste à ce traitement : *arsenicum* 3ᵉ trit., *hepar sulf.* 3ᵉ trit., *chlorure de baryum* 3ᵉ trit.

La *kératite diffuse interstitielle* réclamera de préférence :

Apis mellif. 1ʳᵉ dil. et *ars. alb.* 3ᵉ trit., que l'on administrera alternativement à la dose de dix gouttes et de 0,10 centigr., quatre fois par jour.

On y ajoutera : frictions sur les tempes avec le baume de Fioraventi, des purgatifs légers et le collyre avec :

    Nitrate d'argent................. 0 gr, 05
    Eau distillée.................... 30 grammes

Les opacités de la cornée, taies, etc., seront traitées par le collyre suivant :

    Laudanum .... 2 grammes.
    Eau distillée 2   —

cinq à six gouttes deux fois par jour dans l'œil malade ; ou bien par l'insufflation de la poudre suivante :

Calomel...................... 1 gramme.
Suc raffiné............. .... 4 grammes.

et à l'intérieur : *calcarea, cannabis* et *causticum*.

Les abcès de la cornée réclament : *hepar sulf.* et *carb.* 3ᵉ trit.

Le *staphylome* est une tumeur de la cornée qui nécessite l'intervention chirurgicale (fig. 81).

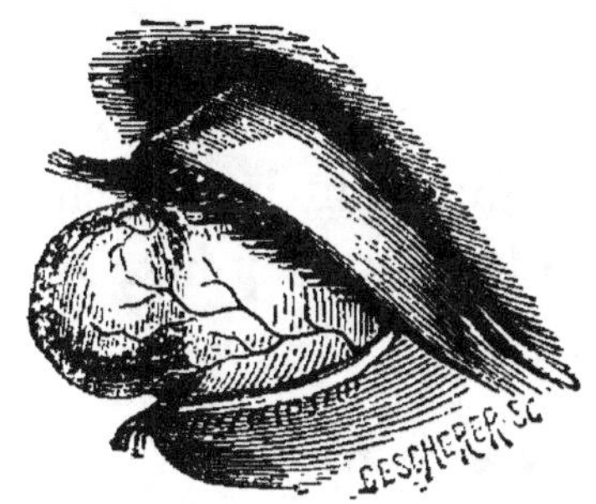

Fig. 81. — Staphylome (d'après Galezowski).

Iritis. — L'*iritis* ou inflammation de la membrane iris se montre souvent sous la dépendance d'une cause spécifique, syphilis, goutte ou rhumatismes.

Elle débute par des douleurs dans l'œil et un trouble de la vue; puis l'iris devient terne, peu contractile, de forme un peu modifiée; il devient verdâtre, et adhère à la capsule du cristallin (*synéchies*). On constate aussi que l'humeur aqueuse contenue dans la chambre antérieure est trouble; il se joint à ces symptômes de la névralgie ciliaire, de la fièvre et de l'insomnie.

A un degré plus avancé, l'iris se recouvre d'exsudats, il se fait dans son tissu un épanchement sanguin ou purulent, et la déformation est complète.

Dans l'iritis simple on prescrira le *collyre* suivant :

Sulfate neutre d'atropine.........   0ᵍʳ, 05
Eau distillée ....   20 grammes.

dont on instillera matin et soir entre les paupières de six à huit gouttes ; puis on donnera comme médicaments internes :

Belladona 1ʳᵉ dil...............   4 grammes.

deux gouttes six fois par jour, dans une cuiller à bouche d'eau pendant trois jours, et ensuite s'il n'y a pas d'amélioration :

Merc. corrosivus 3ᵉ trit..........   1 gramme.
Eau simple.....................   125 grammes.

quatre cuillerées par jour.

En cas d'insuccès on consultera encore avec avantage : *euphrasia, ruta, kali bichromicum*. Contre l'iritis traumatique : *arnica* 3ᵉ dil. ; contre l'iritis rhumatismale : *actæa racemosa, bryonia* et *mercurius*.

Choroïdite. — Inflammation de la choroïde. Elle peut être simple ou séreuse, exsudative ou plastique et constitue alors l'*irido-choroïdite ;* atrophique ou *scléro-choroïdite.*

La *choroïdite séreuse constitue le glaucome ;* elle débute par des troubles visuels, caractérisés par la formation d'un brouillard autour des objets contemplés par le malade, de mouches volantes, de douleurs dans l'orbite, de dureté de l'œil, de la coloration vert d'eau au fond de l'œil, du changement de couleur de l'iris.

L'*irido-choroïdite* se complique d'une rougeur intense ; l'humeur aqueuse devient verdâtre, la cornée se ternit ; les vaisseaux de la conjonctive s'injectent ; l'œil s'atrophie et devient mou ; les douleurs péri-orbitaires deviennent plus intenses, la vue est éteinte.

La *scléro-choroïdite* constitue le staphylome postérieur. Les deux membranes sclérotique et choroïdite s'enflamment, s'amincissent et déterminent des bosselures qui sont autant de staphylomes ; déformation de l'œil, troubles de la vue ; les principales lésions se voient à l'ophthalmoscope et consistent : en flocons albumineux nageant dans le corps vitré ; vaisseaux rétiniens injectés ; accumulation de pigment sur certains points et diminution sur d'autres ; puis atrophie des vaisseaux, héméralopie, troubles divers de la vue, etc.

Les médicaments qui ont paru avoir le plus d'influence sur cette grave maladie sont : *belladona, gelseminum* et *phosphore.*

Si elle survient à la suite d'une suppression des règles, on cherchera à les rappeler par les moyens préconisés déjà ; de même pour l'arrêt brusque d'un flux hémorrhoïdaire ; il peut aussi se faire qu'elle se manifeste à la suite de la disparition subite d'une affection cutanée, et elle nécessitera par suite un traitement spécial : révulsifs à la peau, bains de vapeur, etc.

Rétinite. — La rétine est l'épanouissement du nerf optique dans l'œil ; son inflammation constitue la rétinite ; elle est souvent sous la dépendance d'une grave altération du sang, comme dans l'albuminurie.

Elle est surtout caractérisée par des troubles visuels : mouches volantes, points noirs, brouillards, douleurs dans le fond de l'œil, par l'héméralopie, c'est-à-dire la difficulté de voir les objets quand le jour baisse.

A l'état simple, elle réclame de préférence : *belladona, mercurius solubilis*. S'il y a albuminurie : *bryonia, belladona, mercurius corrosivus* et *phosph.*

Le *décollement de la rétine* réclamera : *gelseminum, aurum, digitalis,* et *arnica* par suite de traumatisme.

L'amblyopie est la faiblesse de la vue ; les objets paraissent ternes, confus, mal limités ; elle est souvent la conséquence de l'anémie, de l'albuminurie, d'excès d'alcool et de tabac. Lorsqu'elle va en augmentant, elle constitue l'*amaurose*.

Elle cédera souvent à un genre de vie plus convenable, à la guérison de l'anémie et de l'albuminurie, et nécessitera par conséquent le traitement de la cause qui l'a produite.

On pourra donner : *china* 1re, *phosph.* 3e et *nux* 1re.

L'*héméralopie*, ou perte de la vue quand le jour baisse, a cédé souvent à l'emploi de la *belladone* ou du *lycopode*.

La *myopie* peut être améliorée par la *fève de Calabar* à la 3e dilution (Dr Woodyatt).

La *presbytie* réclame de préférence *china*.

Le *strabisme,* déviation des yeux soit en dedans, soit en dehors, et qui constitue la *loucherie,* résulte souvent de l'anémie, des convulsions, ou de la présence de vers. Dans le premier cas, on modifiera la constitution par le régime, le grand air, les préparations toniques. Dans le second on administrera successivement : *belladona* et *hyosciamus;* dans le troisième : *cina* et *teucrium mare.*

L'*asthénopie,* ou douleur et éblouissement après avoir concentré la vue sur des objets trop rapprochés, se guérira par *ruta graveolens* 1re dil., 10 gouttes matin et soir.

La paralysie des muscles de l'œil sera traitée par :

Actæa racemosa, rhus et *causticum,* en cas de principe rhumatismal ;

Gelseminum et conium sans cause déterminée ;

Phosphore et *china,* par affaiblissement de l'organisme.

Cataracte. — La cataracte n'est autre chose que l'opacité du cristallin et de son enveloppe la capsule cristalline ; elle est par conséquent un obstacle à la vision, puisqu'elle ne permet plus le passage des rayons lumineux.

Elle débute lentement, mais il est possible d'enrayer sa marche, si elle ne survient pas chez des personnes âgées.

Les principaux médicaments à employer sont : *calcarea, silicea* et *magnesia carbonica.*

Le *phosphore* sous forme d'*huile phosphorée* en application tous les soirs au pourtour de l'orbite a aussi donné les meilleurs résultats :

Phosphore...................... 0 gr, 50
Huile d'amandes douces.......... 50 grammes.

Un grand nombre de personnes ont les paupières rouges, légèrement douloureuses, cuisantes, sans avoir précisément une maladie des paupières; elles se trouveront bien de les bassiner soir et matin avec une infusion de thé vert, à la dose de 10 grammes pour un litre d'eau, additionnée de quelques gouttes de *teinture d'arnica*.

On remédie à l'aide de lunettes à divers états des yeux; mais, quelle que soit l'affection, il faudra toujours éviter de prendre des verres trop forts, qui ne feraient que fatiguer la vue.

Le myope choisira des verres bi-concaves.

Si la myopie est moyenne, il choisira du numéro 16 au numéro 8 (maximum);

Si la myopie est forte, du numéro 8 au numéro 4 (maximum);

Si enfin la myopie est extrême, du numéro 4 au numéro 2.

En général, pour la lecture, l'écriture, le dessin, etc., il ne faut pas se servir de lunettes, elles ne devront être employées que pour voir les objets éloignés.

Le presbyte choisira des verres convexes.

La *diplopie* ou vue double, produite par le strabisme, pourra se corriger par des verres prismatiques.

Enfin les personnes qui ont les yeux faibles et que fatigue et éblouit l'éclat du soleil feront bien de porter des lunettes en verre bleu ou fumée.

***

MALADIES DE LA PEAU

Les maladies de la peau offrent un grand nombre de variétés.

Elles sont pour la plupart sous la dépendance d'un vice du sang : diathèses herpétique, arthritique, scrofuleuse, etc.

Elles se divisent, selon leur aspect, en :

Exanthèmes : érythème, érysipèle, roséole, urticaire, fièvres éruptives, qui la plupart donnent lieu à un état fébrile.

Vésicules : eczéma, herpès, dartres.

Bulles : pemphigus, rupia.

Pustules : impétigo, ecthyma, acné, mentagre.

Papules : prurigo, lichen.

Squames : pityriasis, psoriasis, icthyose, lèpre.

Parasites : teigne, gale.

L'érythème est caractérisé par des rougeurs superficielles, disparaissant sous la pression du doigt et ne produisant en général pas de fièvre quand il est simple.

L'érythème papuleux, qui est souvent fébrile, s'accompagne de plaques saillantes, plus ou moins foncées, et donne lieu à des phénomènes gastriques et articulaires.

On prescrira des bains à l'eau de son , des bains d'amidon, des boissons adoucissantes ; dans les cas simples, on donnera :

```
Belladona 3e dil................ 10 gouttes.
Eau simple..................... 125 grammes.
```

Dans l'érythème noueux :

```
1° Apis 3e dil..................... 10 gouttes.
   Eau simple..................... 125 grammes.
2° Rhus 3e dil................ .... 10 gouttes.
   Eau simple..................... 125 grammes.
```

alterner quatre cuillerées à bouche par jour.

Arsenicum et *chin. sulf.* 1ʳᵉ et 3ᵉ *trituration* sont aussi recommandés.

Eczéma, herpès, dartres. — Ces trois affections cutanées sont caractérisées par des vésicules qui crèvent et laissent suinter un liquide qui se concrète en croûtes jaunâtres.

A l'état aigu, les meilleurs médicaments sont : *rhus, croton tiglium* et *dulcamara.*

L'eczéma rubrum réclame : *mercurius corros.* et *mezereum ;*

L'eczéma impétigineux : *antimonium crudum.*

L'eczéma chronique très tenace réclamera : l'*arsenic* et ses différents sels : *orpiment* 1ʳᵉ et *iodure d'arsenic* 1ʳᵉ, à la dose de 10 centigrammes matin et soir.

Le *graphites* est aussi un médicament puissamment recommandé, qu'il faudra continuer longtemps à des dilutions variées de la 1re à la 12e.

L'eczéma des oreilles réclame *oleander.*

L'eczéma du scrotum réclame *croton tiglium ;*

L'eczéma de la paume des mains : *graphites* et *hepar ;*

L'eczéma du dos des mains : *bovista.*

L'herpès zoster ou **zona** se montre en général sur un seul côté du corps; le plus souvent, il siège en ceinture et produit des douleurs névralgiques violentes très opiniâtres. On prescrira :

        1º Rhus 3e dil...................... 10 gouttes.
           Eau simple....................... 125 grammes.
        2º Arsenicum 3e dil................   1 gramme.
           Eau simple....................... 125 grammes.

alterner une cuiller à bouche toutes les trois heures; ou bien :

        Mezereum 3e dil................. 10 gouttes.
        Eau simple............. .... 125 grammes.

à la place de *rhus*, si ce dernier ne produit pas de soulagement.

Comme moyen topique, on saupoudrera avec de la poudre d'amidon, ou on fera une application de collodion élastique.

Le pemphigus et le **rupia** sont caractérisés par des bulles séreuses au début, puis contenant plus tard un liquide citrin, sanguinolent, se rompant en laissant des excoriations suivies de croûtes.

On prescrira des bains amidonnés, puis :

<pre>
Rhus 3e dil.... ....   10 gouttes.
Eau simple......................   125 grammes.
</pre>

Dans les cas chroniques, *arsenic* et ses différents sels : *orpiment* et *iodure* 1re administrés comme plus haut.

L'*acné* est une affection pustuleuse très commune, siégeant dans les glandes sébacées de la peau et caractérisée par l'hypertrophie de ces glandes avec altération de la matière sébacée ; elle se montre souvent à la face et constitue pour les femmes un véritable supplice.

Elle présente diverses formes :

L'*acné punctata*, avec apparition de points noirâtres au sommet de la pustule ;

L'*acné indurata*, avec induration de la pustule et de sa base ;

L'*acné sebacea*, avec sécrétion huileuse des follicules sébacés ;

L'*acné rosacea* ou *couperose*, avec couleur violacée du nez et des joues, veines variqueuses, etc.

Ce sont là les plus communes.

Les moyens externes jouent ici un grand rôle :

L'*acné simple* réclame des lotions avec l'eau d'amidon, les eaux de son, de guimauve, de glycérine, le coldcream ;

L'*acné sebacea :* des lotions d'eau chaude avec addition de quelques gouttes d'ammoniaque, d'eau de Cologne, de verveine;

L'*acné rosacea :* lotions avec la teinture de benjoin, eau de Cologne dans l'eau chaude matin et soir.

L'*acné punctata et indurata* réclamera un traitement plus actif; on aura recours à la pommade suivante, qui du reste peut s'appliquer à tous les genres d'acné :

Coldcream .... 40 grammes.
Chloro-iodo-mercurique......... 0^{gr}, 05

en application le soir, gros comme un haricot; sous son influence, la peau rougit et se fendille, mais il s'établit promptement une tolérance qui permet de continuer le médicament.

Le matin, on fera des lotions à l'aide d'une éponge avec :

Eau .... 200 grammes.
Eau de Cologne 100   —
Sous-carbonate de soude......... 30   —
Acide phénique................... 2   —

dont on mettra trois cuillerées à bouche dans une demi-cuvette d'eau très chaude.

On a encore préconisé le lait de soufre.

Fleur de soufre................. 8 grammes.
Gomme arabique................. 1 gramme.
Eau de chaux................... 50 grammes.
Eau de rose................... 60   —

Comme médication interne, on prescrira : *sulfur,*

clematis, causticum, ledum palustre, et surtout l'*iodure d'arsenic,* le *sulfure d'arsenic* (orpiment), l'*iodure de potassium* et le *chloro-iodo-mercurique* à la première trituration.

Dans tous les cas, il faudra avoir un régime sévère ; éviter les excès, les fatigues, les veilles, le grand soleil, et faire une saison thermale aux eaux de Luchon, d'Aix, de Saint-Honoré, etc.

Les *taches de rousseur,* qui défigurent si souvent les plus jolis visages, diminueront et disparaîtront souvent par l'usage prolongé de lotions faites matin et soir avec :

Eau de roses......................	60 grammes.
Eau de fleurs d'oranger...........	60 —
Teinture de benjoin..............	30 —
Teinture d'arnica..........	30 —
Borax...................... ...	5 . —

une cuiller à bouche pour une demi-cuvette d'eau d'amidon.

L'*impétigo* est aussi caractérisé par la présence de petites pustules qui donnent lieu à des croûtes jaunâtres, molles, épaisses, irrégulières, et laissant après elles des empreintes plus ou moins persistantes.

Il en existe aussi plusieurs variétés :

Impétigo larvalis : a son siège sur le visage et constitue les croûtes de lait ;

Impétigo granulata : occupe le cuir chevelu avec démangeaison, suintement, et formation des croûtes noires, à odeur nauséabonde, avec présence de poux nombreux.

Impétigo rodens, qui envahit toute la figure et laisse des cicatrices profondes.

Le traitement local consistera en cataplasmes de fécules, en lotions émollientes, en application de poudre d'amidon ; on coupera les cheveux aussi ras que possible.

Le traitement interne consistera en : *viola tricolor* 3ᵉ, *tartarus emeticus* 3ᵉ, *kali bichromaticum* 3ᵉ, et *rhus* 3ᵉ.

Le *prurigo* est une maladie cutanée caractérisée par le développement de papules isolées, sans changement de couleur à la peau, avec un prurit intense à la suite duquel il se développe par l'action de se gratter une petite croûte noirâtre de sang coagulé.

L'un des plus rebelles est le prurigo de l'anus.

On prescrira des bains alcalins et sulfureux, et, à l'intérieur, *sulfur* et *arsenicum* 3ᵉ trit. S'il tient à la présence de *poux*, il faudra les faire disparaître à l'aide de la lotion suivante :

Sublimé corrosif..................	0 ᵍʳ, 05
Eau distillée de roses............	120 grammes.

faite matin et soir.

Le *lichen* est aussi une maladie papuleuse ; les papules sont petites, agglomérées, conservant la couleur de la peau ; lorsqu'elles s'enflamment, qu'elles deviennent rouges, saillantes avec brûlement, démangeaison, et qu'elles s'ulcèrent, elles constituent le *lichen agrius.*

On prescrira les bains de son, les bains à la colle de Flandre, les lotions alcalines :

> Carbonate de potasse............. 5o grammes.
> Eau .... 1000 —

l'huile de cade pure appliquée à l'aide d'un pinceau.

A l'intérieur : *hydrocotyle asiatica* T. m., *arsenicum, sulfur* et *rhus.*

Le *psoriasis* est une affection cutanée caractérisée par la formation de squames épidermiques, sèches, d'un blanc nacré, adhérentes à la peau ; il se présente fréquemment aux mains, aux coudes, aux paupières.

A l'extérieur, on emploiera l'huile de cade, les bains émollients, sulfureux, alcalins, les onctions avec le glycérolé phéniqué :

> Glycérine........................ ..... 100 grammes.
> Acide phénique................... 10 —

A l'intérieur : *arsenicum* 1re et ses sels, *iodure* et *sulfure* 1re trit., *sepiæ succus* 3e dil., *hydrocot. asiat.* T. m.

L'*icthyose* est aussi une affection squameuse ; la peau est sèche, épaisse avec des squames, fendillée, rugueuse, assez semblable à celle du poisson, sans douleur ni démangeaison.

Bains de son, bains gélatineux.

A l'intérieur : *hydrocotyle asiatica* T. m. et *iodure d'arsenic* 1re.

Plusieurs affections cutanées sont dues à la présence de parasites végétaux ou animaux.

Les parasites végétaux engendrent les diverses espèces de *teignes*, la *mentagre* et le *pityriasis*.

La *teigne faveuse* est produite par un petit champignon (l'achorion de Schœnlein), qui a la forme d'une pustule creusée en godet; son principal lieu d'élection est sous l'épiderme du cuir chevelu; les pustules se réunissent peu à peu à mesure qu'elles prennent naissance et ne forment plus au bout d'un certain temps qu'une croûte épaisse emprisonnant les cheveux collés entre eux, exhalant une odeur repoussante; sous cette croûte, la peau enflammée finit par s'ulcérer, saigner, et des poux en grand nombre viennent souvent s'y implanter.

L'*herpès tonsurant* ou *teigne tondante* est occasionnée par le *trichophyte tonsurant*, champignon très petit qui naît dans l'intérieur du cheveu.

La *pelade* ou *teigne décalvante* est produite par le *microspore d'Audouin;* il est la principale cause de l'*alopécie*.

Le *pityriasis* est aussi engendré par un petit champignon, le *microspore pellicule*, caractérisé par l'exfoliation incessante de l'épiderme, sous forme de poussière farineuse avec une démangeaison souvent intense.

La *teigne* est une maladie contagieuse; il faut donc isoler les enfants.

Le premier point est de procéder à l'épilation, puis on fera des applications quotidiennes avec :

> Huile de cade...................... 15 grammes.

ou bien :

> Fleurs de soufre................. 2 grammes.
> Coldcream...................... 20   —
> Teinture de benjoin.............. 2   —

ou bien encore :

> Sublimé corrosif................. 1 gramme.
> Eau distillée.................... 200 grammes.

A l'intérieur, on prescrira le *soufre,* l'*arsenic* et ses *composés : orpiment* et *iodure* de la 1re à la 3e *trit.*

Pour le pityriasis de la face, on ordonnera des lotions avec infusions de sauge, de thym, de cerfeuil, de mélilot et la pommade comme ci-dessus.

En général :

L'*antimoine* convient aux pustules,

Le *rhus toxicodendron* convient aux vésicules,

Le *soufre* convient aux papules.

Les parasites animaux engendrent la *gale ;* elle est produite par le *sarcopte,* petit animal du genre acarien, qui vit sous l'épiderme où il creuse un sillon, dans lequel il loge et y détermine, surtout le soir, des démangeaisons insupportables ; il se joint à cela une éruption psorique surtout entre les doigts, aux bras et à la poitrine (fig. 82 et 83).

D'autres petits animaux connus sous le nom de *Demodex* se logent dans les follicules de la peau aux

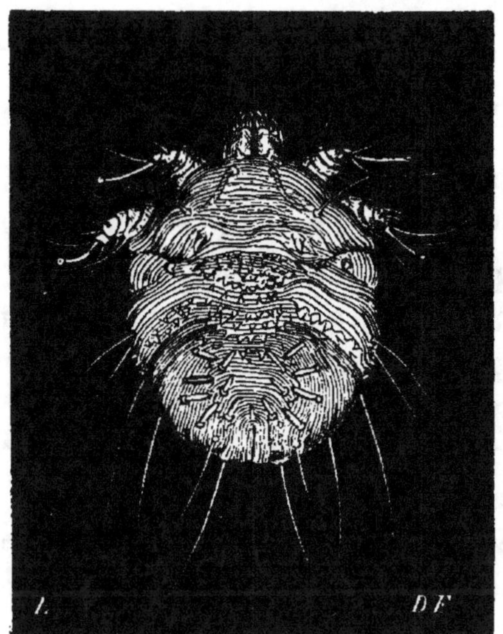

Fig. 82. — Sarcopte femelle, vue de dos.

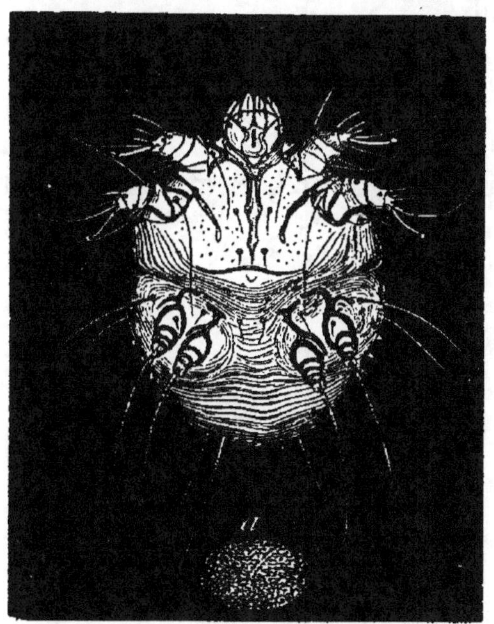

Fig. 83. — Sarcopte femelle, vue de face.
a, son œuf. (Charles Robin.)

alentours des ailes du nez ; ils ferment ainsi les conduits de ces follicules et forment de petites *tannes*.

Depuis que l'on connaît la véritable cause de la gale, son traitement est des plus sûrs et des plus rapides :

1º Frictions sur tout le corps avec le savon noir;

2º Grand bain sulfureux de une heure;

3º Frictions au sortir du bain avec la pommade soufrée d'Helmerich.

Le traitement ne demande pas plus de deux heures.

L'essence de térébenthine, l'huile de lavande sont aussi employées, mais ont moins d'action.

Si la démangeaison persiste encore après le bain, il faudra prendre :

> Sulfur 1re dil...................... 10 gouttes.
> Eau simple .... 125 grammes.

et le continuer longtemps, en prenant encore quelques bains sulfureux.

FIN.

PETIT MÉMORIAL THÉRAPEUTIQUE

Aconit. — Médicament ayant une influence remarquable sur la circulation, antifébrile par excellence. S'emploie dans tous les cas de fièvre continue, *au début de toutes les maladies*, contre les refroidissements et tous les états inflammatoires.

Arnica. — Médicament qui a une action spéciale sur la fibre musculaire et sur les vaisseaux; aussi s'emploie-t-il dans les chutes, les contusions, les ecchymoses, les hémorrhagies, les douleurs dans les muscles, certaines éruptions de furoncles et de clous.

Arsenic. — On consultera ce médicament dans les affections de la peau, dans les affections de l'estomac et du tube digestif, dans celles qui dépriment fortement la vitalité : *choléra, fièvre typhoïde, diarrhées séreuses, fièvres intermittentes, chloro-anémie.*

Belladone. — Agit plus spécialement sur le système nerveux ; trouve surtout son application dans les névralgies, migraines, méningite, érysipèle, angines. C'est le spécifique de la *fièvre scarlatine.*

Bryone. — Médicament qui agit sur le sang et a une action très marquée dans les maladies inflammatoires. On l'emploie avec succès dans la *bronchite,* la *pleurésie,* la *pneumonie,* les *rhumatismes articulaires.*

Calcarea carbonica. — Trouve sa place dans les maladies dues au trouble de l'assimilation. S'emploie pour faciliter l'ossification et la dentition des jeunes enfants ; dans la scrofule, le lymphatisme, le rachitisme ; c'est un remède de fond, essentiellement reconstituant.

Chamomille. — Affecte plus spécialement le système nerveux et agit sur les nerfs sensitifs et excito-moteurs. Convient aux femmes et aux enfants, ainsi qu'aux tempéraments nerveux, bilieux et irritables. C'est le remède des enfants à la mamelle, qui trouvent en lui un adoucissement à toutes ces incommodités si fréquentes chez eux : diarrhée, flatuosités, coliques, etc.

China. — Excitant du système musculaire et nerveux. C'est le tonique et l'anti-périodique par excellence. Il relève les forces affaiblies, arrête les fièvres, les diarrhées chroniques (alterné avec arsenic) ; modifie les accès de coliques hépatiques, qu'il éloigne.

Drosera. — C'est le principal médicament de la coqueluche, de la toux quinteuse avec vomissements alimentaires, de quelques maladies graves des poumons.

Dulcamara. — Possède une action générale sur le système nerveux. Il trouve aussi son emploi dans toutes les affections reconnaissant le froid et l'humidité pour point de départ. Il trouve aussi son application dans certaines maladies cutanées, dans le catarrhe de la vessie, etc.

Gelseminum. — Médicament spécial du système nerveux, sur lequel il agit comme sédatif. Il s'emploie dans les névralgies, les spasmes, les crises de nerfs, les migraines, et chaque fois qu'il y a augmentation de la douleur.

Hepar sulfuris. — Composé de soufre et de chaux, il a, dans son action, des points de ressemblance avec chacun de ses éléments : il influence la peau comme le *soufre*, et les glandes comme *calcarea*. Il active la formation de la suppuration, qui n'a pu être évitée. Il s'emploie dans les inflammations chroniques des bronches, du larynx et des yeux ; dans les dartres humides, les abcès, les inflammations des glandes.

Ignatia amara. — Porte son action principale sur le système nerveux sensitif. S'emploie aussi contre les crises de nerfs, l'hystérie, dont il est le principal modificateur ; les convulsions des enfants ; les crampes d'estomac, les hoquets, etc.

Ipecacuanha. — Se prescrit contre la bronchite catarrhale, le plus souvent alterné avec la *bryone*, l'asthme, la toux spasmodique, le crachement de sang, les embarras gastriques.

Lachesis. — Ce médicament s'emploie dans certains ulcères et quelques maladies de la peau ; dans les angines gangréneuses, et surtout contre les souffrances multiples des femmes à l'époque de la ménopause.

Mercurius. — A une action spéciale sur le sang, qu'il prive de ses globules, de son albumine, de sa fibrine, ainsi que sur le système lymphatique. Il trouvera son application dans un grand nombre de maladies et diathèses : rhumatismes, scrofule, dyssenterie, maladies des yeux, écoulement de pus, affections de la peau et des os, engorgements des glandes, etc.

Nux vomica. — Agit sur le système nerveux, la moelle épinière. Est utile contre les affections de l'estomac, de l'intestin, les hémorrhoïdes.

Phosphore. — Conseillé dans la phthisie, la pneumonie, les maladies de foie, les diarrhées chroniques avec affaiblissement général (comme *ars.* et *china*), les paralysies, et toutes les affections de la moelle épinière.

Pulsatilla. — S'adresse plus spécialement aux femmes et s'emploie de préférence dans les troubles de la menstruation, la choro-anémie et ses conséquences. C'est aussi le médicament par excellence de la rougeole, des orgeolets, de l'indigestion par suite d'aliments gras. Affecte le système circulatoire veineux, aussi est-il indiqué dans les hémorrhoïdes, la phlébite, etc.

Rhus toxicodendron. — Son action se développe sur l'enveloppe cutanée, sur le système tendineux et les membranes synoviales. C'est le médicament des luxations, des entorses, des rhumatismes, de l'érysipèle bulleux, etc.

Sabina. — Produit son action sur le système utéro-ovarien et s'emploie contre les règles hâtives (comme *ignatia*) avec tranchées abdominales et caillots noirâtres.

Sépia. — Comme la *pulsatille*, ce médicament convient surtout aux femmes, et principalement à l'époque de la ménopause. Il a une certaine action contre les affections de l'estomac et de l'utérus.

Silicea. — Influence spécialement la nutrition des tissus et s'adresse de préférence aux altérations organiques. S'emploie dans les affections du système osseux, dans les fistules, les abcès, les ulcères, la diarrhée, la toux des catarrheux et la sueur des phthisiques.

Sulfur. — Médicament de l'enveloppe cutanée et du système lymphatique. S'emploie comme antipsorique dans toutes les affections chroniques, comme intercurrent d'autres médicaments. S'adresse à la scrofule, à l'herpétisme en même temps que l'*arsenic*.

Thuya occidentalis. — Médicament spécifique de la sycose, c'est-à-dire des fics, verrues, poireaux, et de tous les produits hétérogènes qui naissent à la surface du corps, etc.

Veratrum album. — Exerce son action sur le canal alimentaire. Se prescrit dans la cholérine, le choléra, les diarrhées.

TABLE DES MATIÈRES

2ᵉ Série, Nᵒ 273.   Octobre 1881.

BULLETIN MENSUEL DE LA
LIBRAIRIE J.-B. BAILLIÈRE ET FILS
Rue Hautefeuille, 19, près du boulevard Saint-Germain, à Paris.

PUBLICATIONS HOMŒOPATHIQUES
DERNIÈRES NOUVEAUTÉS

PREMIÈRES NOTIONS D'HOMŒOPATHIE
A L'USAGE DES FAMILLES
Par le Dʳ A. Claude
1 vol. in-18, 200 pages................... 1 fr. 50

MANUEL DE THÉRAPEUTIQUE
SELON LA MÉTHODE DE HAHNEMANN
Par Richard HUGHES
Professeur de matière médicale et de thérapeutique à l'École
homœopathique de Londres.

TRADUIT DE L'ANGLAIS SUR LA SECONDE ÉDITION ET ANNOTÉ
Par le Dʳ GUÉRIN-MÉNEVILLE
1 vol. in-18 jésus, 668 pages.............. 6 fr.

TRAITÉ D'OBSTÉTRIQUE
ET DES MALADIES SPÉCIALES AUX FEMMES ET AUX ENFANTS
Basé sur les principes et la pratique de l'homœopathie
PAR LE Dʳ H. N. GUERNSEY
Professeur d'obstétrique au Collège homœopathique de Pensylvanie.
Traduit par le Dʳ Fernand CHAUVET
1 vol. in-8 de 664 pages.................. 8 fr.

LA PRATIQUE DE L'HOMŒOPATHIE SIMPLIFIEE
PAR LE Dʳ A. ESPANET
DEUXIÈME ÉDITION REVUE ET AUGMENTÉE
1 vol. in-12 de VIII-504 pages, cartonné................... 5 fr.

Allopathie et homœopathie. Réponse à M. le docteur Ollivier. Paris, 1878, gr. in-8, 36 p.   1 fr. 50
— Voyez OLIVIER, p. 17.

ANDRÉ (H.). **Notice sur l'Institut médical d'homœopathie** et d'électricité de Cannes (Alpes-Maritimes). Paris, 1864, in-8, 44 p.   1 fr.

Annales de la médecine homœopathique; publiées par L. SIMON, G. JAHR et CROSERIO, t. I et II, 1842, in-8 en livraisons.   10 fr.

Annuaire homœopathique, par MM. CATELLAN frères. 1re année. Paris, 1860, 1 vol. in-12.   3 fr.

Archives de la médecine homœopathique, publiées par une Société de médecine de Paris, 1834-1837, 6 vol. in-8.   30 fr.

Archives de la médecine homœopathique, publiées par MM. LIBERT et L. SIMON. Paris, 1838, 2 vol. in-8.   15 fr.

ARREAT (J.-G.-CH.). **De l'homœopathie,** simples réflexions. Paris, 1859, in-8, VIII-84 p.   1 fr. 50
— **Est-il possible de fonder la médecine sur des principes et des axiomes?** Paris, 1867, in-8, 96 p.   2 fr.

Art médical (l'), journal de médecine générale et de médecine pratique fondé par J.-P. Tessier. — Rédacteurs : MM. J. Davasse, Fredault, Imbert Gourbeyre, Jousset, Ozanam, Ravel. Paraissant le 1er du mois par cahier de 5 feuilles, et formant chaque année 2 vol. in-8 de 480 pages chacun.

La collection des années 1855 à 1880 forme 52 vol. grand in-8. — Prix de chaque année, formant 2 vol. grand in-8.   15 fr.
Prix exceptionnel de l'année 1871-72 (15 mois).   18 fr. 75

AUDOUIT. — **Études pathogéniques et thérapeutiques sur l'Hydrocotyle asiatica.** Paris, 1857, in-8 de 116 p.   2 fr.
— **Du progrès en thérapeutique,** par l'homœopathie. Paris, 1856, in-8, 40 p.   1 fr.

BACHOUÉ (L.). **Petit Manuel homœopathique.** Bordeaux, in-18, 60 p.   1 fr. 50

BEAUVAIS (DE SAINT-GRATIEN). **Clinique homœopathique.** Paris, 1836-1840, 9 forts vol. in-8.   45 fr.
— **Effets toxiques et pathogénésiques de plusieurs médicaments** sur l'économie animale dans l'état de santé. Paris, 1845, in-8, XII-420 p., avec 8 tabl. in-folio.   7 fr.

BÉCHET (J.-JOSEPH). **Les Harmonies médicales et philosophiques de l'homœopathie,** 2e édition. Avignon, 1873, 1 vol. in-8 de 460 p.   8 fr.
— **De la méningite purulente épidémique.** Paris, 1852, in-8.   3 fr. 50
— **Quelques considérations sur l'allopathie et l'homœopathie.** Montpellier, 1838, in-8, 95 p.   2 fr.
— **Expériences faites à l'Hôtel-Dieu de Marseille sur le traitement homœopathique du choléra.** Avignon, 1855, in-8, 24 p.   1 fr.

BECKER (HENRI). **La loi, les hôpitaux homœopathiques et les ambulances homœopathiques** à Paris, en France et à l'étranger, avec biographie et portrait de S. HAHNEMANN. Paris, 1870, in-8 de XVI-100 p.   2 fr.

BÉHIER. Rapport sur une brochure intitulée : Réponse à la note scientifique sur la doctrine homœopathique. Paris, 1858, in-8, 74 p. 2 fr. 50

— Voyez : CRETIN, p. 5, GALLARD, p. 8.

BERNARD (H.-T.). Justification de l'homœopathie dans ses principes essentiels. Gand, 1868, gr. in-8, 55 p. 2 fr. 50

BERTHOLDI. Conseils d'un médecin homœopathe, ou Moyen de se traiter soi même homœopathiquement dans les affections ordinaires. Traduit de l'allemand par Sarrazin. Paris, 1837, in-18, 180 p. 2 fr. 25

— Voyez HÉRING, page 12 ; JAHR, *Manuel*, page 14 ; ORIARD, page 17, et PROST-LACUZON, p. 20.

Bibliothèque homœopathique de Genève. 1re série, 1833-1837, 8 vol. in-8. — 2e série, 1838-1842. 10 vol. in-8. 10 fr.

Bibliothèque homœopathique, par une société de médecins, années 1868 et 1869. 2 vol. in-4, de 400 p. 10 fr.

— Chaque année séparément. 6 fr.

Bibliothèque homœopathique, publiée par la Société hahnemannienne fédérative, années 1870-71 à 1880, in-8. Prix de chaque année. 10 fr.

— Abonnement : Paris et départements. 15 fr. Étranger. 18 fr.

BIGEL. Examen théorique et pratique de la méthode curative du docteur Hahnemann. 1827, 3 vol. in-8 (9 fr.). 6 fr.

BOENNINGHAUSEN (C. DE). Manuel de thérapeutique homœopathique pour servir de guide au lit des malades et à l'étude de la matière médicale pure : traduit de l'allemand par le docteur D. Roth. Paris, 1846, 1 vol. grand in-12, LVI-570 p. 7 fr.

Ce manuel a un double but : aider la mémoire du médecin au lit du malade dans le choix des médicaments et servir de guide dans l'étude de la matière médicale pure : grâce à lui, le praticien pourra s'orienter, juger du plus ou moins de valeur de chaque symptôme, compléter enfin et surtout préciser ses connaissances.

— **Les côtés du corps** ainsi que les affinités des médicaments. Études homœopathiques, traduit de l'allemand par PH. DE MOLINARI. Bruxelles, 1857, in-8 de VIII-22 p. 1 fr. 50

— **Tableau de la principale sphère d'action et des propriétés caractéristiques des remèdes antipsoriques.** Trad. de l'allemand par T. de Bachmeteff et le docteur Rapou, précédé d'un mémoire sur la répétition des doses du docteur Héring (de Philadelphie), et de quelques considérations générales sur les remèdes homœopathiques, par T. Rapou. Paris, 1834, in-8, 352 p. 5 fr.

— **Les aphorismes d'Hippocrate,** accompagnés des gloses d'un homœopathe ; traduit de l'allemand par le docteur Mouremans. Bruxelles, 1864, 2 vol. in-8. 12 fr.

— **Essai d'une thérapie homœopathique des fièvres intermittentes.** Paris, 1833, in-8, 104 p. 2 fr.

— Voyez PERRUSSEL, *Guide du médecin*, p. 18.

BOJANUS. L'art médico-chirurgical en Russie. Application de la médecine homœopathique aux traitements chirurgicaux. Bruxelles, 1864, in-8, de IX-233 p. avec atlas de 15 pl. 7 fr.

BORET (DE). **Notice sur la médecine homœopathique.** Paris, 1837, in-8, 24 p. 75 c.

BOURGEOIS (L.-X.). **Les passions dans leurs rapports avec la santé et les maladies. L'amour et le libertinage.** 4e édition, augmentée. Paris, 1877, in-12, 214 p. 2 fr.

— **De l'influence des maladies de la femme** pendant la grossesse sur la santé et la constitution de l'enfant. Paris, 1862, in-4 de 126 p. 3 fr. 50

— **Recherches et considérations sur l'opération césarienne.** Anvers, 1859, in-8, 32 p. 75 c.

— **Des douches utérines** dans la pratique des accouchements. Bruges, 1854, in-8, 38 p. 1 fr. 25

BRUCKNER (TH.). **Médecine homœopathique domestique.** Leipsig, 1873, 1 vol. in-12, de VIII-237 p. Cartonné. 5 fr.

— Voyez HÉRING, p. 12.

BRUNNER. La médecine basée sur l'examen des urines, suivie des moyens hygiéniques les plus favorables à la guérison, à la santé et à la prolongation de la vie, par le Dr A. BRUNNER. Paris, 1858, 1 vol. in-8 de 320 p. 5 fr.

CATELLAN (Ch.). **Histoire et statistique de l'homœopathie** en France. Paris, 1876, in-8, 20 p. 1 fr. 25

— **Le docteur marquis de Nuñez.** Paris, 1880, in-8, 15 pages, portrait. 1 fr. 25

— Voyez *Annuaire*.

CATELLAN frères et **ESPANET** (A.). **Mémorial homœopathique** comprenant : 1° l'indication des principaux médicaments à employer dans chaque maladie; 2° un coup d'œil sur le mode de préparation des remèdes homœopathiques, et sur la manière de les formuler. Paris, 1877, in-18. 2 fr.

CHANCEREL (V.). **De l'angine et de ses variétés.** Paris, 1865, in-8, 94 p. 2 fr. 50

CHAPIEL. Des rapports de l'homœopathie avec la doctrine des signatures. Paris, 1866, in-12 de 184 p. 2 fr. 50

CHARGÉ. Traitement homœopathique des maladies des organes de la respiration. Cavités nasales, larynx, trachées, bronches, poumons, plèvres, toux et crachats, par le docteur A. CHARGÉ. 2e édit. Paris, 1878, 1 vol. in-18 jésus de 500 p. 6 fr.

Cet ouvrage a été fait pour être utile aux malades et aux médecins ; — aux malades qui autrefois ne recouraient à l'homœopathie qu'en désespoir de cause, mais qui aujourd'hui nous viennent après avoir eu la preuve que leurs espérances de soulagement et de guérison se réalisaient plus souvent par les ressources de notre thérapeutique ; — aux médecins qui ont à cœur d'expérimenter eux-mêmes, mais qui n'avancent pas uniquement à cause des difficultés qu'ils rencontrent.

— **Dispensaire homœopathique Saint-Laurent.** Rapport. Paris, 1850, grand in-8. 2 fr. 50

— Voyez ESCALLIER, *Rapport à M. le curé de St-Laurent*, p. 7.

— **L'homœopathie et ses détracteurs.** 1855, in-8, 236 p. 3 fr.

— **De l'homœopathie.** Encore une fois, qu'est-ce que l'homœopathie? Il faut en finir avec elle. 1 vol. gr. in-8 de 140 p. 3 fr. 50

— **Etudes médicales.** Paris, 1838, in-8, 214 p. 3 fr.

— **Trois jours d'homœopathie** à l'Hôtel-Dieu de Marseille pendant le choléra de 1855, Paris. 1859, in-8, 32 p.   1 fr. 25

CHARGÉ. Traitement homœopathique préservatif et curatif du choléra épidémique, 10ᵉ édition. Paris, 1865. in-8, 24 p.   0, 50

— Voyez *Revue critique. Revue homœopathique.*

CHAUVET (N.-M.). L'avenir de l'homœopathie. Paris, 1860, in-8, 408 p. (Publié en trois séries.)   6 fr.

— *Séparément,* séries deuxième et troisième. Prix de chacune. 2 fr.

— **La médecine officielle au dix-neuvième siècle.** Paris, 1861, in-8, 48 p.   1 fr.

— **Le discours de M. le docteur Duclos.** Lettre à l'auteur. Tours, 1867, in-8 de 16 p.   50 c.

— **Esprit, force et matière.** Nouveaux principes de philosophie médicale, suivis d'une critique sommaire de *Force et matière* du docteur Buchner. 2ᵉ édit. Paris, 1867, 1 vol. in-12 de 294 p.   3 fr.

CLAUDE (A.). Premières notions d'homœopathie à l'usage des familles. Paris, 1879, 1 vol. in-18, 200 p.   1 fr. 50

Quels sont les avantages de l'homœopathie? Quelles sont les maladies les plus communes qu'il est utile de soigner dès le début pour donner au médecin le temps d'arriver? Quels sont les médicaments à employer? Comment agissent-ils, comment faut-il les administrer? Quelles sont les règles hygiéniques à suivre, soit dans l'état de santé, soit dans l'état de maladie? Telles sont les questions auxquelles l'auteur répond dans ce livre, destiné aux personnes qui désirent se faire une idée de l'homœopathie et à celles qui, éloignées du médecin, sont obligées de prendre quelquefois sa place.

— **La pharmacie normale.** Mulhouse, 1836, in-8, 101 p.   2 fr.

Congrès médical homœopathique. Compte rendu des travaux du Congrès de Paris, session de 1851. Paris, 1851, in-8, 248 p. 3 fr.

— Compte rendu des travaux du Congrès séant à Paris. Session de 1855. Paris, 1856, in-8 de 360 p.   4 fr.

— Compte rendu des travaux du Congrès tenu à Bruxelles. Session de 1856. Paris, 1857, in-8 de 156 p.   2 fr.

— Compte rendu des travaux du Congrès international de médecine homœopathique. Session de 1867. Paris, 1868, 1 vol. in 8, 431 p.   3 fr.

— **International d'homœopathie** tenu à Paris, les 12, 13 et 14 août 1878. Paris, 1879, 1 vol. in-8 de 200 p.   5 fr.

CONQUERET (Th.). L'homœopathie. Paris, 1867, in-8, 54 p. 1 fr.

CRAMOISY (E.-P.). Dictionnaire de médecine et de thérapeutique, ou Guide des familles en l'absence du médecin, par le docteur Cramoisy, médecin consultant à l'hôpital homœopathique Saint-Jacques, à Paris. Paris, 1880, 1 vol. in-8, xvi-320 p.   12 fr.

— **Du Trichophyton,** des affections qu'il détermine sur l'homme et les animaux. Paris, 1856, in-4.   2 fr.

CRETIN (A.). Procès intenté à MM. Richelot, gérant, et Gallard, rédacteur de *l'Union médicale,* par MM. Petroz, Léon Simon, Chargé, Molin, Love, Leboucher, Cretin. Lettre adressée à Mᵉ Emile Ollivier. Paris, 1858, in-8, 28 p.   1 fr.

— **Réponse à la note scientifique sur la doctrine homœopathique** à l'occasion du procès intenté au journal *l'Union médicale.* Paris, 1858, in-8, 99 p.   1 fr. 50

— Voyez Petroz, p. 19.

CRIMOTEL (DE TILLOY). **Traitement du choléra** et moyens de s'en préserver. Paris, in-12, 11 p.   50 c.

CROSERIO (CAMILLE). **Statistique de la médecine homœo-pathique.** Paris, 1848, in-8, 68 p.   2 fr.

— **De la médecine homœopathique**, ses avantages. Paris, 1835, in-8, 120 p.   2 fr.

DADEA (B). **Compendio di materia medica** pura, e di tera-peutica. Tome I et II, fascicule 1ᵉʳ. Torino, 1874. 1 vol. gr. in-8 de 1368-96 p.   25 fr.

DAVASSE (JULES). **Des fièvres éphémère et synoque.** Paris, 1847, in-4, 88 p.   1 fr. 50

— **La syphilis**, ses formes, son unité. Paris, 1865, in-8 de XII-568 p.   8 fr.

TABLE DES MATIÈRES. — Plan et division. — Première partie, *Constitution nosologique de la syphilis :* ch. I, Histoire et tradition ; ch. II, Hypothèses et systèmes ; ch. III, Doctrine et méthode. — Deuxième partie, *Formes de la syphilis :* ch. I, Aperçu général ; ch. II, Syphilis simple ; ch. III Syphilis pha-gédénique ; ch. IV, Syphilis grave ou confirmée ; ch. V, Syphilis héréditaire ; ch. VI, Syphilis endémo-épidémique. — Troisième partie, *Unité de la syphilis :* ch. I, Distinction des accidents vénériens ; ch. II, Synthèse des formes syphili-tiques ; ch. III, Vue générale de la maladie.

— Voyez SIMON (Léon) fils. *Maladies vénériennes*, p. 22.

— **Le docteur Alphonse Milcent et l'école de J.-P. Teis-sier.** Paris, 1874, gr. in-8, 180 pages.   2 fr. 50

— **Affections symptomatiques dont l'existence et le rôle sont peu connus** dans la maladie. Paris, 1849, in-8 de 26 p.   1 fr.

— **Thérapeutique expérimentale : Études sur les effets et les indications de la strychnine** et de la noix vomique dans le traitement du choléra. Paris, 1854, in-8, 63 p.   1 fr. 50

— **Note de matière médicale et de thérapeutique sur la glycérine.** Paris, 1859, in-8 de 68 p.   1 fr. 50

— **Les Aïssaoua** ou les Charmeurs de serpents. Nouvelle édi-tion. Paris, 1862, in-8 de VIII-56 p.   2 fr.

— **La diathèse purulente méconnue.** Paris, 1866, in-8 de 140 p.   3 fr. 50

DESCHAMPS (A.). **De la systématisation et de l'unifi-cation de l'œuvre universelle.** Saint-Lô, 1864, in-8 de 293 p.   3 fr.

DES GUIDI (COMTE S.). **Lettre aux médecins français sur la médecine homœopathique.** 4ᵉ édition, suivie des biographies et portraits de S. Hahnemann et de S. des Guidi, par le docteur F. Perrussel. Paris, 1861, in-8 de XVI-144 p.   2 fr.

— **Des moyens hœmœopathiques** de guérir la rage et de la prévenir. Paris, 1842, in-8. *Rare.*   3 fr.

— Voyez LEBOUCHER.

— **Lettre à MM. les membres de la Société royale de médecine**, sur la réponse qu'ils ont adressée au Ministre de l'ins-truction publique, au sujet de l'homœopathie. Lyon, 1835, in-8, 23 p.

— Voyez GALLAVARDIN, p. 8.   75 c.

DESPINEY. De l'arsenic, considéré comme antidote des maladies infectieuses, son emploi curatif et préservatif selon la méthode homœopathique, par le docteur C. DESPINEY. Paris, 1871, in-8 de 60 p.   3 fr.

DESSAIX (J.-M.). **L'homœopathie et ses agresseurs.** Lyon, 1835, in-8 (2 fr) 50 c.

— **De la médecine conjecturale**, soi-disant rationnelle, et de la médecine positive, coup d'œil d'un homœopathe. Paris, 1843, in-8, 191 p. 3 fr.

DEZAUCHE. Mémoire sur la méthode curative dite homœopathie. Montpellier, 1833, in-8, 24 p. 60 c.

DOIN (G. D.) et Ch. **LABURTHE. Du suc de persil** dans le traitement de l'uréthrite aiguë. Paris, 1835, in-8, 96 p. 1 fr. 50

D'OROSZKO (J.-A.). **Recherches sur l'homœopathie**, ou théorie des analogues. Paris, 1839, in-8, 321 p. 3 fr. 50

Dossier (le) **de l'allopathie.** Paris, 1878, gr. in-8, 30 p. 1 fr.

DUMAS Opinion sur l'homœopathie, exposée devant le Sénat à l'occasion de deux pétitions. Paris, 1865, gr. in-8, 35 p. 75 c.

DUPIN. Opinion de M. Dupin, procureur général, sénateur, dans la discussion des pétitions concernant l'homœopathie. Paris, 1865, in-8 de 12 p. 75 c.

Empirisme (de l') et du progrès scientifique en médecine par un rationaliste. Paris, 1863, in-18 jésus, 174 p. 2 fr.

ESCALLIER. A propos de l'homœopathie, quelques pages d'histoire médicale contemporaine. Paris, 1861, in-8 de 32 p. 1 fr.

— **D'une réforme à introduire dans l'étude thérapeutique des eaux minérales naturelles.** 1864, in-8, 40 p. 1 fr.

— **Propositions de médecine** et de chirurgie pratiques. Paris, 1849, in-4 de 56 p. 3 fr.

— **Rapport adressé à M. le curé de St-Laurent** par les docteurs Chargé, Escallier, Patin, Serrand, sur le dispensaire homœopathique de St-Laurent. Paris, 1860, gr. in-8, 16-41 p. 2 fr. 50

— Voyez CHANGE, *Dispensaire homœop. St-Laurent*, p. 4.

— **Préservation du choléra asiatique.** 2e édit. Paris, 1854, in-8, 16 pages. 1 fr

— **Un mot à mes confrères sur le climat de Nice en hiver.** Paris, gr. in-8, 8 p. 25 c.

— Voyez TURREL, p. 24.

— **Traitement comparé du rhumatisme articulaire aigu.** Paris, 1855, in-8, 120 p. 3 fr. 50

— **Des indications thérapeutiques**, fournies par le rhythme des phénomènes morbides. Paris, 1856, in-8, 26 p. 1 fr.

ESPANET (LE FRÈRE ALEXIS). Traité méthodique et pratique de matière médicale et de thérapeutique, basé sur la loi des semblables. Paris, 1861, in-8 de XXXII-808 p. 9 fr.

L'auteur étudie le médicament dans ses effets sur l'homme sain, par groupe de symptômes, depuis son action la plus faible jusqu'aux phénomènes toxiques. Les données de la clinique lui viennent en aide et contrôlent celles de l'expérimentation physiologique.

— **La pratique de l'homœopathie simplifiée**, 2e édit. Paris, 1879. 1 vol. in-18 jésus de VIII-495 p., cartonné. 5 fr.

Ce qu'il faut, ce qui est demandé avec instance, c'est un manuel facile à consulter, exempt à la fois de détails inutiles et d'omissions regrettables, restreint quant à son volume, mais complet pour les indications utiles, en un mot pratique dans toute la rigueur du terme. Nous croyons avoir rempli ce programme et comblé la lacune si souvent signalée par les praticiens. (Extrait de la *préface de l'auteur.*)

— **Essai d'une constitution scientifique de la matière**

médicale d'après une méthode qui en simplifie et en facilite l'étude. Paris, 1879, in-8, 70 p. 2 fr.

ESPANET (A.). **Des innovations dangereuses** en homœopathie. Paris, 1880, in-8, 16 p. 1 fr.

FALLOT. **Réplique à M. Varlez.** In-8, 11 p. 1 fr.

FINELLA. **Nouvelle méthode homœopathique**, basée sur l'application des remèdes complexes au traitement de toutes les maladies. Paris, 1877, 1 vol. in-8, 388 p. 7 fr.

— **Nouvelle découverte en homœopathie.** Paris, 1866, in-8, 44 p. 1 fr.

FLEURY (A. de). **L'homœopathie dans la Charente.** Angoulême, 1857, in-8, 50 p. 1 fr. 50

FLEURY (Louis). **L'homœopathie dévoilée.** 2e édit. Paris, 1839, in-8 de 96 p. 3 fr.

FREDAULT (F.). **Physiologie générale. Traité d'anthropologie** physiologique et philosophique. Paris, 1863, in-8, xvi-854 p. 11 fr.

— **Histoire de la médecine.** Étude sur nos traditions. Paris, 1870-1873, 2 vol. in-8 de chacun 300 p. 10 fr.

— Séparément. Tome II, 1873, in-8. 5 fr.

— **Des rapports de la doctrine médicale homœopathique** avec le passé de la thérapeutique. Paris, 1853, in-8 de 84 p. 1 fr. 50

— **Note sur un nouveau ver vésiculaire** trouvé dans le cerveau. Paris, gr. in-8, 15 p. 50 c.

— **De l'alimentation.** Hygiène. Paris, 1866, gr. in-8, 102 p. 2 fr.

GABALDA (F.). **De la contagion des symptômes secondaires de la syphilis.** Paris, 1859, in-8 de 29 p. 1 fr.

— **De l'enseignement de la thérapeutique à l'École de Paris.** Paris, 1858, in-8 de 95 p. 2 fr.

— **Considérations pratiques sur les bubons scrofuleux** et leur traitement. Paris, 1846, in-8, 20 p. 1 fr.

GABORIAU (V.-P.). **Epître sur l'homœopathie.** Nantes, 1853, in-8, 23 p. 60 c.

GAILLIARD (DE BRUGES). **L'homœopathie vengée.** Paris, 1869, in-8, 544 p. 6 fr.

— **L'homœopathie** à l'Académie de médecine de Belgique. Bruxelles, 1877, gr. in-8, 93 p. 1 fr. 50

GALLARD. **Note scientifique sur l'homœopathie.** Paris, 1858, in-8. 3 fr.

GALLAVARDIN. **Voyage médical en Allemagne :** polyclinique, doctrines médicales, les universités allemandes, les professeurs, les étudiants, les juifs. Paris, 1860, in-8, 165 p. 2 fr. 50

— **Projet d'hôpitaux mixtes** allopathiques et homœopathiques, projet de dispensaires mixtes. Paris, 1861, in-8, 96 p. 2 fr.

GALLAVARDIN. **Les paralysies phosphoriques.** Paris, 1865, grand in-8, 92 p. 2 fr.

— **Expériences sur les malades des hôpitaux,** instituées par l'Académie de médecine. Paris, 1862, in-8, 60 p. 1 fr.

— **Le comte des Guidi**, introducteur de l'homœopathie en France. Notice biographique. Paris, 1863, in-8.   1 fr.

— **L'enseignement clinique en Allemagne**, particulièrement à Vienne. Projet de réforme pour l'enseignement clinique en France. Paris, 1858, in-8, 78 p.   1 fr. 50

— **Causeries cliniques homœopathiques**. Tome Ier. Paris, 1868, in-8 de 244 p.   5 fr.

— **Un homœopathe honteux**. M. le docteur Munaret. Paris, 1864, gr. in-8 de 24 p.   1 fr.

Gazette homœopathique de Paris, publiée par le docteur Roth. Tome Ier. Paris, 1858, in-4 à 2 colonnes, de 572 p. (8 fr.) 4 fr.

GINESTET (C.-A.). La vieille médecine et ses dangers, surtout dans l'apoplexie, la fluxion de poitrine, les fièvres typhoïdes et cérébrales. Niort, in-8, 158 p.   2 fr.

GIORNN P*. Une dose infinitésimale** entre deux fiancés. Grenoble, 1867, in-8 de 32 p.   1 fr.

GIRAUD. Lettre à M. le professeur Bouillaud sur l'homœopathie. Pa is, 1843, in-8 de 16 p.   75 c.

— **Trois homœopathes** déclarés indignes de faire partie de la Société dite médicale du 6e arrondissement. Paris, 1846, in-8 de vii-62 p.   2 fr. 50

GONNARD (Claude). Essai critique sur l'institution de la dualité chancreuse. Paris, 1863, in-4 de 71 p.   2 fr. 50

— **L'Homœopathie** et M. le docteur Gubler. Paris, 1872, in-8 de 23 p.   50 c.

GOUT (F.). L'école officielle devant son principe, l'allopathie dans les faits, suivie d'un Essai de synthèse caractéristique sur le tartre stibié, l'aconit, l'arnica, l'arsenic et le quinquina. 2e édit. Paris, 1858, in-8 de 112 p.   2 fr. 50

GRANIER (Michel). Conférences sur l'homœopathie. Paris, 1858, in-8, viii-524 p.   5 fr.

Table des matières. — I, Je ne crois pas à l'homœopathie ; II, Ma conversion à l'homœopathie ; III, Les Allopathes et les Académiciens ; IV, Irradiation de l'homœopathie ; V et VI, Temple hippocratique ; VII et VIII, Temple Hahnemannien ; IX, Le possible ; X, Le fait ; XI, En famille ; XII, Nos insuccès ; XIII, Jusques à quand ? Les vieux préjugés : saignées, sangsues ; XIV, Une comédie toujours nouvelle, les évacuants, purgatifs, vomitifs ; XV, Un organe nouveau ; XVI, Le messie de la médecine, vie de Hahnemann.

— **Des homœopathes et de leurs droits.** Paris, 1860, in-8 de 170 p.   2 fr. 50

Table des matières. — Réserves ; Droits fondamentaux ; Droits de la vérité ; Droits de l'erreur: Droits des tribunaux ; Droits d'une condamnation ; Droits d'un défi ; Droits d'une réforme ; Droits de l'intolérance ; Droits de la foi ; Droits des cultes ; Droits de l'impôt, Droits des minorités ; Droits d'allusion ; Droits des clients ; Droits des étudiants ; Droits du baptême ; Droits des serments ; Droits de diplôme ; Droits d'une enquête ; Droits des peuples ; Déclaration.

GRIESSELICH. Manuel pour servir à l'étude critique de l'homœopathie, traduit de l'allemand par le docteur Schlésinger-Rahier. Paris, 1849, in-12, viii-416 p.   3 fr.

Ce volume renferme tous les développements nécessaires à l'intelligence de la doctrine médicale homœopathique. Il indique au débutant la route dans laquelle

il doit ensuite marcher seul pour arriver au but. L'auteur a cru devoir élaguer
beaucoup de théories plus ou moins ingénieuses, inutiles au lit du malade ;
mais il a voulu donner à la doctrine du *simile* une base physiologique et pathologique qui obtiendra l'assentiment de tous les vrais amis du progrès et de l'homœopathie.

GUANCIALI (Q.). **Hahnemannus, seu De homœopathiâ,
novâ medicâ scientiâ** libri octo. Neapoli, 1810, in-8, 196 p. 5 fr.

GUÉRARD (ALPH.). **De l'Homœopathie.** Paris, 1837, in-8,
17 p. 1 fr. 50

GUÉRIN MÉNEVILLE (J.). Voyez HUGHES, p. 12.

GUERNSEY (H.-N.). **Traité d'obstétrique et des maladies
spéciales aux femmes et aux enfants**, basé sur les principes et la pratique de l'homœopathie par le docteur H.-N. GUERN-
SEY, professeur d'obstétrique au collège médical homœopathique
de Pensylvanie, traduit par le docteur Fernand Chauvet. Paris,
1880, in-8, de 664 p. 8 fr.

GUEYRARD (H.-G.). **Traitement homœopathique du choléra-morbus.** Lyon, 1832, in-8. 60 c.

— Voyez JAHR, *Choléra*, p. 15 ; ESCALLIER, p. 7 ; HOFFMANN, p. 12.

— **La doctrine médicale homœopathique.** Paris, 1834,
1 vol. in-8, relié (*rare*). 6 fr.

GUNTHER (H.-A.). **Nouveau manuel de médecine vétérinaire homœopathique**, traduit par P.-J. Martin, 2ᵉ édit.
Paris, 1871, in-18, XII-504,, avec 34 fig. 5 fr.

— Voyez PROST-LACUSON et BERGER, *Dictionnaire vétérinaire homœo-
palhique*, p. 20.

GUYARD (Aug.). — **Guide des gens du monde** dans le choix
d'une médecine. 2ᵉ *édit.* Paris, 1857, in-18 jésus. 3 fr. 50

— **Des droits, des devoirs et des constitutions** au point
de vue de la doctrine fusionnienne. Paris, 1848, in-18 jés. 2 fr. 50

— **La médecine jugée par les médecins.** Paris, 1842, in-8,
166 p. 2 fr.

— **L'allopathie et l'homœopathie** jugées par les médecins.
3ᵉ édit. Paris, 1869, in-18 de 200 pages. 3 fr.

HAAS (J.-L.). **Mémorial du médecin homœopathiste**, ou
Répertoire alphabétique des traitements et d'expériences homœopathiques, pour servir de guide dans l'application de l'homœopathie au lit du malade ; traduit de l'allemand par J.-L. Jourdan.
2ᵉ édit., revue et augmentée. Paris, 1850, in-18, 285 p. 3 fr.

HAHNEMANN (SAMUEL). **Exposition de la doctrine médicale
homœopathique** ou **Organon** de l'art de guérir, traduit de
l'allemand sur la dernière édition par le docteur A.-J.-L. Jourdan.
5ᵉ *édit.*, augmentée de commentaires et précédée d'une notice sur
la vie, les travaux et la doctrine de Hahnemann, par le docteur
Léon SIMON père. Paris, 1873, in-8, 640 p., avec un portrait
gravé. 8 fr.

HAHNEMANN (SAMUEL). **Études de médecine homœopathique.** Paris, 1855, 2 vol. in-8 de chacun 600 p. 14 fr
Chaque volume se vend séparément. 7 fr

Première série : Traité de la maladie vénérienne. — Esprit de la doctrine homœopathique. — La Médecine de l'expérience. — L'Observateur en médecine. — Esculape dans la balance. — Lettre à un médecin de haut rang sur l'urgence d'une réforme en médecine. — Valeur des systèmes en médecine, considérés surtout eu égard à la pratique qui en découle. — Conseils à un aspirant au doctorat. — L'Allopathie, un mot d'avertissement aux malades de toutes les classes — Réflexions sur les trois méthodes accréditées de traiter les maladies. — Obstacles à la certitude et à la simplicité de la médecine pratique. — Examen des sources de la matière médicale ordinaire. — Des formules de médecine. — Des faibles doses des médicaments. — Répétition d'un médicament homœopathique. — Exemples de traitement homœopathique. — La belladone, préservatif de la scarlatine. — Des effets du café.

Deuxième série : Du choix d'un médecin. — Essai sur un nouveau principe pour découvrir les vertus des substances médicinales. — Antidotes de quelques substances végétales héroïques. — Des fièvres continues et rémittentes. — Des maladies périodiques à type hebdomadaire. — De la préparation et de la dispensation des substances médicinales par les médecins homœopathes. — Dissertation historique et médicale sur l'elléborisme. — Un cas de folie. — Une chambre d'enfants. — Traitement du choléra. — De la satisfaction des sens. — Une alliance est-elle possible entre l'homœopathie et l'allopathie ? — Lettres et discours. — Études cliniques, par le docteur Hartung, recueil de 166 observations, fruit de vingt-cinq ans d'une grande pratique.

— **Doctrine et traitement homœopathique des maladies chroniques.** Traduit de l'allemand par A.-J.-L. Jourdan. 2e édit. Paris, 1846, 3 vol. in-8, chacun de 600 p.   23 fr.

— **Traité de matière médicale homœopathique,** comprenant les pathogénésies du *Traité de matière médicale pure* et du *Traité des maladies chroniques*, traduit sur les dernières éditions allemandes par Léon Simon, médecin de l'hôpital Hahnemann, et V.-P. Léon Simon. médecin adjoint de l'hôpital Hahnemann. Paris, 1877 — 1880, tomes I et II, in-8.   16 fr.
Séparément : t. II.   8 fr.
L'ouvrage doit former 3 vol. in-8. Il comprendra 101 pathogénésies.

— **Traité de matière médicale,** traduit de l'allemand. Paris, 1834, 3 vol. in-8 (*rare*).

— Voyez Espanet, page 7, et Jahr, *Manuel*, p. 14.

— **Portrait d'Hahnemann,** belle gravure sur acier, in-4, papier de Chine.   2 fr. 50

Hahnemannisme (l'), Journal de la médecine homœopathique, rédigé par les docteurs Chancerel père et fils, H. Perrussel, Léon Simon, L. Simon fils. 1re série. Paris, 1867-1873, 4 vol. in-8°.   48 fr.
2e série, tome I, Nos 1 à 4. Paris, 1871. Tout publié.   12 fr.

HARTLAUB (Cu.). Le médecin homœopathe des enfants, ou Conseils aux pères et aux mères, aux maîtres et aux maîtresses de pension, sur la manière de les élever et de les traiter dans leurs indispositions; traduit de l'allemand par Sarrazin. Paris, 1837, in-18, 132 p.   1 fr. 50

HARTMANN. Thérapeutique homœopathique des maladies des enfants; traduit de l'allemand, avec des notes, par Léon Simon fils. Paris, 1853, in-8 de 700 p.   8 fr.
C'est l'œuvre d'un praticien expérimenté, l'un des premiers disciples de Hahnemann, d'un homme initié par le maître aux difficultés de la doctrine. On y trouvera une application claire, exacte et précise des principes de l'homœopathie aux maladies des enfants, souvent si difficiles à reconnaître.

— Voyez Teste, p. 23.

HEIDENHAIN (H.) et **EHRENBERG** (H.). **Exposition des méthodes hydriatiques** de Priesnitz, dans les diverses espèces de maladies considérées en elles-mêmes et comparées à la médecine allopathique. Paris, 1842, in-18 jésus, 324 p.   1 fr. 50

HÉRING. Médecine homœopathique domestique, par le docteur C. Héring. Traduction nouvelle, augmentée d'indications nombreuses et précédée de conseils d'hygiène et de thérapeutique générale par le docteur Léon Simon. 6ᵉ édit. Paris, 1873, in-12 de xɪɪ-738 pages avec 169 figures. Cartonné.   7 fr.

Cet ouvrage enseigne la manière de soulager dans un grand nombre de maladies, soit par des moyens domestiques, soit, lorsque ceux-ci sont insuffisants, par les remèdes homœopathiques. C'est pour cela que la *Médecine homœopathique domestique* s'adresse à tous : d'abord à ceux qui sont convaincus par leur propre expérience des avantages réels des principes homœopathiques, puis à ceux qui n'ont pas eu occasion d'acquérir cette conviction, et même à ceux qui n'ont entendu que mal parler de l'homœopathie.

— **Le sang bleu dit crabe royal,** *Xiphosura americana, Limulus Cyclops.* Traduit par Weber. Paris, 1862, in-8, 69 p.   1 fr. 50

HERMEL (E.). **Distinction à établir entre l'aliénation mentale et la folie.** Paris, 1856, in-8° de 19 p.   1 fr. 25

— **Des accidents produits par l'usage des caissons** ou chambres à air comprimé. Paris, 1863, in-8, 96 p.   3 fr.

— **Recherches sur le traitement de l'aliénation mentale.** Paris, 1856, in-8, 150 p.   2 fr. 50

HIPPOCRATE. Voyez Bœnninghausen, p. 3.

HIRSCHEL (B.). **Guide du médecin homœopathe au lit du malade** pour le traitement de plus de mille maladies, et Répertoire de thérapeutique homœopathique. Nouvelle traduction faite sur la 8ᵉ édition allemande, par le docteur Léon Simon. Paris, 1874, 1 vol. in-18 jésus, xxɪv-540 p.   5 fr.

— Le même, 1ʳᵉ édition. Paris, 1858, 1 vol. in-18 j. de 344 p.   3 fr. 50

HOFFMANN (Achille). **L'homœopathie exposée aux gens du monde.** Paris, 1870, in-18 jésus, 142 p.   1 fr. 25

— **Lettre aux médecins français** sur l'homœopathie. Paris, 1843, in-8 de 16 p.   75 c.

— **La phthisie pulmonaire** facilement guérie. Paris, 1877, in-12, 24 p.   1 fr.

— **Guérison certaine des premiers symptômes du choléra** quels qu'ils soient. In-8, 4 p.   25 c.

— **Dernier coup porté au choléra.** 1866, in-18, 108 p.   1 fr.

— **Traitement préservatif et curatif du choléra.** Paris, 1873, in-18, 12 p.   25 c.

— **Conseils nouveaux aux jeunes femmes.** 2ᵉ édition, 1872, in-18, 36 p.   1 fr.

— **Sea Sickness.** 1871, in-18 jésus.   50 c.

— **Le mal de mer** vaincu par la médecine moderne. 1872, in-18 jésus.   50 c.

HOLCOMBE (W.-H.). **Qu'est-ce que l'homœopathie ?** — Traduit de l'anglais par le docteur A. Bertin de Villeneuve. 2ᵉ édition. Nouvelle-Orléans, 1874, grand in-8, 35 pages.   2 fr.

Homœopathie (l') dans les hôpitaux. Paris, 1865, 1 vol.
in-8, 88 p. 1 fr.

Homœopatische Viertheljahrschrift von MULLER et MEYER·
1850-1853, 4 vol. in-8. 30 fr·

HOUAT (L.-T.). **Nouvelles données de matière médicale
homœopathique** et de Toxicologie. Paris, 1866-1868, 2 parties
in-8, ensemble 297 p. 5 fr. 50

Séparément la 2ᵉ partie. Paris, 1868, in-8, 161 p. 3 fr. 50

HUGHES. **Action des médicaments** ou éléments de pharmaco-
dynamique, par Richard HUGHES, traduit par J. GUÉRIN MÉNEVILLE.
Paris, 1874, 1 vol. in-18 jésus, de 650 p. 6 fr.

C'est un ouvrage pratique dans lequel on trouvera tous les renseignements
désirables sur l'action des médicaments. Il est indispensable que le médecin
étudie la matière médicale pure. c'est-à-dire celle par laquelle il pourra connaître
le mieux la sphère d'action de chaque médicament. Ce manuel sera précieux à
consulter pour tous ceux qui voudront élucider la matière médicale homœopathique.

— **Manuel de thérapeutique** selon la méthode de Hahnemann,
traduit de l'anglais et annoté par le docteur J. Guérin-Meneville.
Paris, 1881, in-18 jésus, 668 p. 6 fr.

Ce manuel est destiné à initier les gens du monde comme les jeunes médecins
à l'étude de la thérapeutique homœopathique. On y trouvera rassemblées sous une
forme commode et accessible à tous les applications des remèdes aux maladies :
il ne faut pas laisser au hasard le soin de les apprendre au jeune praticien ; au
début de sa carrière, il sera heureux de posséder un guide sûr qui lui évitera bien
des recherches et lui aplanira bien des difficultés.

HUREAU. **Accouchements terminés** sous l'influence de médicaments homœopathiques. In-8, 23 p. 1 fr·

HYSERN (D.-J. DE). **Appropriation des doses pondérables**
et grandes appelées massives et des doses petites et impondérables
appelées infinitésimales. Paris, 1869, in-8, 143 p. 2 fr. 50

IMBERT-GOURBEYRE. **Lectures publiques sur l'homœopathie.** Paris, 1845, in-8, 200 p. 3 fr.

— **Leçons sur le tabac.** Clermont-Ferrand, 1866, in-18 jés. 60 c.

— **De l'albuminurie puerpérale** et de ses rapports avec l'é-
clampsie. Paris, 1856, in-4 de 77 p. 2 fr. 50

-- **Des paralysies puerpérales.** Paris, 1861, in-4, de
80 p. 2 fr. 50

--- **Mémoire sur l'éphidrose.** 1855, grand in-8, 21 p. 1 fr. 25

— **Recherches pour servir à l'histoire de la contracture des extrémités.** Paris, 1862, grand in-8, 90 p. 2 fr. 50

— **De l'action de l'arsenic sur le cœur.** Paris, 1874, in-8 de
73 p. 2 fr. 50

-- **La mort de Socrate** par la ciguë. Paris, 1876, gr. in-8. 3 fr.

— **Mémoire sur l'Arnica montana.** Paris, 1877, in-8, 96 p.
2 fr. 50

— **Des suites de l'empoisonnement arsenical.** Paris, 1881,
gr. in-8, 182 p. 3 fr.

— **Études sur la paralysie arsenicale.** 1858, gr. in-8, 46 p.
1 fr. 50

IMBERT-GOURBEYRE Mémoire sur les rapports de l'érysipèle avec la maladie de Bright. Paris, 1857, in-8, 18 p.   1 fr.

— **Mémoire sur le bruit skodique.** 1857, in-8, 23 p.
1 fr. 25

JAHR (G.-H.-R.). **Principes et règles** qui doivent guider dans la pratique de l'homœopathie. Exposition raisonnée des points essentiels de la doctrine médicale de Hahnemann. Paris, 1857, in-8, XVI-528 p.   7 fr.

Pour faire justement apprécier cet ouvrage, que nous croyons appelé à contribuer au progrès de l'homœopathie, il nous suffira d'indiquer ses divisions principales : Introduction. De l'État actuel et de l'avenir de la doctrine homœopathique. — Chapitre 1er, Du vrai sens de la doctrine de Hahnemann. — Chap. II. Des théorèmes pathologiques de l'*Organon*. — Chap. III, Du diagnostic des maladies, selon la doctrine de Hahnemann. — Chap. IV, De l'examen du malade sous le point de vue du diagnostic de Hahnemann. — Chap. V. De l'action pathogénétique des médicaments — Chap. VI. De l'action dynamique des médicaments. — Chap. VII, De l'expérimentation pathogénitique des médicaments. — Chap. VIII, De l'étude scientifique des pathogénesies. — Chap. IX. De la loi des sembl. bles. — Chap. X, Règle pour le choix du médicament homœopathique. — Chap. XI, De l'administration des doses homœopathiques. — Chap. XII. De la marche à suivre dans le traitement des diverses maladies. — Chap. XIII, De la distribution des médicaments homœopathiques. — Chap. XIV, Du régime hom œopathique. — Chap. XV, Des cas exceptionnels où le praticien devra abandonner le traitement homœopathique. — Chap. XVI, Des progrès qu'il reste à faire en homœopathie. — Questions à adresser aux malades qui veulent consulter un médecin et lui rendre compte de leur état et de leur constitution.

— **Nouveau manuel de médecine homœopathique**, divisé en deux parties : 1° *Manuel de matière médicale*, ou Résumé des principaux effets des médicaments homœopathiques, avec indication des observations cliniques. 2° *Répertoire thérapeutique et symptoma ologique*, ou Tables alphabétiques des principaux symptômes des médicaments homœopathiques, avec des avis cliniques. 8e édition, revue et considérablement augmentée. Paris, 1872, 4 vol. in-12.   18 fr.

Cette édition comprend le tableau le plus complet et le plus méthodique de la doctrine homœopathique jusqu'à ce jour. Ainsi l'on trouvera le *Répertoire entièrement refondu* et augmenté de tout ce que comprend la matière médicinale en faits importants. Enfin, il n'est pas un seul médicament auquel l'auteur n'ait ajouté de nouvelles confirmations pratiques, en annotant par des signes indicateurs bien des symptômes qui ne l'avaient pas encore été.

— **Du traitement homœopathique des affections nerveuses et des maladies mentales.** Paris, 1854, in 12, VIII-660 p.   6 fr.

Cet important ouvrage comprend : 1° la description symptomatologique de la maladie, ses diverses variétés, le diagnostic et le pronostic ; 2° toutes les indications symptomatologiques et pharmacologiques que la matière médicale et les expériences cliniques fournissent pour le traitement de ces affections.

— **Du traitement homœopathique des maladies des organes de la digestion**, comprenant un précis d'hygiène générale et suivi d'un répertoire diététique à l'usage de toutes les personnes qui veulent suivre le régime rationnel de la méthode de Hahnemann. Paris, 1859, in-8 jésus, XII-520 p.   6 fr.

— **Du traitement homœopathique du choléra**, avec l'indication des moyens de s'en préserver, pouvant servir de conseil aux familles en l'absence du médecin. *Nouveau tirage*. Paris. 1868, in-12. 1 fr. 50

JAHR (G.-H.-R.). **Manuel des médicaments homœopathiques** dans leur ensemble et leur action principale et caractéristique. Paris, 1834, gr. in-8, 402 p. 4 fr.

— **Manuel d'homœopathie**. Paris, 1835, 2 vol. in-18. 5 fr.

Journal de la doctrine hahnemannienne, publié par le docteur Molin. Paris, 1840, 2 vol. in-8, reliés. 12 fr.

Journal de la médecine homœopathique, publié par MM. Léon Simon et Curie, tome I, 1833-1834 en 24 n°s in-4° (*rare*). 7 fr.

Journal (the British) of homœopathy. London, 1843, 1844, 1851, 1859, 4 vol. 40 fr.

JOUSSET (P.). **Éléments de médecine pratique**, par le docteur P. Jousset, médecin de l'hôpital Saint-Jacques, à Paris. 2e édition. Paris, 1877, 2 vol. in-8 de chacun 600 p. 15 fr.

Ce livre contient non seulement l'histoire de toutes les *espèces morbides*, mais encore les descriptions des *formes* que renferme chaque espèce. Après une description qui établit la physionomie de chaque maladie, il permet d'asseoir le *diagnostic* et le *pronostic*. L'auteur a donné aussi complètement que possible le *traitement homœopathique* de chaque espèce et de chaque forme.

— **Éléments de pathologie et de thérapeutique générales**. Paris, 1873, 1 vol. in-8 de 243 p. 4 fr.

— **Leçons de clinique médicale**, professées à l'hôpital Saint-Jacques. Paris, 1878, 1 vol. gr. in-8. xii-552 p. 7 fr. 50

— **Histologie générale. Etude critique sur Virchow** et la pathologie cellulaire. Paris, 1870, gr. in-8, 92 p. 2 fr. 50

— **De la bronchotomie**, ou trachéotomie dans le traitement du croup. Paris, 1844, in-8, 18 p. 1 fr.

— **Du suicide et de la monomanie du suicide**. Paris, 1858, in-8 de 26 p. 1 fr.

KRUGER-HANSEN. Die Homœopathie und Allopathie auf der âge. Gustrow, 1843, 1 vol. in-8, relié. 5 fr.

LABBEY (Th.). **Réflexions critiques sur l'homœpathie**. Bayeux. 1854, in-8 de 104 p. 3 fr. 50

— Voyez Leboucher.

LAFITTE (P.-J.). **Symptomatologie homœopathique** ou tableau synoptique de toute la matière médicale pure, à l'aide duquel se trouve immédiatement tout symptôme ou groupe de symptômes cherché. Paris, 1844, 1 vol. in-4, 975 p., rel. (*rare*). 120 fr.

LA POMMERAIS (Edm.). **Cours d'homœopathie**. Paris, 1863, in-8, 555 p. 4 fr.

Considérations générales sur l'homœopathie. — Hahnemann. — Histoire de la médecine. — Dynamisme. — Matérialisme. — Spiritualisme. — Symptomatologie. Anatomie pathologique. — Diagnostic et pronostic. — Maladies aiguës, chroniques et médicinales. — Des médicaments et de leur préparation. — Expérimentation pure. — Loi des semblables. — Doses. — Loi de spécificité. — Comment on doit comprendre une guérison homœopathique. — Expectation. — Régime. — De l'imagination. — Prophylaxie et hygiène. — Affections héréditaires.

— **De l'apoplexie**. Paris, 1865, in-8 de 32 p. 50 c.

LAVILLE. De la goutte et des rhumatismes. Exposé d'un traitement curatif et préventif, 22ᵉ édition. Paris, 1876, in-18, 120 p.   1 fr.

— Voyez WEBER, *Manuel du goutteux*, p. 24.

LAVILLE DE LA PLAIGNE. L'épilepsie et la rage chez l'homme et chez les animaux, traitées suivant la médecine spécifique naturelle. Bayonne, 1864, in-18 jésus, 540 p.   5 fr.

LEATH et ROSS. Plain direction's for the treatment of common complaints by homœopathic remedies. In-32, 127 p.   2 fr.

LEBOUCHER (A.). Notes sur le sel commun (*natrum muriaticum*, chlorure de sodium). Paris, 1857, in-8.   75 c.

— **Réponse à M. Th. Labbey.** Réfutation de ses réflexions critiques sur l'homœopathie. Paris, 1855, in-8, 83 p.   2 fr. 50

— **Etudes sur les dartres.** In-8, 40 p.   1 fr. 25

— **Lettre à M. le docteur Amédée Latour.** In-8, 15 p. 75 c.

— **Sur la publication de M. le docteur Des Guidi** intitulée : *Lettre aux médecins français.* In-8, 7 p.   0 50

LECOUPEUR (V.-E.). De l'homœopathie et de son état actuel. Paris, 1867, in-8, 32 p.   50 c.

— **Médecine homœopathique des familles,** 1853, t. II, gr. in-8.   8 fr.

— **Du choléra épidémique,** de sa préservation et de son traitement homœopathique. Paris, 1854, in-8 de 43 p.   1 fr.

LERICHE. L'homœopathie jugée par elle-même. Lyon, 1843, in-8, 32 p.   1 fr. 25

LETHIÈRE. Etudes médicales. Paris, 1869, in-8, 138 p.   3 fr.

— **Le médicament.** Paris, 1878, gr. in-8, 28 p.   1 fr.

— **Instruction sur le traitement du choléra.** In-8.   50 c.

Lettre à un médecin de Paris sur une question du plus haut intérêt, par J.-C. P. Marseille, 1845, in-8, 28 p.   75 c.

LIBERT. L'homœopathie comparée à la médecine allopathique. In-8, 67 p.   1 fr. 50

MAGNAN (H.). De l'homœopathie, et particulièrement de l'action des doses infinitésimales. Paris, 1855, in-8, 148 p.   2 fr. 50

MALAISE. Clinique homœopathique. Bruxelles, 1837, 1 vol. in-8.   6 fr. 50

MARCHANT (M.). Étude sur les maladies épidémiques, 2ᵉ édition. Paris, 1861, in-18 jésus, XII-92 p.   1 fr.

MATTEI (comte) de Bologne. Médecine électro-homœopathique domestique, ou petit guide pour servir à l'emploi des médicaments. Paris, 1881, in-18, 106 pages, figures.   1 fr. 50

MÈGE. Le docteur Mège et Kalkbrenner, médecin homœopathe. Paris, 1854, in-8.   1 fr.

MILCENT (A.). De l'intolérance et de la liberté scientifiques dans les concours de médecine. Paris, 1854, in-8, 16 p.   80 c.

— **Jean Paul Tessier,** esquisse de sa vie, de son enseignement, de sa doctrine. Paris, 1863, gr. in-18, 132 p.   2 fr. 50

— **De l'état dit typhoïde dans les maladies.** Paris, 1847, in-4, de 40 p. (thèse de concours).   2 fr. 50

— Voyez DAVASSE.

MOLINARI (Ph. de). **Guide de l'homéopathiste,** indiquant les moyens de se traiter soi-même dans les maladies les plus communes en attendant la visite du médecin. 2ᵉ édition. Bruxelles, 1861, in-18 jésus, 256 p. avec portrait. 5 fr.

— Voyez Héring, p. 12 ; Jahr, *Manuel,* p. 14 ; Oriard, pag. 17, et Prost-Lacuzon, p. 20.

MONESTROL (J. de). **De l'homœopathie** en dehors des préjugés de ses adversaires et des exagérations de ses partisans. Paris, 1861, in-18 jésus, 72 p. 1 fr.

MONTEVILLE. La vérité de l'homœpathie prouvée par le simple exposé de sa véritable doctrine, fortifiée par les tristes aveux des médecins allopathes, jugés par eux-mêmes, par Frédéric Monteville. 1871, in-12 de xxvii-80 p. 1 fr. 25

MOUREMANS. Journal du dispensaire hahnemann de Bruxelles, 1862-1863, 3 années, in-8. 30 fr.

— Séparément, numéros divers. Prix de chaque. 1 fr.

MUNDE (Ch.). **Hydrothérapeutique,** ou l'art de prévenir et de guérir les maladies sans le secours des médicaments. Paris, 1842, in-18 jés. (4 fr. 50). 2 fr.

MURE (B.) **Doctrine de l'école de Rio-Janeiro,** et Pathogénésie brésilienne, contenant une exposition méthodique de l'homœopathie, la loi fondamentale du dynamisme vital, la théorie des doses et des maladies chroniques, les machines pharmaceutiques, l'algèbre symptomatologique, etc. Paris, 1840, in-12, lx-368 p., avec 37 fig. 6 fr.

— **Essais sur les progrès de l'homœopathie.** Palerme, 1836, in-8, 30 p. 1 fr.

NOACK Fils. **Guide homœopathique domestique,** à l'usage des familles. Lyon, 1865, in-8, 264 p. 4 fr.

— Voyez Héring, p. 12 ; Jahr, *Manuel,* p. 14 ; Oriard, p. 17, et Prost-Lacuzon, p. 20.

NUNEZ (Joseph). **Étude médicale sur le venin de la tarentule,** d'après la méthode de Hahnemann, traduite par le docteur J. Perry. Paris, 1866, 1 vol. in-8, 268 p., avec 2 fig. 4 fr.
— Voyez Catellan, p. 4.

Observations sur l'homœopathie par un homme qui n'est pas médecin. Paris, 1835, in-8, 56 p. 1 fr. 50

OLLIVIER (L.-J.-G.). **Examen critique de l'homœopathie.** Paris, 1817, in-8, 34 p. 1 fr. 25
— Voyez : *Allopathie et homœopathie,* p. 2.

ORIARD (T.). **L'homœopathie mise à la portée de tout le monde.** 3ᵉ édition. Paris, 1863, in-18 jésus, 370 p. 4 fr.

L'homœopathie est la médecine des remèdes simples employés à des doses inoffensives, et c'est à cause de l'innocuité de ces remèdes que j'ai voulu, par cette publication, donner à tous les moyens de se convaincre par l'expérience de la bonté de la médecine directe ; de remédier soi-même aux souffrances chroniques ; de commencer le traitement des maladies aiguës graves, avant la venue du médecin ; de suppléer ce dernier dans les cas légers et de pouvoir se passer ainsi des remèdes souvent dangereux de la médecine ordinaire. (*Extrait de la préface de l'auteur.*)

OZANAM (Ch.). **Étude sur le venin des arachnides** et son emploi en thérapeutique. Paris, 1856, in-8 de 68 p.   2 fr. 50
— Voyez NUÑEZ, *Venin de la Tarentule*, p. 17.
— **Recherches sur les formes de l'ictère essentiel.** Paris, 1846, gr. in-8 de 22 p.   1 fr.
— **De la légitimité de l'opération césarienne et de ses conditions de succès.** Paris, 1862, in-8 de 14 p.   1 fr.
— **De l'efficacité du brome** dans le traitement des affections pseudo-membraneuses. Paris, 1856, in-4 de 4 p.   50 c.
— **Mémoire sur les dissolvants et les désagrégeants des produits pseudo-membraneux** et sur l'emploi du brome dans les affections pseudo-membraneuses. 2ᵉ édition. Paris, 1869, in-8. 48 p.   1 fr. 50
— **De l'action anesthésique des gaz**, de l'oxyde de carbone. Paris, 1857, in-8 de 16 p.   75 c.
— **L'anesthésie.** Histoire de la douleur, 1857, gr. in-8, 24 p. 75 c.
— **Des anesthésies** en général, de leurs effets physiologiques et pathologiques. Metz, 1858, in-8 de 150 p.   2 fr.
— **L'hétérogénie**, histoire de la génération spontanée. Paris, 1869, in-8, 35 p.   1 fr.
PARSEVAL (A. DE). **Médecine domestique homœopathique.** Marseille, 1850, 1 vol. in-8 de XVIII-146 p. (*rare*).   6 fr.
— Le même, 1830, in-8.   8 fr.
— Voyez HÉRING, p. 12 ; ORIARD, p. 17 ; PROST-LACUZON, p. 19.
PARSEVAL (LUC DE). **Observations pratiques de Samuel Hahnemann**, et classification de ses recherches sur les propriétés caractéristiques des médicaments. Paris, 1857-1860, in-8, 398 p.   6 fr.
— **Homœopathie et allopathie.** Paris, 1856, in-8, 652 p. 8 fr.
PERRUSSEL (F.). **Guide du médecin** dans le choix d'une méthode pour guérir les maladies aiguës et chroniques, comprenant des études cliniques et thérapeutiques sur le cancer. Suivi d'un mémoire sur la valeur caractéristique des symptômes, par le docteur de Bœnninghausen. Paris, 1860, in-18, XVI-184 p.   3 fr.
— Voyez HAAS, *Mémorial*, p. 10 ; HIRSCHEL, *Guide du médecin*, p. 12.
— **La médecine et la loi de l'attraction universelle.** Paris, 1847, in-8, VIII-144 p., avec portraits.   2 fr. 50
— **L'observateur homœopathe de la Loire-Inférieure.** Premier numéro, novembre 1844 Nantes, in-8, 16 p. 50 c.
— **La suette et le choléra épidémiques traités par l'homœopathie.** Paris, 1856, in-8 de 157 p.   2 fr. 50
— **Lettres nouvelles ou nos conférences sur l'homœopathie** ou la vérité en médecine. Paris, 1866, in-8, 128 p. 3 fr.
— **L'homœopathie au Sénat.** Paris, 1864-65, in-8, 58 p. 1 fr.
— **Simple réponse d'un ami de l'homœopathie** à un ennemi du progrès et de la vérité en médecine. Saumur, 1857, in-8, 32 p.   75 c.
— **L'homœopathie ou la Médecine de l'analogie** devant la

Commission d'hygiène hippique au ministère de la guerre (26 avril 1861). Proposition d'une réforme fondamentale de la médecine vétérinaire, suivie d'un parallèle entre les deux médecines. Paris, 1862, in-8 de 68 p. . 1 fr 25

PERRUSSEL (F.). **Lettres à un ami du progrès sur l'homœopathie.** Paris, 1838, in-8, 109 p. 2 fr.
— **L'homœopathie, ou la vérité en médecine.** Nantes, 1843, in-8, 170 p. 2 fr. 50
— **Voyages d'un médecin homœopathe** à Marseille pendant le choléra. Paris, 1835, in-8, 61 p. 1 fr. 50
— Voyez Des Guidi.

PERRUSSEL (H.). **Cours élémentaire d'hygiène,** à l'usage des élèves des lycées, rédigé conformément au programme officiel, par Henri Perrussel, docteur en médecine de la Faculté de Paris. 1873, 1 vol. in-18 de viii-12 p., cart. 1 fr. 25
— **Guide médical et hygiénique des mères de famille.** Paris, 1881, 1 vol. in-18 jésus, avec 100 figures.

PERRY (J.). **De la différence d'action** sur l'organisme des médicaments naturels ou atténués par les procédés de l'homœopathie. Paris, 1856, in-8, 24 p. 75 c.
— **Lettre sur le choléra.** Paris, 1855, in-8, 32 p. 1 fr.
— **Lettre sur le progrès en homœopathie,** adressée en réponse au docteur Andoult. Paris, 1855, in-8, 32 p. 1 fr.
— **De la combinaison de l'homœopathie,** avec les autres méthodes de traitement. Paris, 1867, in-8, 64 p. 1 fr.
— Voyez Nunez, p. 17.

PESCHIER. **Lettre à M. Louis,** médecin de l'Hôtel-Dieu de Paris. In-8 de 33 p. 1 fr.

PÉTROZ. **Études de thérapeutique et de matière médicale,** précédées d'une introduction sur sa vie et ses travaux, par le docteur A. Crétin. Paris. 1864, 1 vol. grand in-8 de 736 p. 20 fr.
— Voyez Revue critique. p. 21.

PITET (D.) **Du choléra-morbus épidémique,** et de son traitement curatif. Paris, 1854, in-8 de 88 p. 1 fr. 50
— **Mémoire pratique sur la construction des oculaires terrestres** et astronomiques. Paris, 1858, in-8 de 24 p. 1 fr. 25
— **Notice sur les premiers soins à donner aux malades atteints du choléra épidémique.** Paris, 1871, gr. in-8, 1 fr.

PITET (P.). **Dissertation sur quelques points de philosophie médicale et thérapeutique.** Paris, 1867, in-8, 47 p. 1 fr.

PLOUVIEZ. **Causeries sur la thérapeutique générale.** Bruxelles, 1855, gr. in-8, 39 p. 1 fr. 25

POETI (D.-M.). **Rettificazioni allo scritto** del professore Graffa contro l'homœopathia. Torino, 1842, in-8 de 23 p. 1 fr.

POUJADE (C.). **Deux mots de réponse** à un mot du docteur H. Barret sur l'homœopathie. Paris, 1859, in-8, 52 p. 1 fr. 50

Préceptes hygiéniques et régime à suivre pendant le traitement homœopathique des maladies aiguës et chroniques. Paris, in-8, 31 p. 1 fr.

Propagateur homœopathique (le) sous la direction du docteur OBIARD, 1857-1858, 1 vol. in-folio relié (manquent les numéros 94 à 104 de 1858).   10 fr.

PROST-LACUZON (J.). **Formulaire pathogénétique usuel**, ou Guide homœopathique pour traiter soi-même les maladies. 5ᵉ *édition*, corrigée et augmentée. Paris, 1877, in-18 jésus, XII-582 p.   6 fr.

Pour chaque maladie nous donnons : 1º une symptomatologie minutieusement détaillée, et tous les termes scientifiques sont suivis de leur traduction en langue vulgaire, mise entre parenthèses ; 2º le diagnostic différentiel, c'est-à-dire les signes auxquels on distingue une maladie différente d'une autre qui lui ressemble, et de plus, la durée probable de l'affection ; 3º le pronostic sur l'issue de la maladie, et les symptômes indiquant le danger ou l'approche de la mort chez le malade ; 4º vient ensuite le traitement qui comprend : le nom des médicaments à employer pour chaque maladie : les symptômes [pathogénétiques de chacun de ces médicaments, afin qu'on puisse aisément choisir celui qui convient contre l'affection dans laquelle on le désigne, et sous laquelle il se trouve placé ; la quantité de globules qu'il faut du médicament, sa dilution la plus convenable, et la quantité d'eau dans laquelle on doit le faire dissoudre ; son mode d'administration, c'est-à-dire le nombre de cuillerées qu'on devra en donner par jour, et les tempéraments auxquels il convient de préférence ; les judications qui exigent la répétition, la suspension ou le changement du médicament ; enfin, les antidotes de tous les remèdes employés. Chaque maladie ayant son traitement détaillé au-dessous d'elle, il n'y a plus d'incertitude ni d'hésitation possibles pour celui qui voudra se servir des indications contenues dans ce livre.

(*Extrait de la préface de l'auteur.*)

— **Lettre sur l'homœopathie**. Namur, 1868, in-12, 40 p.   50 c.

PROST-LACUZON (J.). et **BERGER** (H.). **Dictionnaire vétérinaire homœopathique**, ou Guide homœopathique pour traiter soi-même les maladies des animaux domestiques, par J. PROST-LACUZON et H. BERGER, élève des Écoles vétérinaires, ancien vétérinaire de l'armée. Paris, 1855, in-18 jésus de VIII-496 p.   4 fr. 50

— Voyez GUNTHER, *Manuel de médecine vétérinaire*, p. 10.

QUIN (F.-F.). **Du traitement homœopathique du choléra**, avec notes et appendice. Paris, 1832, in-8, 64 p.   2 fr.

RAPOU (T.). **Essai sur l'atmidiatrique** ou médecine par les vapeurs. Paris, 1819, in-8.   4 fr. 50

RAPOU (AUG.) Fils. **Histoire de la doctrine médicale homœopathique**, son état actuel dans les principales contrées de l'Europe. Paris, 1847, 2 vol. in-8, avec portrait d'Hahnemann. 15 fr.

— **Ce que c'est que l'homœopathie**. Paris, 1844, in-8, 72 pages.   1 fr. 50

— **De la fièvre typhoïde** et de son traitement homœopathique. Paris, 1851, in-8 de 108 p.   3 fr.

— **Considérations générales sur les remèdes homœopathiques**. 1833, in-8, 80 p.   3 fr.

— **Compte rendu du quatorzième congrès homœopathique**, tenu à Leipsig le 10 août 1842. Lyon, 1842, in-8, 16 p.   1 fr. 50

— Voyez BOENNINGHAUSEN, p. 3.

RAU. Nouvel organe de la médecine spécifique, ou Exposition de l'état actuel de la méthode homœopathique, traduit de l'allemand par le docteur D.-Roth. Paris, 1845, in-8, de 304 p. 5 fr.

RAVEL (Ch.). **Malice, rudesse, dureté de quelques** hommes de l'art envers leurs malades. 1873, gr. in-8, 52 p. 2 fr.

— **Observations et matériaux pour servir à l'histoire de l'arthrite blennorrhagique.** Paris, 1858, in-8, 35 p. 1 fr. 25

REBOULET (A.). **Recueil de maladies graves.** Paris, 1867, in-18 de 66 p. 2 fr. 50

Réponse à la note scientifique sur la doctrine homœopathique à l'occasion du procès intenté au journal *l'Union médicale.* Paris, 1858, in-8 ou in-4 de 101 p. 1 fr. 50

REQUIN. Homœopathie. Paris, in-8 de 16 p. 1 fr. 25

Revue critique et rétrospective de la matière médicale homœopathique, sous la direction des docteurs CHARGÉ, PETROZ et ROTH. Paris, 1840-42, 5 vol. in-8. 25 fr.

— Séparément, tomes II et III, 1841. 10 fr.

Revue homœopathique du Midi, publiée à Marseille par une société de médecins (Chargé). T. I. Marseille, 1848 ; t. II, 1849, pag. 1-320, in-8 (*tout publié*). 10 fr.

Revue internationale de la doctrine homœopathique. Juillet 1859 à octobre 1862. Années IV à VII (manquent les numéros de décembre 1859, juillet 1860 et mai 1862). 8 fr.

Revue médicale homœopathique. Avignon, 1853 à 1856, 4 vol. in-8. 16 fr.

— Séparément, tome IV, numéros 1 à 4. 3 fr.

Revue homœopathique belge. 1874 à 1876, 2 vol., gr. in-8, cart. 25 fr.

RINGUET. Des contraires en médecine. Montpellier, 1863, in-4, 44 p. 1 fr. 50

ROMANI (F.). **Elogio storico di S. Hahnemann.** Napoli, 1845, in-8 de 280 p. (4 fr.). 2 fr.

ROTH. Histoire de la musculation irrésistible, ou de la Chorée anomale. Paris, 1850, in-8, iv-236 p. 3 fr. 50

— **Matière médicale pure**, 5 vol. in-8. *Ouvrage complet*, rare.

— Séparément, t. II. Paris, 1852, 1 vol. in-8, 572 p. 10 fr.

— Voyez BEAUVAIS, BŒNNINGHAUSEN, *Revue critique.*

ROUX (DE CETTE). **L'homœopathie appliquée au traitement du choléra-morbus épidémique.** Paris, 1857, in-8 de 135 p. 1 fr. 50

RUCCO. L'esprit de la médecine ancienne et de la nouvelle comparées. 4e édition. Paris, 1854, in-8 de 460 p. 4 fr. 50

— **Recherches sur la prolongation de la vie humaine.** 2e édition. Paris, 1813, in-8. 5 fr.

— **La médecine de la nature.** Paris, 1856, in-8. 2 fr.

SALEVERT DE FAYOLLE. Principes de la doctrine médicale homœopathique. Paris, 1853, in-8, 360 p. 5 fr.

SCUDÉRY (L.) DE MESSINE. **Observations pratiques sur l'homœopathie.** Paris, 1837, in-8, 61 p. 1 fr. 50

SICAUD. Mémoire présenté par la commission centrale

homœopathique au sujet du procès intenté à M. le docteur
Moreau. In-4, 20 p.   2 fr.

SIMON (Léon) PÈRE. **Leçons de médecine homœopathique.**
Paris, 1836, 1 fort vol. in-8, 536 p. (8 fr.).   3 fr.

— **Lettre à MM. les membres** de la faculté de médecine de
Paris, en réponse aux attaques dirigées contre la doctrine homœopathique. Paris, 1843, in-8 de 126 p.   2 fr. 50

— **Lettre à M. le Ministre de l'Instruction publique**
en réponse au jugement de l'Académe de médecine sur la doctrine
homœopathique. Paris, 1845, in-8, 64 p.   1 fr. 50

— **Du choléra-morbus épidémique**, de son traitement préventif et curatif. Paris, 1848, in-8, 93 p.   1 fr.

— **Portrait de Léon Simon, père**, belle gravure sur acier,
in-1, papier de Chine.   5 fr.

— Voyez HAHNEMANN.

SIMON (Léon) FILS. **Des maladies vénériennes et de leur
traitement homœopathique.** Paris, 1860, in-18 jésus,
744 p.   6 fr.

Deux parties composent ce travail : l'une consacrée à l'examen des questions
de pathologie et de thérapeutique générales soulevées par les syphiliographes :
l'autre à la description de chaque état morbide et à l'indication des médicaments
capables d'en triompher : I, Syphilis (Syphilis primitive, Syphilis constitution-
nelle, Symptômes mercuriels, Syphilis héréditaire) ; II, Blennorrhagie ; III, Sycose (Végétations, Polypes, Verrues).

— **Lettre adressée à M. Imbert-Gourbeyre.** Paris, 1865,
in-8, 56 p.   1 fr.

— **Conférences sur l'homœopathie.** Paris, 1869, in-8 de
LXIV-320 p. Broché.   5 fr.

— Cartonné.   6 fr. 50

— Voyez GRANIER, *Conférences,* pag. 9 ; HAHNEMANN, p. 10.

SIMON (M. V.-P. Léon). **Considérations sur les plaies** par
armes à feu. Paris, 1871, in-8 de 52 p.   1 fr. 25

— **Samuel Hahnemann**, sa vie et ses œuvres. Paris, 1873,
in-8 de 48 p.   1 fr.

Société homœopathique de Paris (BULLETIN DE LA), publié
de janvier 1845 à décembre 1849, 8 tomes en 7 vol. in-8.   50 fr.

— Séparément, à partir du tome IV, chaque année.   12 fr.

Société gallicane de médecine homœopathique (*Journal de
la*). Suite du *Journal de médecine homœopathique publié par la
Société hahnemannienne.* — Première série, mai 1850 à avril 1857.
7 années en 8 vol. in-8. — 2º série, mai 1857 à avril 1860, 3 années en 4 vol. in-8. — Ensemble, 12 vol. in-8.   120 fr.

Séparément.

1º Première série, mai 1851 à avril 1857, 6 années, ou t. II à VIII.
                                                                 60 fr.

2º — Tomes II, III, IV, V, chaque année.   12 fr.

3° Deuxième série, mai 1857 à avril 1860, 3 années en 4 vol. in-8.
60 fr.

4° — Tomes II, III, IV, chaque année.   20 fr.

Société Hahnemannienne (journal de médecine homœopathique, publié par la). Paris, nov. 1845 à 1850, 5 vol. in-8.   50 fr.
Séparément, tomes I, II et III.   25 fr.

— Séparément, t. I. Pathogénésies des médicaments. Paris, 1845-1850, in-8.   8 fr.

Société médicale homœopathique de France (BULLETIN DE LA). Mensuel, in-8, 64 p., à partir du 1er mai.   20 fr.   23 fr.

Fondé le 1er mai 1860. Collection de 1860 à 1876...................... 224 »
            —   de 1861 à 1867.................... 60 »
            —   de 1862 à 1867.................... 50 »
            —   de 1863 a 1867.................... 40 »

— **Société de médecine homœopathique de Paris** (bulletin de la). 1845 à 1850, t. 1, 2, 4 à 8, 7 vol. in-8, rel.   35 fr.

SOULES (H.). **Essai d'un examen de la doctrine homœopathique de Hahnemann.** Montpellier, 1858, in-8, 73 p. 2 fr.

TESSIER (J.-P.). **De l'enseignement de la médecine en France.** Paris, 1854, in-8 de 62 p.   1 fr.

— **Étude de médecine générale.** Paris, 1858, in-8, 222 p. 2 fr. 50.

— **Recherches cliniques sur le traitement de la pneumonie** et du choléra. Paris, 1850, in-8.   7 fr. 50

— Voyez DAVASSE, MILCENT.

TESTE. **Systématisation pratique de la matière médicale homœopathique.** Paris, 1853, in-8, 600 p.   8 fr.

On trouvera dans cet ouvrage, à l'occasion de chaque médicament, son histoire naturelle, son histoire thérapeutique et ses applications modernes directement déduites de sa pathogénésie. L'auteur indique en outre, aux généralités de chaque groupe, les maladies corrélatives aux médicaments dont ce groupe est formé : c'est là une source d'indications précieuses à laquelle les médecins de toutes les écoles pourront également puiser.

— **Traitement homœopathique des maladies aiguës et des maladies chroniques des enfants.** 2e édition, revue et augmentée. Paris, 1856, in-18 jésus, 416 p.   4 fr. 50
— Voyez HARTLAUB, *Le médecin des enfants*, p. 11 ; HARTMANN, *Maladies des enfants*, p. 11.

— **Comment on devient homœopathe.** 3e édition. Paris, 1873, in-18 jésus, 322 p.   3 fr. 50

— **Le magnétisme animal expliqué,** ou Leçons analytiques sur la nature essentielle du magnétisme, sur ses effets, son histoire, ses applications. Paris, 1845, in-8.   7 fr.

— **Manuel pratique de magnétisme animal.** Exposition méthodique des procédés employés pour produire les phénomènes magnétiques et leur application à l'étude et au traitement des maladies, 4e édition, augmentée. Paris, 1853, in-12.   4 fr.

— **Du brome contre la diphthérie,** croup, angine couenneuse, maligne, gangreneuse. Paris, 1879, in-8, 35 p.   1 fr. 50

THAYER. **Rapport sur une pétition relative à l'homœopathie.** Paris, 1865, grand in-8, 16 p.   50 c.

TIMBART. **Les médecins statisticiens** devant la question homœopathique. Paris, 1850, in-3, 122 p.   2 fr.

TOUCHON (JAMES). **L'homœopathie.** Florence, 1849, in-18 de 108 p., avec le portrait de HAHNEMANN.   2 fr.

TURREL. **Les résidences d'hiver.** Toulon, 1864, in-18 jésus. 108 p.   1 fr.

VARLEZ. **Coup d'œil sur le choléra-morbus asiatique.** Bruxelles, 1848, in-12, 76 p.   1 fr. 50

— **Réponse aux dernières attaques dirigées contre l'homœopathie.** Bruxelles, 1850, in-8 de 39 p.   1 fr. 50

— Voy. FALLOT.

WEBER (GEORGES P.-F.). **Codex des médicaments homœopathiques,** ou Pharmacopée pratique et raisonnée à l'usage des médecins et des pharmaciens. Paris, 1854, in-12, VII-440 p.   6 fr.

Cet ouvrage se divise en 3 parties. La première comprend l'exposition des règles générales qu'il faut observer dans la préparation et la dispensation des médicaments. (Officines et appareils. Préparations officinales et magistrales. Art de formuler. Action des médicaments.) — La seconde partie de l'ouvrage comprend une application des règles générales exposées dans la première partie à la préparation de chaque substance prise en particulier. — La troisième partie est consacrée à la disposition d'une pharmacie homœopathique et à la composition des boîtes ou pharmacies portatives.

— **Manuel homœopathique du goutteux,** ou instruction pour se préserver et se guérir de la goutte. Paris, 1862, in-18 jésus, 124 p.   1 fr. 50

— Voyez LAVILLE, p. 16.

WEBER. **Exposition systématique** des effets pathogénétiques purs des remèdes, trad. et publiée par le docteur PESCHIER. Genève, 1839. 6e livr. in-8.   2 fr.

WERLHOFF. **Plus de goutte ni rhumatismes.** Exposé succinct d'une méthode d'emploi du soufre antigoutteux et anti-rhumatismal. 2e édition. Paris, 1864, in-32, 16 p.   25 c.

— Voyez WEBER, *Manuel du goutteux,* ci-dessus.

Tous les ouvrages portés sur ce Catalogue seront expédiés par la poste, dans les départements, l'Algérie et les pays de l'union postale, FRANCO, sans augmentation sur les prix fixés. — Prière d'envoyer le montant, soit en timbres-poste, soit en un mandat sur Paris.

Tous les ouvrages dont le poids dépassera 2 kilogrammes pour l'union postale ou 3 kilos pour la France seront divisés pour l'envoi par la poste. — Toute personne qui désirera que l'envoi à elle fait soit recommandé à la poste, devra joindre 25 centimes par paquet.

PATHOLOGIE ET CLINIQUE CHIRURGICALES
MÉDECINE OPÉRATOIRE ET APPAREILS

BERNARD (Cl.) ET HUETTE. **Précis iconographique de médecine opératoire et d'anatomie chirurgicale.** 1 vol. in-18 jésus de 495 p., avec 113 planches, figures noires. Cart.   24 fr.
— Le même, fig. col. Cartonné...................................... 48 fr.
CHAUVEL. **Précis d'opérations de chirurgie**, par J. CHAUVEL, professeur agrégé à l'École du Val-de-Grâce. 1 vol. in-18 jésus, avec 281 figures dessinées par le docteur E. Charvot.......   6 fr.
CORRE. **Pratique de la chirurgie d'urgence.** 1 vol. in-18. avec 51 figures.. 2 fr.
DESPRÉS. **La chirurgie journalière**, par A. DESPRÉS, chirurgien de l'hôpital Cochin, professeur agrégé de la Faculté de médecine. 1 vol. in-8 de 700 pages, avec figures.............. 10 fr.
GALEZOWSKI (X.). **Traité des maladies des yeux**, par X. GALEZOWSKI, professeur d'ophthalmologie à l'École pratique. *Deuxième édition.* 1 vol. in-8 de XVI-896 pages. 416 figures.   20 fr.
GAUJOT ET SPILLMANN. **Arsenal de la chirurgie contemporaine**, par G. GAUJOT, professeur à l'École du Val-de-Grâce, et E. SPILLMANN, professeur agrégé à l'École du Val-de-Grâce. 2 vol. in-8 de 800 pages, avec 1855 figures.............. 32 fr.
GILLETTE. **Chirurgie journalière des hôpitaux de Paris**, répertoire de thérapeutique chirurgicale, par le docteur A. GILLETTE, chirurgien des hôpitaux de Paris. 1 vol. in-8 de 772 pages, avec 662 figures. Cart.......................... 12 fr.
— **Clinique chirurgicale des hôpitaux de Paris.** 1 vol. in-8 de 324 pages, avec figures............................... 5 fr.
GOFFRES. **Précis iconographique de bandages, pansements et appareils.** 1 vol. in-18 jésus de 596 pages, avec 81 planches, figures noires. Cart....................... 18 fr.
— Le même, fig. col. Cart....................................... 36 fr.
GOSSELIN. **Clinique chirurgicale de l'hôpital de la Charité**, par L. GOSSELIN, membre de l'Académie des sciences, professeur à la Faculté de médecine de Paris, chirurgien de la Charité. *Troisième édition.* 3 vol. in-8, avec 80 fig....... 36 fr.
GUYON. **Éléments de chirurgie clinique**, comprenant le diagnostic chirurgical, les opérations en général, les méthodes opératoires, l'hygiène, le traitement des blessés et des opérés, par Félix GUYON, professeur à la Faculté de médecine. In-8, avec 63 figures... 12 fr.
VALETTE. **Clinique chirurgicale**, par A.-D. VALETTE, professeur à l'École de médecine de Lyon. 1 vol. in-8 de 720 p., avec fig. 12 fr.
VIDAL. **Traité de pathologie externe et de médecine opératoire**, par A. VIDAL (de Cassis), professeur agrégé à la Faculté de médecine de Paris. *Cinquième édition*, par S. FANO. 5 vol. in-8, de chacun 850 pages, avec 761 figures......... 40 fr.

Envoi franco contre un mandat de poste.

www.ingramcontent.com/pod-product-compliance
Lightning Source LLC
LaVergne TN
LVHW050125060726
842524LV00001B/96